TRAITÉ

DES

MALADIES ÉPIDÉMIQUES

ÉTIOLOGIE ET PATHOGÉNIE

DES MALADIES INFECTIEUSES

TRAITÉ

DES

MALADIES ÉPIDÉMIQUES

ÉTIOLOGIE ET PATHOGÉNIE

DES MALADIES INFECTIEUSES

PAR

Dr A. KELSCH

MÉDECIN INSPECTEUR DE L'ARMÉE (CADRE DE RÉSERVE).
MEMBRE DE L'ACADÉMIE DE MÉDECINE

TOME II

LES FIÈVRES ÉRUPTIVES — LA DIPHTÉRIE — LA STOMATITE ULCÉRO-MEMBRANEUSE

Avec tracés dans le texte.

PARIS

OCTAVE DOIN, ÉDITEUR

8, PLACE DE L'ODÉON, 8

—

1905

**Le Tome III, qui complétera l'Ouvrage,
est sous presse.**

que les médecins soient unanimes à reconnaître l'individualité de ces deux affections. Il en reste toujours un certain nombre qui considèrent la varicelle comme une aberration pure et simple de la variole, ou plutôt de la varioloïde, la rubéole comme une transition entre la rougeole et la scarlatine. Ces formes hybrides tiennent une petite place dans l'épidémiologie et la clinique des fièvres éruptives. Mais elles offrent un certain intérêt théorique au médecin qui se sent entraîné à méditer sur les rapports de ces fièvres entre elles, et subsidiairement sur le grave problème de la transformation des espèces. Les enseignements de la bactériologie ne sont point pour favoriser ces vues de l'esprit. Elle est parvenue à modifier les caractères physiques et les fonctions des microbes, mais non pas à en changer l'espèce. Le bacillus pyocyaneus peut revêtir presque toutes les formes connues chez les divers microbes ; mais chacune d'elles, replacée dans les conditions normales, reproduit toujours la forme typique ordinaire du microorganisme. La bactéridie charbonneuse, rendue asporogène par le bichromate de potasse, a perdu pour toujours l'aptitude à la sporulation, mais elle a conservé sa virulence spécifique. Le microcoque du rouget du porc cesse d'être pathogène pour cet animal après son passage dans l'organisme du lapin, mais il récupère sa virulence première s'il est retransplanté sur celui du pigeon. Avec des races microbiennes chromogènes, on a créé des microbes incolores, et des races atténuées avec des microbes virulents ; mais cultivés dans des milieux appropriés, les agents nouveaux récupèrent respectivement leur pouvoir pathogène et chromogène. La notion de l'espèce se dégage toujours intacte des variations multiples de la forme et de la fonction. Il faut donc renoncer à trouver un fondement expérimental à la notion de la communauté d'origine et de la différenciation ultérieure des fièvres éruptives comprises dans chacun de nos deux groupes. Mais la théorie ne repousse pas sans appel cette conception. PASTEUR, ROUX, CHAMBERLAND, CHAUVEAU n'ont pas craint d'émettre l'hypothèse que les organismes pathogènes contre lesquels nous luttons aujourd'hui pourraient bien n'être que d'anciens saprophytes, adaptés progressivement à la vie parasitaire. Or, il ne serait guère plus téméraire de supposer que des espèces si voisines, telles que la variole, la varicelle, la vaccine d'une part, la rougeole, la scarlatine et la rubéole d'autre part procèdent d'une même graine primordiale, dont les aptitudes pathogènes se sont diversifiées au cours des temps par son passage accidentel dans certains milieux adéquats. N'est-ce point ainsi qu'on envisage les tuberculoses humaine, aviaire et bovidienne ? Et en vérité, la physionomie clinique de ces fièvres ne trahit-elle pas souvent cette communauté d'origine, de même que les particularités physiques ou morales d'une souche familiale se reflètent dans ses générations successives ?

Dans le groupe des érythèmes, par exemple, que de traits la rougeole emprunte à la scarlatine et inversement ! Ici, elle évolue avec les symptômes pharyngés caractéristiques de sa congénère ; là, c'est celle-ci qui lui emprunte son catarrhe classique. Que de fois au début. le diagnostic reste hésitant entre les deux maladies! L'éruption elle-même est parfois trompeuse par l'indécision, l'hybridité de ses caractères. N'oublions pas qu'il y a à peine un siècle que la séparation entre les deux espèces est consommée, et qu'elle a attendu près de dix siècles pour s'accomplir. Et encore. les deux affections ne sont-elles pas toujours faciles à distinguer l'une de l'autre. Sans doute, l'hésitation n'est point possible devant leurs manifestations typiques : mais à la limite de chacune d'elles. leurs caractères respectifs s'effacent, se rapprochent et se confondent. C'est précisément entre les confins de l'une et de l'autre qu'il a fallu. pour sauver les principes. intercaler cette entité nouvelle. troublante. la rubéole. dont le principal caractère est de n'avoir aucun symptôme pathognomonique, ou plutôt d'être constituée par des symptômes irréguliers et trompeurs, dont les affinités sont tantôt orientées vers la scarlatine. tantôt du côté de la rougeole.

L'autre groupe, le groupe pustuleux ou varioleux, comporte des réflexions et des réserves tout à fait semblables. Ce n'est que péniblement que la varicelle a conquis son indépendance, et aujourd'hui encore, il se trouve des cliniciens qui ne savent guère la distinguer de la variole, et des nosographes qui hésitent à l'en séparer. Quant à la vaccine, envisagée dans ses rapports avec la variole, elle soulève une des plus graves questions de la médecine moderne. Nous avons tracé plus haut les péripéties de son histoire. Elle est. dans l'espèce, des plus troublantes et en même temps des plus suggestives. L'éruption vaccinale et l'éruption variolique ne sont distinctes que par la localisation de la première et la généralisation de la seconde. Mais ce caractère différentiel ne saurait être considéré comme fondamental. car il n'est pas absolu. Du temps où l'on pratiquait la variolisation. il arrivait souvent que l'éruption secondaire et générale faisant défaut. on n'observait que quelques pustules locales au point d'insertion du virus. pustules absolument identiques dans leurs caractères objectifs à celles de la vaccine. Et inversement, souvenons-nous que l'homme ne répond pas toujours simplement à celle-ci par quelques boutons limités aux points qu'a marqués la lancette. On a vu survenir, à la suite de l'inoculation. des poussées vaccinales dans différentes régions du corps, avec des troubles généraux plus ou moins accentués. Sans doute. nous l'avons déjà fait valoir plus haut, les pustules de la vaccine généralisée sont d'ordinaire le résultat d'auto-inoculations successives ; mais il n'en est pas toujours ainsi, elles ne se développent pas constamment sur des surfaces accessibles aux ongles. Elles apparaissent parfois en même temps que celles du foyer d'inoculation, ou se montrent dans des régions recouvertes de bandage, abritées par conséquent contre le grattage, contre toute contamination accidentelle et secondaire (25). Ces faits sont assurément exceptionnels; mais pour être rares, ils n'en méritent pas moins d'être médités. L'éruption ainsi produite se confond cliniquement avec la varioloïde, on serait bien embarrassé de la différencier de celle-ci. Ces analogies symptomatiques sont équivalentes à celles que nous avons marquées entre la rubéole d'une part, la rougeole et la scarlatine de l'autre. Mais la variole et la vaccine sont unies ensemble par un caractère bien plus profond, bien autrement important en nosographie que celui de la concordance des symptômes : chacune d'elles rend réfractaire à l'autre le terrain sur lequel elle a évolué, elles s'excluent mutuellement chez l'homme comme chez la vache, elles confèrent l'immunité l'une vis-à-vis de l'autre. Ce caractère, avons-nous dit, est propre à la famille des varioles ; s'il n'est pas la preuve de l'identité de ses différents membres, il témoigne du moins d'une étroite parenté entre eux. Mais il y aurait ici quelque chose de plus : *la variole de l'homme inoculée à la vache donne la vaccine.* Voilà une notion qui tend à s'accréditer dans la plupart des centres scientifiques de l'Europe. Jusqu'à présent, elle n'a point trouvé créance en France, parce que l'expérimentation ne l'y a point confirmée. Peut-être les insuccès tiennent-ils à la race des animaux inoculés, aux conditions de notre milieu cosmo-tellurique, ou à d'autres circonstances susceptibles d'influencer le virus ou le terrain. Quoi qu'il puisse en être, cette notion est actuellement classique en Allemagne (26). Si dorénavant elle doit faire partie des faits scientifiquement acquis, sa portée théorique n'est pas moins grande que son importance pratique. La métamorphose de la variole en vaccine dans le corps de la génisse réalise en quelque sorte une première étape dans la voie du transformisme d'une espèce. Car la vaccine n'est pas une variole atténuée : reportée sur l'homme, elle est et elle restera vaccine, à travers des milliers de générations, sans jamais faire retour en arrière vers la souche, c'est-à-dire sans jamais redevenir variole, du moins variole sévère. Y a-t-il eu réellement transformation d'une espèce en une autre ? Assurément non. Car cette prétendue maladie nouvelle confère l'immunité à l'égard de celle dont elle procède. Elle se comporte en réalité vis-à-vis d'elle comme une maladie atténuée. Ce qui nous permet de dire que bien que réellement distinctes, puisqu'elles se perpétuent indéfiniment sous leur forme respective, sans jamais se confondre, ces deux maladies restent cependant identiques de leur nature, puisque chacune d'elles immunise contre l'autre. Telle est la maladie charbonneuse que CHAUVEAU a étudiée au point de vue particulier qui nous occupe. Le bacillus anthracis, soumis à l'oxygène comprimé, perd toute virulence, mais il conserve intégralement la propriété vaccinale, et il la garde à peu près intacte pendant toute la durée de son existence. Pour qu'une espèce pathogène puisse être considérée comme métamorphosée en une espèce nouvelle, purement saprophyte, il lui faut perdre jusqu'à la dernière trace de ses propriétés infectieuses, c'est-à-dire non seulement la virulence, mais de plus l'aptitude à créer l'immunité. Du moment que le bacillus anthracis conserve ce dernier attribut, il n'est pas transformé dans le sens biologique du mot. Ce raisonnement s'applique à la variole et à la vaccine, et est en quelque sorte une démonstration indirecte de leur idendité originelle en faveur de laquelle on pourrait faire valoir encore la similitude des espèces microbiennes trouvées de part et d'autre, si la prudence ne commandait d'écarter jusqu'à nouvel ordre le témoignage encore douteux de la bactériologie.

S'il était vrai, comme on l'affirme de tous côtés, que la vaccine procède de la variole, que celle-ci se transforme en celle-là par son passage dans l'organisme des bovidés, il n'y aurait aucune témérité à supposer une relation, une transformation analogue entre d'autres fièvres éruptives, d'une part entre la varicelle et la variole, d'autre part entre la rubéole et la rougeole ou la scarlatine. Et ainsi se trouveraient justifiées ces considérations finales qui, s'appuyant sur des notions positives, ne sauraient être tenues pour une simple dissertation. Elles méritent de fixer l'attention, et les questions qu'elles soulèvent, pour être insolubles, n'en sont pas moins dignes d'être méditées.

Index bibliographique.

1. PFEIFFER. — *Sur un nouveau parasite de la famille des psorozoaires, observé dans la variole* (Monatschr. f. prakt. Dermat., mai et juillet 1887).
2. VAN DER LOEFF. — *Sur l'existence des protéides dans le vaccin animal.* Mars 1887. — *Sur les protéides ou amibes de la variole noire.* Mai 1887. — *Sur la protéide ou amibe de la variole craie* (Monatschr. f. prakt. Dermat., mars et mai 1887).
3. GUARNIERI. — *Rech. sur la pathol. et l'étiol. de l'infection dans la vaccine et la variole* (Arch. per la scien. mediche, 1892).
4. LE DANTEC. — *Étude bactériol. de la variole* (Presse médic., 15 déc. 1894).
5. REED. — *Corps amiboïdes de la variole et de la vaccine* (The Journ. of exp. med., 1897).
6. SALMON. — *Recherches sur l'infection dans la vaccine et la variole* (Travail du Laboratoire de Metchnikoff. Ann. Inst. Pasteur, Avril 1897).
7. HUCKEL. — *Die vaccine Körperchen. Nach Untersuch. an der geimpften Hornhaut des Kaninchens* (ZIEGLER's Beitrag z. pathol. Anat. Bd. 20, 1898).
8. KENT. — *The specif. organ. of vaccinia* (Lancet, vol. II, p. 1617). *The virus of vaccinia a. its cultivat.* (Lancet, vol. I, p. 1391, 1898).
9. ROGER et WEILL. — *Recherches sur le parasite de la variole* (Soc. de Biologie, 17 novembre 1900. — Presse méd., 28 avril 1900).

10. Funck. — *L'agent étiolog. de la vaccine et de la variole* (Semaine médic., 20 fév. 1901).

11. Guttmann. — Arch. de Virch., V, CVII, p. 259, 266.

Bolognini. — *De l'épidémicité et de la varicelle suppurée* (Soc. méd. des hôpit., 2 nov. 1900).

12. Babès. — Soc. royale de méd. de Buda-Pesth., 1880.

13. Cornil et Babès. — *Les Bactéries*, t. II, 1890.

14. Canon et Pielicke. — *Sur un microbe trouvé dans le sang des rougeoleux* (Berlin, Klin. Wochenschr., 1892, t. XXXIX, p. 577).

15. Doehle. — *Communication préliminaire sur l'état du sang dans la rougeole* (Centralbl. f. allgem. Pathol. u. patholog. Anat., nº 4, 15 février 1892).

16. J. Czajkowski. — *Ueber die Mikroorganismen der Masern* (Centrbl. f. Bakteriol. u. Parasitenk., XVIII, 17, 18, 1895).

17. Barbier. — *Recherches bactériol. chez les morbilleux* (Soc. méd. des Hôpit., 29 janvier 1897).

18. Lesage. — *Contribut. à l'étude de la rougeole* (Soc. méd. des Hôpit., 9 mars 1900).

19. Giarré et Picchi. — *Sur un bacille isolé de la sécrétion conjonctiv. et bronchique de rougeoleux* (Acad. de Florence : in Riv. crit. di clin. med., 16 juin 1900).

20. Edington et Jamieson. — British. Med. Journ., juin 1887.

Edington. — *Ibid.*, août 1887.

21. William Smith. — Brit. med. Journ., Juillet 1887.

22. Société médico-chirurgicale d'Edimbourg. *Zur Aetiologie des Scharlachs* (Brit. med. Journ., oct. 15, p. 1830, 1887. Anal. in Schmidt's Jahrber., 1888. Bd. 27,1 p. 31).

23. Marc d'Espine. — *Sur une espèce particulière de streptocoque retiré du sang d'un homme atteint de scarlatine* (Semaine méd. 1892, p. 229).

24. Czajkowski. — Centrbl. f. Bact., p. 116, 1896.

25. Manke. — *Varioloïden nach Infection mit originärem Kuhpocken* (Zeitschr. f. Medicinal beamte. Bd. 11, nº 24, p. 773. Anal. in Baumgarten's Jahrb., 1898, p. 729).

Halsund. *Vaccina generalisata u. deren Pathogen.* (Arch. f. Dermat. u. syph.; Bd. 48, p. 205 et 371).

26. Boux. — Handbuch der Vaccination. Leipzig, 1875, p. 114.

Benzoldt u. Stintzing. — Handbuch der speciel. Therapie innerer Krankh., 1894, p. 218 et suivantes.

Immermann. — Variola (inclusive vaccination); in : Specielle Pathol. u. Therapie von Prof. Nothnagel. IVer Bd., IVer Theil, II Abtheil., 2e Hälfte, p. 155 et suivantes).

CHAPITRE VIII

DIPHTÉRIE

HISTORIQUE

Historique général. — La diphtérie est une maladie contagieuse, d'ordinaire fébrile, qui s'attaque à l'organisme tout entier, après avoir pris son point de départ au pharynx ou aux segments supérieurs des voies aériennes, et éventuellement aussi, soit aux divers orifices où le tégument cutané se continue avec les muqueuses, soit au niveau des surfaces où celui-ci est accidentellement privé de son épiderme. Elle est attribuée à un microorganisme dont la découverte est due à KLEBS et LOEFFLER, qui localement produit une fausse membrane, composée en grande partie de masses fibrineuses, de cellules rondes et d'amas de microbes, et qui d'autre part sécrète un poison spécifique des plus nocifs. C'est cet agent toxique qui, après avoir pénétré dans l'organisme par le sang et la lymphe, engendre les symptômes généraux caractéristiques de la maladie.

Cette affection est unie à la scarlatine, comme nous le verrons plus loin, par d'étroites affinités cliniques et épidémiologiques, qui nous ont déterminé à rapprocher son étude de celle de cette fièvre éruptive. BRETONNEAU, en 1821, lui a imposé le nom de diphtérite, auquel TROUSSEAU a substitué celui de diphtérie qu'elle a conservé. Mais si cette appellation est moderne, l'entité morbide qu'elle désigne est bien ancienne. Celle-ci a été connue, sous des noms divers, à toutes les époques de l'histoire. Sans doute, elle a dû être souvent confondue avec les affections typhiques et pestilentielles qui ont exercé tant de ravages à travers les siècles. Mais on peut quand même en suivre la trace jusqu'à l'origine des sciences médicales, comme nous l'enseignent les œuvres magistrales de FUCHS, de HAESER, de HECKER et de SANNÉ.

Dès les temps les plus reculés, les médecins et les profanes ont fait mention d'une maladie épidémique caractérisée par la destruction gangréneuse du pharynx et des parties voisines, et par sa tendance à se propager aux voies aériennes. Mais la première désignation non douteuse de la diphtérie est renfermée dans le fameux passage d'ARÉTÉE sur « l'ulcère syriaque ». L'exsudation membraneuse du pharynx y est décrite avec ses variations classiques de couleur et d'épaisseur, et son extension éventuelle au larynx y est marquée par la mention de suffocations qui aboutissent à la mort. Le médecin de Cappadoce attribue à la maladie comme patrie d'origine l'Égypte et la Syrie, où PROSPER ALPINUS et PRUNNER l'ont retrouvée encore dans les temps modernes.

AETIUS d'Amide est plus précis encore, car après avoir énuméré les différents aspects des ulcères suivant les variétés blanche, grise et gangréneuse de l'exsudat, il décrit, parmi les symptômes de la convalescence, la paralysie du voile du palais observée chez une fillette de sept ans, qui y succomba le quarantième jour après la guérison des ulcères.

On ne relève que des notions insignifiantes sur les angines malignes dans les médecins arabes. Elles ne paraissent pourtant pas avoir été rares au moyen âge (1), et ce sont probablement moins les occasions de l'observer que les observateurs qui ont manqué à son histoire pendant cette longue période. Quoi qu'il en soit, il faut se transporter du ve au xvie siècle pour en retrouver la trace certaine. C'est de la fin de ce dernier que date la première mention non douteuse de la diphtérie dans les temps modernes. Elle est due aux médecins espagnols, et se rapporte aux années 1583 à 1618.

Désignée par le peuple sous le nom significatif de « garotillo », elle exerça durant cette période des ravages épouvantables sur divers points de l'Espagne, notamment dans l'année 1613 qui en garda le nom d' « anno de los garotilloss ».

Circonscrite de 1583 à 1618 à l'Espagne, elle s'y éteignit à cette dernière date; mais en même temps, elle se manifesta brusquement, et sans importation apparente, à Naples, où dans l'espace de deux ans elle fit plus de 5 000 victimes, notamment parmi les enfants. On l'y appelait du nom caractéristique de « male in canna » (mal du tuyau ou de la trachée), ou d' « affection strangulatoire », épithète que CARNEVALE lui a donnée. Puis de 1620 à 1642, elle se répandit sur une grande partie de l'Italie méridionale, sur les États de l'Église, la Sicile, la Sardaigne, l'île de Malte, pour terminer ce cycle en 1642, par une recrudescence épidémique cruelle à Naples.

Tous les médecins qui furent témoins de l'épidémie des deux Péninsules n'hésitèrent pas à la rapporter à l'ulcère syriaque d'ARÉTÉE. Ils lui consacrèrent des peintures auxquelles la pathologie actuelle n'aurait pas grand'chose à ajouter. Dans les cas légers, écrivent-ils, l'exsudat se limitait à la luette, aux amygdales et au pharynx, et s'éliminait du sixième au huitième jour, laissant parfois une perte de substance superficielle qui se cicatrisait rapidement. Dans les cas graves, l'affection, avec ou sans détermination pharyngée préalable, envahissait le larynx et les

voies aériennes, et donnait lieu aux symptômes du garotillo qui se terminait presque toujours par la mort. Quelquefois, elle prenait la forme d'une
fièvre adynamique ; l'exsudat présentait un caractère septique, restait
limité au pharynx ou se propageait par le cavum au nez et aux lèvres, ou
par le larynx aux bronches. Régulièrement alors, on observait une tuméfaction considérable des ganglions du cou ; la guérison était rare, la mort
survenait au milieu de la fièvre putride.

Dans les formes simple et septique, mais surtout dans cette dernière, il
se produisait souvent des exsudats dans le vagin, sur le tégument externe,
notamment sur les parties dépourvues d'épiderme. Quelquefois la mort
survenait, sans production membraneuse nulle part, par les seuls progrès
de la fièvre septique. Enfin, la convalescence était souvent troublée par la
gêne de la déglutition, le nasonnement de la voix, et par le rejet, par le nez,
des boissons ingérées, en un mot par des accidents symptomatiques de la
paralysie du pharynx.

Voilà l'image de la maladie, telle qu'elle a été tracée par les médecins
espagnols, HERRERA, HEREDIA, FONTACHA, VILLA-REAL, MERCATUS, et par les
médecins italiens leurs contemporains, notamment CLETI, CARNEVALE et
NOLA. On y trouve tous les traits fondamentaux de la diphtérie des temps
actuels. Ajoutons encore, pour compléter la similitude, que déjà alors la
trachéotomie était recommandée pour conjurer la suffocation, et sa valeur,
comme aujourd'hui, suscitait de vives discussions. RODRIGUEZ, BARBOSA,
MIGUEL, HEREDIA racontent que les célèbres chirurgiens DIONISCO BETO, ARCORA
et ANTONIO de VIANA l'exécutèrent plusieurs fois avec succès. Elle fut
pratiquée également en 1610, et fréquemment, par SEVERINO, dans l'épidémie de Naples ; elle a été l'objectif principal de l'écrit de BARTHOLIN.
D'autre part, CLETI la rejetait parce qu'il la considérait comme propre à
aggraver le danger des malades (2).

Au XVIIIᵉ siècle, la diphtérie devient plus envahissante ; elle agrandit
considérablement son aire, sans cependant revêtir nulle part le terrible
caractère de gravité qui s'était attaché naguère à ses épidémies d'Espagne
et d'Italie. Rivée jusqu'alors à ces deux pays, elle devient, dans le cours
de ce siècle, cosmopolite, et apparaît successivement ou simultanément
dans toutes les contrées de l'Europe ainsi que dans le Nord de l'Amérique.

Elle prélude à cette nouvelle ère épidémique par son réveil en Espagne
et en Portugal, où elle rappelle le souvenir de ses anciens ravages par des
explosions partielles qui de 1701 à 1786 se succèdent à des intervalles plus
ou moins longs sur différents points de la péninsule. C'est au milieu de
cette période qu'a lieu l'envahissement de la France. Après s'y être essayée
par des faits épars et isolés, la diphtérie s'y montre pour la première fois

à l'état épidémique de 1745 à 1750 sur des points divers du territoire, à Paris, Versailles, Orléans, Lille, Rouen, Amiens, Châlons-sur-Marne, Nérac, Montpellier, Pau, etc. En 1758, 1759 et 1762, elle fait un retour offensif à Paris; en 1774, elle se montre à Forges, Lisieux et d'autres points de la Normandie; en 1787, elle termine son cycle par Poitiers (3). Partout elle se développait en petits foyers, notamment dans les pensionnats, les écoles, où le mal exerça de grands ravages.

Dans le temps même où elle prenait son essor en France, elle éclatait dans d'autres pays de l'Europe, en Italie (1747, 1759, 1786), en Hollande (1746, 1770), en Angleterre (1748, 1793), en Suisse (1752), en Allemagne (1755), en Suède (1755). Enfin, en 1752, de nombreuses atteintes en furent observées à New-York; mais ce ne fut qu'en 1771 et 1772 qu'elle y prit une expansion épidémique, et c'est sous cette forme qu'elle se répandit à partir de 1775 dans la plupart des États du Nord (4). Il paraît que c'est à cette maladie que succomba WASHINGTON, le libérateur des Etats-Unis.

Un des caractères dominants de l'angine gangréneuse du xviiie siècle, fut sa combinaison fréquente avec la scarlatine (5). Elle fut surtout notée en Angleterre et en France, et en imposa pour une étroite parenté entre ces deux maladies, voire même pour l'identité de leur nature, erreur qui a été perpétuée par quelques-uns jusque dans les premières années de ce siècle. Il nous paraît probable que les angines graves qui marquaient alors le décours de la scarlatine, ne correspondaient point toujours à la diphtérie. Mais si çà et là des réserves s'imposent vis-à-vis de la réalité de l'union clinique des deux maladies, il n'en reste pas moins certain qu'elles régnaient souvent simultanément dans les masses, et leur coïncidence épidémique à chaque instant renouvelée, put à juste titre être considérée comme un témoignage de leur étroite affinité; il en existe d'autres que nous indiquerons plus loin.

Les épidémies du xviiie siècle nous valurent de nombreuses relations, parmi lesquelles celle que GHISI consacra à la diphtérie de Crémone en 1747, est certainement une des plus intéressantes. Ce médecin pénétrant saisit très nettement la relation qui unit l'angine maligne pharyngée à l'angine laryngo-trachéale. Il vit, dans ces deux affections distinctes par leur siège, une seule et même maladie pouvant se localiser indifféremment à l'entrée des voies aérienne ou digestive, et décrivit très nettement les symptômes des deux déterminations morbides. Avec CHOMEL et ZAPF, il signala les effets consécutifs de l'angine et notamment la paralysie du pharynx qu'il observa sur son propre fils (6).

Mais ces notions n'étaient pas nouvelles. Elles sont consignées dans les relations des auteurs espagnols du xviie siècle, que les médecins du xviiie semblent avoir complètement oubliées. L'identité admise par les premiers entre le mal de gorge et l'affection du larynx est implicitement affirmée par l'équivalence des termes dont ils se servaient pour désigner la maladie régnante comme le fait justement remarquer HAESER (7), et qui exprimaient tantôt la gêne de la déglutition, tantôt le danger de suffocation, de strangulation. Aussi est-ce avec raison que longtemps après, en 1826, BRETONNEAU a pu écrire qu'il « avait employé beaucoup de temps à retourner au point où les anciens, et surtout les auteurs du xviie siècle, étaient parvenus » (8).

A partir de 1770, les épidémies de diphtérie, communes jusqu'alors dans tout le centre de l'Europe, perdent peu à peu leur gravité et deviennent de plus en plus rares. Au moment où le siècle se ferme, elles avaient passé à l'arrière-plan des maladies populaires, et elles devaient conserver cette situation effacée pendant toute la première moitié du xixe siècle. Rien n'est plus certain que cette longue éclipse. Nous en avons le témoignage non seulement dans le petit nombre de relations consacrées à la diphtérie dans cette période, mais dans l'aveu formel exprimé, lors de sa grande expansion vers 1858, par de nombreux observateurs de tous les points de la terre, qu'à sa première apparition, la maladie leur était complètement inconnue (9).

Toutefois, il est une région où, pendant ce long silence, elle n'a pas laissé de faire parler d'elle de temps à autre : c'est la France. En 1810 et 1811, elle est signalée à Lyon. De 1818 à 1827, Tours et ses environs, La Ferrière, Chenusson, virent éclater une série de petites épidémies qui fournirent à BRETONNEAU l'occasion de ses célèbres recherches. Elles se continuèrent de 1825 à 1836 dans le Nord-Ouest, notamment dans les départements de Maine-et-Loire, de la Sarthe, de la Mayenne, de la Seine-Inférieure, de l'Orne, du Pas-de-Calais, de la Somme, de l'Aisne, de la Seine et de la Seine-et-Marne. De 1836 à 1841, elle se montra dans le Centre et dans l'Est, dans la Nièvre, la Seine (Paris), les Vosges et la Saône-et-Loire. Un peu plus tard, elle réapparaît dans les mêmes régions : à Paris de 1846 à 1848, à Laigle (Orne) en 1850, à Vitry-le-François, Épernay et autres localités de la Marne de 1850 à 1852, à Saint-Pol (Pas-de-Calais) en 1852, à Valenciennes en 1853, à Paris et à Boulogne en 1855. A la même époque, elle est observée dans l'armée de Crimée. Durant cette période, deux épidémies seulement sont signalées dans le Midi, à Marmande en 1852, et à Avignon en 1853 (10).

Pendant toute cette première moitié du xixe siècle, la diphtérie ne retient véritablement l'attention qu'en France. Toutefois, elle n'est pas absolument éteinte ailleurs. Des manifestations éparses en sont signalées à plusieurs reprises dans cet intervalle en Allemagne, en Angleterre, en Suisse, dans le Danemark, aux États-Unis (11). Mais ce furent des épisodes isolés, des épidémies restreintes et clairsemées qui, laissant les médecins et le public indifférents, n'éveillèrent aucun intérêt scientifique.

Avec le milieu du xix° siècle s'ouvre, pour la diphtérie, une ère nouvelle. Cette époque marque pour elle une date non moins mémorable que celle de sa brusque apparition à la fin du xvi° siècle. Après avoir tenu, pendant près de cent ans, un rang effacé parmi les maladies communes, elle prend partout, entre 1855 et 1860, un essor extraordinaire. Elle couvre toute l'Europe et le Nouveau-Monde de ses ravages, et apparaît jusque dans les contrées les plus reculées, obéissant à une impulsion plus puissante encore que celle qui l'avait poussée dans l'espace, à ses premiers débuts en Espagne et en Italie. Elle se meut, si ce n'est avec la tumultueuse impétuosité du choléra, de la suette, de la grippe, du moins avec la même puissance expansive. Ce fut une explosion générale de la maladie, et d'une maladie nouvelle, car la plupart des médecins de l'époque avouèrent qu'elle leur était à peu près inconnue, au moins comme maladie épidémique. Elle les surprit autant que l'avait fait la méningite cérébro-spinale vingt ans auparavant.

L'ère diphtérique nouvelle commence à peu près en même temps dans la plus grande partie de l'Europe et de l'Amérique du Nord, entre les années 1857 et 1860. C'est encore la France, si éprouvée déjà par elle dans le passé, qui ouvre le cycle, et qui, dans la deuxième moitié du xix° siècle, devient le foyer principal de tous ses ravages. Après elle, la presqu'île Ibérienne, les Pays-Bas, l'Angleterre, l'Allemagne, la Russie, l'Amérique du Nord, le royaume scandinave, l'Italie et le sud-est de l'Europe deviennent successivement le théâtre d'épidémies meurtrières. Dans l'Espagne et le Portugal, la maladie, après s'être signalée sur divers points en 1857 et 1858 par des manifestations éparses, se répandit, à partir de 1859, sur la plus grande partie du pays. De 1857 à 1876, elle parcourut peu à peu toute la Hollande, plus sévère par le nombre que par la gravité des atteintes.

En 1857, elle apparut en Angleterre, importée, écrivent les Anglais, de Boulogne, où elle régnait alors ; et dans les deux années qui suivirent, elle se propagea avec une grande rapidité dans tout le pays, pour ne plus s'y éteindre.

En Allemagne, elle surgit en 1856, et simultanément sur plusieurs points très éloignés les uns des autres, à Königsberg, dans le Holstein, à Munich. Au cours des cinq années suivantes, elle se montra dans différentes contrées de l'Allemagne du Sud ; puis, de 1862 à 1881, elle se répandit dans tout le pays.

En Autriche, son explosion eut lieu un peu plus tard qu'en Allemagne. Après y avoir débuté par quelques manifestations partielles dans les années

1859-1862, elle prit franchement l'essor épidémique en 1870, et envahit ensuite lentement tout le pays.

Elle inaugura son règne en Russie, en 1858, par diverses épidémies qui éclatèrent dans le Nord du pays. Un peu plus tard, en 1869, elle causa de cruels ravages dans le Sud qui la reçut, paraît-il, de la Roumanie, où elle avait apparu pour la première fois en 1868, et où elle ne cessa de régner jusqu'en 1874.

Dans le même intervalle, c'est-à-dire de 1861 à 1875, elle éprouva sévèrement la Suède, la Norwège, le Danemark, et dans le Sud de l'Europe l'Italie, la Sicile, la Grèce, Malte et la Turquie. Le lourd tribut qu'elle préleva sur l'Italie rappela les ravages qu'elle y avait exercés lors de sa première apparition, deux siècles auparavant.

Curieuse et instructive coïncidence ! Pendant qu'elle surgissait ainsi dans toutes les contrées de l'Europe, elle apparaissait aussi, avec des allures identiques, dans toute l'Amérique du Nord, et de 1856 à 1880, elle couvrit de ses épidémies, bénignes ou graves, presque toute la surface de ce vaste continent.

Cette simultanéité de son réveil épidémique sur tant de points si éloignés les uns des autres n'est-elle pas très suggestive eu égard à sa pathogénie ? Mais ce qui importe surtout à cette dernière, c'est qu'avec cette explosion générale de la maladie dans l'Ancien et le Nouveau-Monde, coïncident ses premières manifestations épidémiques dans les contrées du globe qui paraissent avoir échappé jusqu'alors à ses atteintes ou qui avaient été à peine touchées par elle, telles que les Antilles (1850-1859), la République Argentine (1863 et années suivantes), le Pérou (1850-1859), la Tunisie (1872-1876 et à partir de 1882), l'Asie mineure (1865 et années suivantes), la Syrie (1868), la Perse (1874-1878), les Indes (1856), la Cochinchine (1864), la Chine (1866 et années suivantes), l'Australie, la Tasmanie et la Polynésie (1858 et années suivantes) (12).

C'est ainsi que la diphtérie, s'élançant hors des limites géographiques restreintes où elle était restée enfermée pendant plus d'un demi-siècle, a couvert, dans l'espace de quelques années, des régions tout entières. Elle est apparue brusquement, on ne sait comment, sur les points les plus divers du globe, se déployant en une vaste pandémie à laquelle manquent sans doute les allures foudroyantes de la grippe, du choléra ou de la suette, mais qui mérite d'être comparée à ces grands fléaux par l'immensité de l'aire dans laquelle elle a promené ses ravages.

Ajoutons à cet historique, dont les enseignements nous seront d'un précieux secours quand nous nous occuperons de l'étiologie de la maladie, qu'après avoir envahi ainsi tous les centres de l'Ancien et du Nouveau-Monde, elle y est restée fixée, elle en est devenue un type morbide stationnaire, ayant ses recrudescences annuelles et multiannuelles qui lui assurèrent partout un des premiers rangs parmi les maladies communes. Nulle part elle n'a désarmé. Les innombrables travaux qu'elle a inspirés dans ces trente dernières années portent témoignage de la permanence de son règne, et les statistiques annuelles nous la montrent non moins grave que fréquente, car en mainte localité ses chiffres obituaires dépassent souvent ceux de la fièvre typhoïde.

La diphtérie en France depuis le milieu du dernier siècle. — L'évolution de la diphtérie en France dans ces soixante dernières années, c'est-à-dire depuis son réveil, mérite un historique spécial, non seulement parce qu'elle nous touche directement, mais parce qu'elle fournit des renseignements précieux sur l'épidémiologie générale de cette maladie. Nous les empruntons en grande partie aux Archives de l'Académie de Médecine, notamment aux Rapports que, depuis sa fondation, cette Compagnie adresse chaque année au Ministre de l'Intérieur, au titre du service des épidémies qui règnent en France.

En interrogeant dans leur ordre chronologique ces documents si instructifs et cependant si rarement consultés, on suit avec un émouvant intérêt l'essor toujours grandissant de la diphtérie sur l'étendue du territoire du milieu à la fin du dernier siècle.

Elle était presque inconnue partout avant les épidémies si bien décrites par Bretonneau et par Trousseau. Les rapports particuliers adressés à l'Académie de 1840 à 1850, la mentionnent à peine, elle n'est signalée annuellement que dans quelques communes. Mais, vers 1850, elle commence son mouvement ascensionnel et le poursuit sans discontinuer, si bien que de 1860 à 1865, elle en arrive à sévir chaque année dans 15 à 20 départements au moins (13).

Dès 1857, elle s'imposait à l'attention des médecins et des pouvoirs publics. Elle était signalée dans 18 départements où elle comptait 1 322 atteintes et 736 décès, soit 10 décès sur 17 malades. Proportion effrayante : la variole même dans ses plus mauvais jours n'a jamais occasionné une léthalité semblable. L'année suivante, le nombre des atteintes s'élevait à 9 042, et celui des décès à 3 549. La population infantile surtout était éprouvée, comme elle devait toujours l'être dans l'avenir. Elle est représentée dans ces chiffres par 7 474 malades et 3 384 morts.

A partir de 1867, jusque vers 1896, l'Académie signale chaque année la fréquence croissante et les allures de plus en plus envahissantes de la maladie nouvelle. Le nombre des départements annuellement éprouvés par elle oscille entre 20 et 40, et ces chiffres sont certainement au-dessous de la vérité, car le système d'informations du service des épidémies a toujours été, — ce qu'il est encore aujourd'hui — des plus défectueux. Elle apparaît partout, sur tous les points du territoire, depuis les départements du Nord et du Nord Ouest jusqu'à la chaîne des Pyrénées, depuis le littoral Atlantique jusqu'au Jura et aux Alpes, sur les hauts plateaux comme sur le parcours des grandes rivières, recherchant cependant avec une prédilection manifeste les vallées basses et humides, les régions exposées à de fréquentes inondations. Elle s'appesantit sur les villes comme sur les localités rurales, marquant même pour ces dernières une préférence dont rendent témoignage tous les observateurs qui suivirent d'un regard attentif ses premières explosions. Partout, et notamment dans les campagnes, elle se montre sévère et par la morbidité et par la léthalité : le chiffre des décès oscille entre le 1/3 et la 1 2 des malades. Ce sont les enfants d'au-dessous de huit à dix ans qui lui paient de beaucoup le plus large tribut; mais les adultes ne sont pas épargnés par elle, ils figurent généralement pour le 1,3 ou le 1 4 dans le total des atteintes. Elle affecte, dans ses premières apparitions surtout, le mode épidémique plutôt que le mode sporadique. L'épidémie est angineuse ou croupale, le plus souvent elle réunit les deux formes de la maladie, avec prédominance de l'une ou de l'autre. Souvent la lésion locale s'efface devant la gravité des symptômes généraux. La maladie prend des allures foudroyantes : elle apparaît d'emblée avec les caractères d'une infection générale qui se traduit par la décoloration de la peau, l'engorgement ganglionnaire, la prostration et le collapsus, et aboutit à la mort, dans la syncope, les convulsions ou la paralysie générale.

Telle est, esquissée en quelques lignes, l'histoire de la diphtérie en France, pendant la deuxième moitié du dernier siècle.

Il n'est peut-être pas sans intérêt, pour donner une idée précise de l'expansion qu'elle a prise parmi nous dans cette période, de produire ici quelques citations empruntées aux rapports académiques les mieux documentés de cet intervalle. Ces renseignements ont un intérêt saisissant, parce qu'ils sont pris sur le vif, au fur et à mesure que se déroulait ce grand épisode pathologique, et qu'ils nous font en quelque sorte partager l'impression qu'il a produite alors sur les esprits.

C'est à partir de 1865 que l'attention se concentre tout particulièrement sur les progrès de l'affection membraneuse, et que les détails de son expansion se précisent. En 1867, des renseignements, d'ailleurs toujours incomplets, la dénoncent dans 19 départements, comprenant une population de 117 456 âmes. Elle y causa 2 509 atteintes et 1 169 décès. En réunissant les chiffres des localités où l'on a fait la distinction entre les enfants et les adultes, on trouve que sur 1 237 malades, il y en eut 928 dans le premier groupe et 309 dans le second, soit environ le 1 3 du total.

L'année suivante, 20 départements la signalent dans leurs rapports au

Ministre de l'Intérieur. On y compte. sur une population de 200364 personnes, 2784 atteintes. dont 743 adultes et 1314 enfants. Parmi les 896 décès mentionnés, on en relève 115 chez les premiers, et 472 chez les seconds. Ces chiffres correspondent à 1 malade sur 72 personnes et 1 décès sur 3 malades.

En 1875, elle se déclare dans 160 communes. appartenant à 35 arrondissements et à 27 départements. Ici, ce sont des circonscriptions où elle fait son apparition pour la première fois ; ailleurs, il s'agit de localités déjà éprouvées par elle et où elle effectue des retours offensifs ou subit des recrudescences après s'y être incomplètement éteinte à la suite de ses premières manifestations. C'est ainsi que dès cette époque, elle affecte les trois modes épidémique. endémique et sporadique sous lesquels elle va prendre rang parmi les maladies populaires. Les départements où elle se signale notamment par ce triple caractère sont l'Indre, l'Indre-et-Loire, la Seine-et-Oise, le Maine-et-Loire. la Loire-Inférieure, les Deux-Sèvres, l'Orne, la Sarthe, la Mayenne, le Morbihan, le Finistère, le Loiret. le Loir-et-Cher.

Déjà aussi, à cette époque, elle déconcerte par sa marche capricieuse. Les médecins, témoins de son évolution dans les régions qu'elle a habituées à ses atteintes, signalent que dans ses retours offensifs, elle recherche souvent des localités qu'elle avait épargnées dans les épidémies antérieures, bien qu'elles fussent placées au centre des zones ravagées par elle (14).

De 1875 à 1880, les documents que nous avons sous les yeux, portent l'empreinte de l'étonnement que causèrent partout ses premières manifestations et de la terreur qu'inspirèrent ses progrès incessants dans les circonscriptions une fois envahies. On y trouve aussi, avec l'affirmation formelle de son caractère contagieux. maint aveu de l'ignorance de son origine dans le milieu où elle est venue à apparaître pour la première fois. Et les médecins. déconcertés par ces explosions épidémiques sans contagion initiale, en cherchent les causes génératrices dans l'humidité du sol, les perturbations de l'atmosphère, la malpropreté des habitations, etc.

En 1881, écrit M. Colin, le nombre des départements atteints est de 32, sans préjudice de ceux où l'affection ayant pris droit de domicile, n'a été l'objet d'aucun rapport nouveau à l'Académie. ainsi que de ceux qui oublient volontiers de fournir des renseignements au titre des épidémies. Tout en se manifestant pour la première fois dans certains départements tels que l'Ain, les Vosges (Saint-Dié, la Saône-et-Loire et la Corse, la maladie continue ses progrès dans ceux qui furent précédemment envahis. Seine-et-Oise. au lieu de 16 communes atteintes en 1880, en compte en 1881 40, et 100 décès au lieu de 60. Dans le Morbihan, où, en 1880, la diphtérie s'était répandue dans 37 communes et y avait occasionné 542 atteintes et 212 décès, on signale, en 1881, l'envahissement de 45 communes avec 627 malades et 171 morts. Elle détermine à Paris, dans cette dernière année 2 690 décès, chiffre obituaire inconnu jusqu'alors dans la capitale, et qui dépasse de 600 le nombre des décès causés dans la même période par la fièvre typhoïde. Il en fut de même à Lyon, où l'on enregistra 159 décès, léthalité de beaucoup supérieure à celle des années précédentes. La répartition des départements les plus gravement atteints est assez irrégulière. M. Colin toutefois fait ressortir que nombre d'entre eux appartiennent à cette zone voisine de nos frontières de l'Est, où a prédominé également, à la même époque, la scarlatine (15), et cette connexion épidémiologique entre les deux maladies a paru à certains observateurs assez étroite pour leur faire croire que la même influence pouvait donner naissance à l'une ou à l'autre d'elles, suivant la prédisposition du sujet.

En 1882 (16), 1883 (17), 1884 (18), la diphtérie sévit respectivement dans 34, 36 et 38 départements. Elle est devenue, à cette époque, endémique dans les grandes villes, notamment dans celles qui sont connues pour la densité de leurs agglomérations ouvrières, et elle s'est placée parmi les maladies infectieuses qui causent le plus de décès, dont l'accroissement annuel signalé dans de nombreuses villes lui est justement attribué. En 1882, le chiffre des sujets ayant succombé à la diphtérie à Paris, a été de 2 390, il n'avait été que de 1 805 l'année précédente. Tandis qu'en 1866, écrit Ollivier, on notait en France environ 40 décès par diphtérie pour 100 000 habitants, ce chiffre s'élevait à 136 en 1884, d'après les calculs de M. Bertillon (19). M. Besnier fait remarquer que de 1872 à 1881, la diphtérie avait causé dans la capitale 16 627 décès, tandis que dans le même intervalle, la fièvre typhoïde n'en avait occasionné que 13 004. Ferréol constate, lui aussi, que dans les 36 départements éprouvés par la diphtérie en 1883, on compte 1 154 décès par cette maladie et 869 seulement par fièvre typhoïde. Enfin, en 1886, la statistique du Ministère du Commerce indique, pour 210 villes comptant plus de 10 000 habitants

Décès par diphtérie	4 838
— fièvre typhoïde	4 334
— variole	3 229

La diphtérie, par son extension graduelle est devenue la maladie épidémique qui cause en France le plus grand nombre de décès (20).

Ce n'est pas seulement son domaine géographique qui s'agrandit sans cesse, sa gravité s'accroît avec son expansion. Elle s'affirme souvent par une mortalité effrayante. C'est ainsi qu'en 1883, à Nogent-sur-Seine, la moitié des malades succomba ; à Hazebrouck, on compta 13 morts sur 18 atteintes, à Mantes 10 sur 13, à Vitry-le-François 12 sur 12, à Lamenay (Nièvre) 17 sur 17. De pareils désastres ont causé de véritables paniques,

sous l'empire desquelles la population s'empressait de fuir avec les
enfants (21).

C'est dans les 10 ou 12 dernières années du xix⁰ siècle que le fléau atteint
son apogée. En 1888 (22) et 1889 (23), il se manifeste sur presque tous les
points du territoire. En 1890, il sévit dans 66 départements sur 82 qui ont
fourni des renseignements ; comme par le passé, il continue à s'attaquer à la
fois aux campagnes, aux plus petits hameaux, aux populations agricoles
et aux grandes villes, notamment à leurs agglomérations ouvrières. Cette
année est même particulièrement fertile en épidémies rurales ; celles-ci y
sont de beaucoup les plus nombreuses et surtout les plus meurtrières ; le
chiffre des décès s'y élève au 1/3, à la 1/2 des malades, et parfois à une
proportion plus forte encore (24).

En 1891, 34 départements sur 45 qui ont adressé des rapports au Ministre
de l'Intérieur ont subi la maladie dominante, et ce chiffre est certainement
inférieur à la réalité. Le Morbihan, à lui seul, compte 161 décès. Dans les
villes populeuses de Lyon, de Marseille, de Lille, où les morts sont régulièrement inscrits, on compte respectivement 372, 573 et 293 victimes. A
Paris, leur chiffre aurait dépassé 1 600 !

En 1893, 52 départements mentionnés dans le rapport académique de
cette année, ont enregistré 5 851 atteintes et 2 552 décès, soit près de la
moitié (25).

Ainsi, depuis plus de quarante ans, la diphtérie s'accroît d'une façon
ininterrompue et de plus en plus inquiétante. Elle envahit non seulement les villes et les centres industriels, où l'encombrement crée des
circonstances si favorables à son extension, mais elle se répand dans les
campagnes parmi les populations agricoles ; elle semble même rechercher
ce dernier milieu avec une prédilection qu'on ne trouve dans aucune autre
maladie infectieuse. Chaque année, dans cet intervalle de près d'un demi-
siècle, elle agrandit son domaine, se montrant dans des régions où elle était
inconnue jusqu'alors, et s'aggravant, s'endémisant dans celles où elle était
apparue les années précédentes, s'y fixant et continuant à y faire des
ravages d'une année à l'autre. Partout, jusqu'aux plus petits villages, elle
apparaît comme une maladie redoutable entre toutes, pour les enfants
surtout, tuant le 1/3 ou la 1/2 de ceux qu'elle atteint.

Cette extension incessante de la diphtérie ne lasse pas l'étonnement des
médecins qui en suivent les progrès. C'est en vain qu'ils en cherchent la
raison dans les perturbations de la constitution atmosphérique, dans l'accroissement de la rapidité des communications, ou dans des conditions
d'insalubrité nouvelle créées partout par les nécessités ou les habitudes
de la vie moderne. Ce qui montre péremptoirement qu'aucune de ces
influences ne saurait être invoquée pour expliquer ce désolant progrès de

la cruelle endémo-épidémie, c'est que la France, ainsi que nous l'avons dit dans notre historique général, n'est pas seule à la subir : elle est devenue universelle. L'Angleterre, la Prusse, l'Autriche, l'Italie, la Belgique, les États Scandinaves, la Russie, la Turquie, les États-Unis, la Perse ont été envahis par elle en même temps que notre pays, et les ravages que la maladie a exercés dans ces contrées, témoignent qu'elle n'y a pas été moins meurtrière ni moins expansive que dans le nôtre.

A partir de 1896, la diphtérie inaugure, du moins en France, un mouvement rétrograde qui se poursuit les années suivantes et ne paraît pas arrêté à l'heure actuelle. FERRAND (26), dans son rapport au Ministre de l'Intérieur pour cette année, annonce un ralentissement marqué dans les progrès du fléau. L'année suivante, RENDU (27) signale sa diminution réelle dans un très grand nombre de départements et de grandes villes. Tandis qu'en 1896, le Morbihan fournissait 375 cas de diphtérie, la proportion, en 1897, n'en est plus que de 155. Bastia, qui était jadis un foyer de diphtérie tellement actif que dans une seule année, en 1893, on avait relevé 765 cas d'angine couenneuse avec 182 morts, n'a eu, en 1897, que 6 cas sans décès. Dunkerque, en 1896, comptait encore 134 malades, l'année suivante, il n'y en a plus eu que 48. A Nantes, la moyenne des dernières années comportait un chiffre de 250 cas environ, elle est tombée à 153 en 1897. Il y a donc à coup sûr un adoucissement au tribut annuel prélevé par la diphtérie sur les populations. Hâtons-nous d'ajouter qu'il n'en est pas ainsi dans tous les départements. Sur de nombreux points du territoire, elle continue à sévir : il est même des villes comme Lyon, La Rochelle, Clermont (Oise), Compiègne, Senlis, Beauvais, où elle est encore en croissance. Mais ses ravages ne sont plus absolument comparables à ceux des époques antérieures. L'on se confirme dans la consolante pensée de leur atténuation en lisant à la tête du rapport académique de 1898, « que les épidémies de cette année paraissent avoir été rares, à en juger d'après le petit nombre de relations qui nous ont été communiquées » (28).

Décroissance actuelle de la diphtérie. Enseignements qui se dégagent de son histoire. — Ce que nous savons sur l'évolution de la diphtérie dans ces quatre dernières années, témoigne de la réalité et de la persistance de ce mouvement de déclin. FERRAND et RENDU inclinent à l'attribuer à l'emploi du sérum de ROUX. Nous croyons qu'il est prudent de réserver le jugement sur le rôle qui y revient à ce précieux agent. La découverte du sérum antidiphtérique marque assurément une époque mémorable dans l'histoire de la diphtérie. Elle nous a dotés d'un agent merveilleux pour lutter contre elle. Mais jusqu'aujourd'hui, l'antitoxine s'est surtout imposée à notre reconnaissance par ses vertus curatives. Son action préventive a certainement été

tentée avec succès dans les épidémies scolaires et les petits foyers domiciliaires, mais elle n'a pu se faire valoir dans les masses, dans la prophylaxie
publique. Son emploi a ramené la léthalité à une moyenne de 10 à 12 p. 100,
mais il est douteux qu'il ait eu une part d'influence réelle dans la diminution des épidémies, dans la décroissance du fléau qui désole notre pays
avec tant d'autres depuis plus d'un demi-siècle. D'aucuns affirment —
et non sans fondement — qu'il y est resté complètement étranger. Nous
avons insisté, dans nos généralités (t. I⁰ʳ, p. 95-105), sur l'évolution multiannuelle des maladies infectieuses et sur l'importance de ce grand fait
épidémiologique, soit qu'on le considère en lui-même, soit qu'on l'envisage
dans l'appréciation des méthodes de thérapeutique ou de prophylaxie que
les progrès de la science tentent d'opposer à ces affections. Or, il résulte
des recherches de M. le Docteur de Maurans sur la marche de la diphtérie,
au cours de ces vingt-huit dernières années (1883-1900), dans les principaux centres de l'Europe, que cette affection compte parmi celles dont
les recrudescences épidémiques sont les plus régulières dans leur retour,
que les phases d'augment et de déclin qui les constituent, embrassent en
général une période de dix à quinze ans, et qu'enfin, c'est là le point qui
nous touche le plus ici, l'évolution de ces cycles épidémiques n'a guère
paru influencée par la méthode thérapeutique nouvelle. Dans certaines
villes, en effet, comme Rome, Christiania, le tracé atteignit ses niveaux les
plus bas avant 1894, d'où date l'usage du sérum Behring-Roux ; dans
d'autres, telles que Paris, Genève, Buda-Pesth — ce sont les observations
les plus nombreuses — la décroissance a commencé, et elle était déjà plus
ou moins avancée lors de la mise en pratique de la méthode nouvelle ;
enfin, dans quelques centres, comme Birmingham, Stockholm, etc., le tracé,
ayant inauguré sa période d'augment en 1894, a continué son mouvement
ascensionnel malgré les injections anti-toxiques (29).

Des témoignages semblables ont été produits par d'autres observateurs,
notamment par M. Gottstein, qui a établi qu'à Berlin, Hambourg et Munich
la morbidité et la mortalité diphtériques avaient fléchi d'une façon absolument parallèle dans ces dernières années, et que la période de déclin
avait commencé dès 1893. D'où l'auteur conclut que celui-ci était en
rapport non avec l'usage du sérum, mais avec la périodicité d'évolution de
la diphtérie à travers les années (30).

Quoi qu'il en soit, cette décroissance très réelle de la diphtérie
signalée de toute part à l'heure actuelle, est-elle le commencement
d'une rétrogradation définitive qui doit la ramener au point d'où elle est
partie vers 1850 ? Peut-on s'attendre à la voir repasser à l'arrière-plan des
maladies populaires, après en avoir occupé un des premiers rangs, et promené ses ravages pendant plus d'un demi-siècle dans toutes les parties du

monde ? Nul ne saurait le dire, mais son passé nous autorise à l'espérer.

Ce ne serait pas la première fois, en effet, que la diphtérie manifesterait ce changement à travers les années. L'histoire que nous en avons exposée plus haut, montre que, sujette à ces alternatives d'expansion et de retrait, elle est un type des maladies à évolution multi-séculaire.

Rappelons-nous qu'inconnue, ou à peu près, dans l'antiquité et le moyen âge, elle commence son évolution séculaire vers la fin du xvie siècle, en Espagne, dans le Portugal et l'Italie. Au xviiie siècle, elle entame l'Amérique et la France, par plusieurs points, en même temps qu'elle se signale par ses recrudescences dans ses foyers primitifs. Dans la première moitié du xixe siècle, elle rétrograde, s'efface de la scène des maladies endémo-épidémiques après y avoir joué un des premiers rôles, pour se renfermer dans quelques foyers étroits et isolés, notamment dans certains districts de la vallée de la Loire. Mais à partir de 1857, cette maladie assez restreinte dans ses manifestations pour être méconnue de la plupart des médecins d'il y a quarante ans, prend tout à coup en Europe et dans le nord de l'Amérique une expansion pandémique. En même temps, elle se montre pour la première fois, et sous la forme épidémique, dans les contrées les plus éloignées, dans les Indes, en Chine, dans le continent australien, dans la Polynésie. La date de 1857 est pour la diphtérie ce que celle de 1830 est pour le choléra. Nous avons déjà fait valoir, et nous verrons encore mieux par la suite, que la plupart des maladies populaires ont subi ces larges oscillations à travers les âges. Ainsi la peste, observée dès la plus haute antiquité, mais bien effacée à son origine, revêt tout à coup, au vie siècle, une force d'expansion extraordinaire qui la propage au monde entier qu'elle remplit pendant de longs siècles de ses funèbres exploits. Puis, à la fin du xviiie siècle, elle décroît lentement, perd peu à peu sa puissance d'expansion, et finalement, reprenant son mode originel, se retranche, comme une endémie restreinte, entre les limites de ses anciens foyers générateurs, après avoir joué, pendant tout le moyen âge, le rôle d'une vaste pandémie.

Si la peste a préludé pendant de longs siècles à ses grandes épidémies par des manifestations tout à fait effacées, la suette, accomplissant en sens inverse son évolution séculaire, a débuté par être un fléau redoutable par sa gravité, la rapidité et l'étendue de son expansion, pour se réduire, dans la suite des temps, aux proportions d'une maladie à endémicité des plus étroites.

Enfin, pour citer un exemple tout à fait moderne, et qui s'est pour ainsi dire déroulé parallèlement à la diphtérie, la méningite cérébro-spinale n'a-t-elle pas préludé pendant près de quarante ans, en France et en Amérique, par des atteintes partielles et isolées, à sa marche envahissante à travers l'Europe ?

Cette évolution à travers les âges des maladies infectieuses en général, et de la diphtérie en particulier est pleine d'enseignements. Nous l'avons déjà signalée, et nous y revenons volontiers à l'occasion, parce qu'il n'en est pas suffisamment tenu compte dans les doctrines pathogéniques actuelles, et que cet oubli ne laisse pas de porter parfois préjudice à l'exactitude des interprétations qui y sont émises. Les graines morbides subissent à travers les âges, comme dans l'organisme du malade, des modifications qui tour à tour exaltent et affaiblissent leur puissance. Elles ont leur grandeur et leur décadence. Les influences à la faveur desquelles se produisent ces changements qui soulèvent les problèmes les plus élevés de l'épidémiologie, tels que ceux qui visent l'évolution multiannuelle et séculaire des maladies, l'histoire si troublante des maladies nouvelles et des maladies éteintes, ces influences sont assurément obscures, mais elles existent, elles s'exercent silencieusement dans le vaste milieu de la nature. L'ancienne médecine, plus attentive que les générations actuelles à ces imposantes questions de la pathologie générale, a consacré la réalité de ces mystérieux fauteurs des germes en leur donnant une place dans l'étiologie sous le nom vague de génie ou de constitution épidémique. Ces vocables ne sont plus en faveur, mais l'observation continue à enregistrer les faits auxquels ils s'appliquaient.

Cet assoupissement plus ou moins prolongé des moteurs pathogènes, suivi de leur réveil simultané ou rapidement progressif sur de vastes étendues de surface, se retrouve dans l'histoire de la plupart des maladies épidémiques. Mais il en est peu où il est plus saisissant que dans la diphtérie, qui par trois fois depuis trois siècles s'est élevée du rang obscur d'une maladie presque ignorée à celui d'une redoutable pandémie. Même dans ses manifestations toute locales, ainsi que nous l'avons vu dans cet historique, elle affirme de la façon la plus nette son aptitude à renaître de ses cendres, c'est-à-dire la faculté que possèdent ses germes de récupérer leurs fonctions pathogènes après en être restés dépourvus pendant un temps plus ou moins prolongé. Il est, en effet, une circonstance frappante, mentionnée dans la plupart des rapports que nous avons consultés, c'est la rareté relative des cas où la maladie aurait été évidemment importée au milieu d'une population saine par des malades venant d'un pays infecté (31).

Développement scientifique de la diphtérie. — Cette histoire de la diphtérie à travers les âges serait incomplète si nous n'y ajoutions celle de son développement scientifique depuis le jour où ses ravages l'ont imposée à l'attention médicale jusqu'à l'ère actuelle. Nous avons d'autant plus à cœur de le faire, que la France a puissamment contribué à ce développement. La nosographie de la diphtérie porte le sceau de sa féconde activité et de son génie perspicace, comme celle de la tuberculose et de la fièvre typhoïde.

a. *Période antérieure à Bretonneau.* — Ainsi qu'il a été dit plus haut, les observateurs du xvi⁰ et du xvii⁰ siècle avaient entrevu l'identité et la spécificité de l'angine maligne et du croup. Mais vers le milieu du xviii⁰ siècle parut un écrit qui, bien que d'un mérite secondaire, eut la singulière fortune de frapper vivement les esprits et de faire dévier de sa solution naturelle une question jusqu'alors si bien engagée. En effet, le trop célèbre livre de Home, publié en 1740, fit perdre la trace des anciennes traditions, et compromit pendant près d'un demi-siècle tous les efforts tentés pour fonder définitivement la nosographie de la diphtérie.

Le médecin écossais, qui n'avait aucune connaissance des travaux de ses devanciers, sépara de l'angine maligne, comme lui étant absolument étrangère, l'affection strangulatoire du larynx. Il lui donna le nom qu'elle a conservé depuis de *croup*, tiré de la langue écossaise, et qui paraît avoir été employé pour la première fois en 1713 par Patrik Blair. Home voit dans le croup une entité morbide spéciale, une forme de catarrhe suffocant resté inconnu jusqu'alors, et que naturellement il s'attribue le mérite d'avoir découvert. De son essence, c'est une inflammation *sui generis* de la muqueuse laryngée et trachéale, s'accompagnant d'une sécrétion muqueuse qui se coagule en une membrane morbide solide et adhérente. Cet exsudat s'étend sur le larynx, la trachée et jusque dans les bronches, et est rejeté par les patients dans des crises de toux paroxystique. L'auteur distingue une forme catarrhale de la maladie et une forme purulente ou membraneuse. Il mentionne expressément que la muqueuse pharyngée y est toujours intacte, tout au plus s'y montre-t-elle parfois un peu rouge et légèrement gonflée. Enfin, considéré au point de vue étiologique, le croup règne surtout en hiver dans les temps humides et sur le littoral, chez les enfants de deux à douze ans; parfois il survient à titre de complication dans le décours de la variole, de la rougeole et de la coqueluche.

Jusqu'alors, l'observation de tous les temps avait identifié l'angine maligne et la laryngite suffocante. Home proclame pour la première fois leur indépendance respective, il efface jusqu'au caractère infectieux et contagieux de la laryngite, puisqu'il la considère comme de nature purement inflammatoire. Quelques médecins veulent bien lui reconnaître le mérite d'avoir décrit le premier les fausses membranes du larynx et de la trachée, d'avoir mis en relief mieux qu'on ne l'avait fait jusqu'alors les symptômes déterminés par leur présence et d'avoir préconisé la trachéotomie comme remède suprême du croup. Il serait aisé de démontrer que ce mérite appartient à ses prédécesseurs et à ses contemporains autant qu'à lui-même, que Guisi notamment a insisté sur l'indépendance respective de la détermination pharyngée et laryngo-trachéale de la maladie, sur sa forme exclusivement laryngée dans certains cas, qu'il a décrit la fausse membrane laryngée aussi bien que Home, que l'expression de « garotillo » employée par les médecins espagnols du XVII⁰ siècle, indique suffisamment combien les symptômes laryngés s'étaient imposés à leur attention, qu'enfin la trachéotomie fut pratiquée en Espagne et en Italie presqu'un demi-siècle avant la publication du travail de Home. Mais quel que puisse être le mérite du médecin écossais, il ne suffit pas à soustraire son œuvre au jugement sévère porté sur elle par Bretonneau. On comprend, qu'habitué à observer la diphtérie sous la forme de l'angine maligne, Home crut voir une maladie nouvelle dans ses localisations exclusivement laryngées : ce qui surtout le fit tomber dans l'erreur, c'est qu'il n'en rencontra d'abord que des cas sporadiques ; or, ce sont les épidémies surtout qui mettent en relief ses rapports avec l'angine maligne. Mais ce que l'on comprend moins, c'est que son mémoire, qui s'appuie sur douze observations à peine et sur quelques autopsies, ait entraîné la conviction de ses contemporains et de ses successeurs. Tel est le prestige des mots : sous un nom nouveau, l'angine strangulatoire, observée depuis tant de siècles, devint au mépris des enseignements de la tradition, une maladie nouvelle, d'une essence différente de l'angine maligne. Cette conception ouvrit une ère de confusion et de malentendus qui a été à peine close de nos jours.

Après la publication du traité de Home, l'angine maligne et l'affection strangulatoire furent généralement envisagées comme deux maladies distinctes. La plupart des successeurs du médecin écossais étudièrent le croup comme une maladie simple, isolée, sans se préoccuper des relations qui l'unissaient à l'angine pseudo-membraneuse. Et comme les symptômes d'asphyxie observés dans cette dernière quand elle est compliquée de l'angine suffocante n'étaient pas sans gêner la doctrine régnante, on prit texte du travail de Millar sur l'asthme du larynx (1769) pour les attribuer à une crampe, à un spasme concomitant de cet organe. Et c'est ainsi que la découverte de ce médecin (la laryngite striduleuse de Bretonneau, le pseudo-croup de Guersant) eut cette singulière destinée de servir la cause de l'erreur, tout en marquant un progrès en nosographie. Alors, les observations du croup se multiplièrent, et l'imagination embarquée dans la fausse voie s'y donna libre carrière. On distinguait des croups sthéniques et asthéniques, aigus et chroniques, varioleux, morbilleux, scarlatineux. Des enseignements du passé, il n'était plus question.

Au milieu de l'accord général, quelques voix discordantes cependant se firent entendre. La plus autorisée fut celle de Samuel Bard, le témoin et l'historien de l'épidémie qui régna à New-York en 1771. Ce médecin pénétrant, qui peut être considéré avec Ghisi comme le véritable précurseur de Bretonneau, fit valoir, avec des preuves à l'appui, que l'angine maligne

isolée, les faits décrits par Home sous le nom de croup et l'angine avec
extension au larynx, n'étaient que des variantes d'une seule et même maladie, de nature infectieuse et contagieuse.

Il ne réussit pas à convaincre, tout au plus parvint-il à troubler la quié-
tude des idées régnantes. Si bien qu'en 1783, la Société royale de médecine,
pour sortir d'embarras, mit au concours la question de savoir « si la
maladie connue en Écosse et en Suède sous le nom de croup ou de laryngite
membraneuse existe en France ». Mais elle n'obtint point de réponse satisfaisante. Le mémoire de Vieusseux, de Genève, qui fut couronné, n'avança
guère la question par les distinctions subtiles qu'il introduisit dans la
nosographie du croup, et augmenta plutôt qu'il ne dissipa la confusion.

Les travaux qui parurent dans les années suivantes, tant en France qu'en
Allemagne et en Angleterre, furent tous empreints du même esprit ; c'est
en vain qu'on y cherche cette netteté de vue avec laquelle les anciens
médecins ont saisi les rapports qui lient entre elles l'angine maligne et
l'affection suffocante. On risque toujours de se perdre, quand, quittant le
terrain de l'observation pure, on s'abandonne à l'esprit de système et aux
idées préconçues.

La question sembla recevoir une impulsion nouvelle, lorsqu'en 1807,
Napoléon, à l'occasion de la mort de son neveu, fils de Louis, décréta un
prix de 12 000 francs à décerner à l'auteur du meilleur travail « *Sur la
nature et le traitement du croup* ».

On connaît le résultat du concours. Quatre-vingt-trois médecins y prirent part. Le rapport, rédigé par Royer-Collard, partagea le prix entre
Jurine de Genève et Albers de Brême, et attribua des mentions honorables
à Vieusseux, Caillau et Double. On le voit, les lauriers ne firent point défaut
à cette solennelle épreuve ; mais il lui manqua la sanction scientifique,
elle demeura à cet égard complètement stérile. Tous les auteurs, fascinés
par le prestige du nom nouveau, traitèrent le croup comme une maladie
inconnue de leurs prédécesseurs, étrangère à l'angine maligne, et si quelques-uns, poussés par l'instinct de la vérité ont abordé la question d'identité entre le premier et la seconde, ils l'ont toujours résolue par la négative.

Toutefois, Jurine se distingua de ses compétiteurs et de ses contemporains
en ce qu'il reconnut que le croup compliquait souvent l'angine maligne des
enfants ; il entrevit les relations qui unissent entre elles les deux affections, et exprima des doutes sur la nature gangréneuse de la seconde. D'autre part, Caillau a eu le mérite de soupçonner la transmissibilité du croup
et d'y mettre en relief la signification de la pseudo-membrane à l'égard de
la suffocation que tous les compétiteurs attribuaient au spasme du larynx.

Mais ces aperçus restèrent sans écho. Les travaux qui furent publiés
après le concours étaient conçus dans le même esprit que ceux qui s'étaient

succédé depuis plus d'un demi-siècle. D'ailleurs la diphtérie nasale, oculaire, génitale, cutanée, restait méconnue ; l'unité de ces diverses lésions n'était point établie ; la nature même de la fausse membrane, considérée tantôt comme une escarre, tantôt comme une concrétion muqueuse était controversée. Plus que jamais on croyait à l'indépendance respective de l'angine maligne et du croup, et à la nature gangréneuse de la première.

b. *Bretonneau et ses successeurs*. — En réalité, la maladie n'était pas connue avant que Bretonneau en eût tracé magistralement les traits fondamentaux. Ses recherches font époque dans l'histoire de la diphtérie. Dans une monographie qui est un chef-d'œuvre, à la fois d'observation, de haute philosophie et de critique médicale, de clarté et d'élégance toute françaises, l'illustre médecin de Tours ressaisit et reconstitua l'unité morcelée de l'angine maligne des anciens, et dissipa le chaos dans lequel elle se perdait depuis un siècle (32).

S'inspirant des épidémies qui se succédèrent à Tours (1818), La Ferrière (1825) et Chenusson (1826), et comparant entre elles les descriptions générales et surtout les histoires particulières produites depuis 1740 sur le croup épidémique et le mal de gorge gangréneux, il acquit la conviction que la même maladie était décrite sous ces deux noms et qu'elle avait toujours offert l'ensemble des mêmes symptômes, avec cette simple distinction que les jeunes sujets périssaient plutôt par strangulation, et les adultes avec les symptômes de l'angine gangréneuse. Il fit justice de la nature gangréneuse du mal, montra par ses recherches anatomo-pathologiques et expérimentales que ce que l'on prenait pour l'escarre était une fausse membrane formée soit par du mucus épaissi, soit par de la fibrine exsudée à la surface des muqueuses enflammées ou du derme dénudé. Il révéla la continuité fréquente de cette fausse membrane dans ses localisations nasale, pharyngée et laryngée, et en fit ressortir l'importance au point de vue de l'étroitesse du lien causal qui rattachait celles-ci entre elles. Enfin, il établit de main de maître que toutes les inflammations pseudo-membraneuses, siégeant sur les surfaces muqueuses ou cutanées, et désignées jusqu'alors sous le nom d'angine gangréneuse, de croup, d'ulcère, étaient identiques dans leur nature, appartenaient à une seule et même maladie, à laquelle il imposa le nom qu'elle a conservé de *diphtérite* (dérivé de ΔΙΦΘΕΡΑ, *pellis exsucium. vestis coriacea*, d'où διφθερόω, *corio obtego*, p. 41). Il fit plus que de lui donner un nom, il y attacha une idée, mais une idée nouvelle et féconde, dont tous ses travaux sur les phlegmasies des muqueuses portent d'ailleurs l'empreinte, c'est celle de la spécificité que ses recherches et ses méditations introduisirent comme un dogme fondamental en nosographie. « Je ne dirai pas toute ma pensée, écrit-il, si je n'ajoutais que je vois dans

cette inflammation couenneuse une phlegmasie spécifique, aussi différente
d'une phlogose catarrhale que la pustule maligne l'est du zona, une maladie plus distincte de l'angine scarlatineuse que la scarlatine elle-même ne
l'est de la petite vérole, enfin une affection morbide *sui generis* qui n'est
pas plus le dernier degré du catarrhe, que la dartre squammeuse n'est le
dernier degré de l'érysipèle. » (33)

Les recherches cliniques et anatomo-pathologiques de BRETONNEAU remettent la question au point où l'avaient laissée les écrivains des XVI° et
XVII° siècles. L'étroite relation admise par eux entre les angines maligne et
suffocante, la nature exsudative plutôt que gangréneuse de l'affection entrevue par quelques-uns, tels que GHISI (1747) et MARTEAU de GRANDVILLIERS
(1768), sont scientifiquement démontrées par le médecin de Tours, au
moyen d'investigations anatomo-cliniques qui ont pu servir de modèle à
l'école organicienne naissante. Il a dissipé les ténèbres et renoué les traditions interrompues en 1740. Mais par l'exactitude rigoureuse des descriptions, par l'analyse et la synthèse sagaces des traits propres à la diphtérie,
et surtout par les considérations élevées sur lesquelles il a établi sa distinction spécifique, il a donné une conception nette et précise de cette
maladie, et lui a assuré la place qu'elle a gardée depuis en nosographie.
Son livre marque une date décisive dans l'histoire de l'angine maligne et
son nom restera inséparable de celui de cette maladie.

L'œuvre de BRETONNEAU fut accueillie avec enthousiasme en France. Ses
idées trouvèrent des partisans décidés dans GUERSANT, LOUIS, BOUCHUT,
BLACHE, BRICHETEAU. Mais leur vulgarisateur le plus convaincu et le plus
éloquent fut TROUSSEAU, l'élève et l'admirateur du médecin de Tours. Il
fortifia les enseignements de son maître des fruits de sa grande expérience,
et développa d'une façon magistrale la notion si féconde de la spécificité
dans laquelle ce dernier avait fixé l'essence de la diphtérie. Il s'efforça de
démontrer que cette affection était spécifique, non pas seulement parce
qu'elle réalisait une inflammation pelliculaire, mais parce qu'elle était
primitivement une maladie générale, *totius substantiæ*, dont celle-ci ne
représentait qu'une manifestation secondaire, et c'est cette conception qui
fit substituer au terme de diphtérite créé par BRETONNEAU celui de *diphtérie*.

Ce changement a été consacré par l'usage : mais l'idée qu'il exprime a
été reconnue fausse. Les découvertes microbiennes nous ont montré que la
diphtérie débute toujours par une infection locale, et que les symptômes
généraux qui accompagnent, suivent ou masquent dans les cas sidérants
l'affection initiale, sont dus à des produits morbides résorbés au foyer de
celle-ci. Elle se comporte, non pas comme les fièvres éruptives, mais
comme les infections traumatiques, telles que l'érysipèle, la fièvre puerpérale, le tétanos, etc.

Les travaux français devinrent le fondement de la nosographie de la diphtérie dans presque tous les pays de l'Europe et du Nouveau Monde, à l'exception de l'Allemagne où ils se heurtèrent contre les doctrines professées vers le milieu du siècle dernier par VIRCHOW. Les écrits que cet illustre médecin et son école ont consacrés à l'inflammation vont juste à l'encontre de l'impulsion que BRETONNEAU avait imprimée à l'étude de l'angine maligne. Revenant aux idées de HOME, les médecins allemands séparèrent au nom de l'anatomie pathologique l'angine et le croup. La première fut de nouveau considérée comme une maladie infectieuse de nature gangréneuse, le second comme une simple inflammation exsudative de cause banale. L'union fréquente de ces deux affections chez le même sujet était due, suivant l'école allemande, au hasard et non à l'identité de leur nature. S'écartant de plus en plus des idées généralement reçues, nos confrères d'outre Rhin en vinrent à donner aux inflammations fibrineuses, suivant que l'exsudat était superficiel ou interstitiel, les dénominations respectives de croupale ou de diphtéritique (nécrotique). Ils transportèrent sur le terrain de l'anatomie pathologique générale des expressions qui, partout ailleurs, étaient appliquées à des états morbides spécifiquement définis.

On se demande à quelle pensée a obéi VIRCHOW en qualifiant de diphtéritiques les inflammations aboutissant à la destruction des tissus qui en sont le siège, alors que sous la plume de BRETONNEAU, ce mot, qui après tout lui appartient, signifiait tout juste le contraire, une phlegmasie superficielle, exsudative, sans nécrose de la muqueuse sous-jacente. On ne saisit point surtout la raison pour laquelle il a appliqué le mot de diphtérie à un processus anatomique général, alors que dans la conception du médecin de Tours, il servait à désigner une entité morbide nettement définie, dont il avait fondé la distinction spécifique. Quand on médite le mémorable travail où VIRCHOW a exposé sa doctrine de l'inflammation (34), on reste convaincu qu'il ne connaissait point l'œuvre originale de BRETONNEAU au moment où il le conçut. C'est le sentiment qui est exprimé par quelques-uns de ses compatriotes eux-mêmes, notamment par M. BEHRING, dont l'opinion est précieuse à enregistrer (35). On en arriva ainsi à qualifier de croupale toute phlegmasie caractérisée par un exsudat superficiel, et de diphtérique tout processus constitué par un exsudat interstitiel aboutissant à la nécrose. La pneumonie ordinaire reçut le nom de pneumonie croupale, à cause de la fibrine qui transsude à la surface des vésicules, et la diphtérie, devenue le prototype des inflammations nécrotiques, en vint à englober les processus les plus disparates. C'est ainsi que la stomatite ulcéro-membraneuse, la dysenterie, la métrite puerpérale, furent envisagées respectivement comme des diphtéries buccale, intestinale et utérine.

Et dans cette déviation absolue du sens primitif du mot, dans cette étrange confusion des idées et des choses, l'histoire de la diphtérie retomba dans le chaos d'où l'avait tirée Bretonneau. Ses enseignements furent d'autant plus facilement oubliés, qu'à l'époque où la doctrine de Virchow se répandait en Allemagne, le contrôle des idées françaises y était impossible : la diphtérie ne s'y montrait plus guère depuis le commencement du siècle, on ne la connaissait presque plus, si bien que quand elle y reparut, vers 1860, elle constitua presque une nouveauté (36).

La grande pandémie qui s'éleva vers le milieu du xixe siècle, fut plus utile aux progrès des études sur la diphtérie que les recherches des anatomo-pathologistes de profession. En multipliant et en généralisant les foyers épidémiques, elle familiarisa les médecins du monde entier avec sa connaissance. Étudiée à un point de vue purement objectif, et sans parti pris doctrinal, elle apparut peu à peu à tous telle que Bretonneau l'avait comprise. La conception du médecin de Tours, si longtemps tenue en échec hors de France par des observations insuffisantes et des enseignements décevants, finit, vers la fin du siècle, par être universellement acceptée.

Dès les premières années du nouvel essor pris par la diphtérie, on reconnut l'étroite affinité qui unit le croup à l'angine maligne. Non seulement on le vit fréquemment succéder ou s'associer à celle-ci chez le même individu, mais on reconnut également qu'il était apte à se reproduire par la contagion, soit sous sa propre forme, soit sous celle de l'angine, et qu'inversement celle-ci pouvait indifféremment engendrer par la transmission la pharyngite ou la laryngite pseudo-membraneuse. Toutefois, il devait rester quelque chose des errements propagés par le livre de Home. Il y a souvent un grain de vérité dans les interprétations reconnues fausses par l'observation et l'expérience. Des cliniciens convertis aux enseignements de Bretonneau estimèrent en effet que le croup n'était pas constamment de nature diphtérique, qu'il devait y avoir et qu'il y avait effectivement des laryngites membraneuses simples, analogues à l'angine couenneuse, se développant comme elle sous des influences banales, se révélant par des symptômes locaux, en tous points semblables à ceux du croup, mais différant de ce dernier par l'absence d'empâtement sous-maxillaire et de symptômes d'intoxication, par la non-transmissibilité, enfin par la terminaison à peu près constamment heureuse après l'expulsion de la fausse membrane. On en vint ainsi à admettre par induction, à côté du croup diphtérique, un croup simple, purement phlegmasique, dichotomie qui fut formulée en France par Bergeron, en Allemagne par Henoch, Liebermeister, et d'autres, en Italie par Morelli et Faralli (37). La bactériologie a confirmé cette distinction. Mais elle a fait la part du croup purement phlegmasique, bien restreinte, comme nous le verrons plus loin, alors que les croyances de la fin du xviiie siècle lui attribuaient une place sans partage dans la conception de cette affection.

Malgré tout, les idées étaient encore si incertaines à cet égard, en Allemagne, vers 1880, que M. Hirsch, dans la deuxième édition de son Traité de pathologie historique et géographique (38), réhabilite la doctrine de Home, et après avoir résolument pris parti pour ce dernier contre Bretonneau, pour l'œuvre duquel il professe une estime mitigée d'une grande réserve, il expose longuement l'histoire, la géographie et l'épidémiologie du croup, c'est-à-dire de la laryngite inflammatoire, opposée à l'angine maligne, qu'il évite de désigner du nom de diphtérie pour lui restituer les épithètes qu'elle portait avant Bretonneau (*Bösartige Braüne, angina maligna*)[1].

[1] Ce fut toujours pour nous un sujet d'étonnement que le jugement porté par M. Hirsch sur les écrits de Home et de Bretonneau. Il considère l'œuvre du premier comme fondamentale (Handb. der Histor.-Geogr. Pathologie, Die Organkrankheit, p. 32), tandis qu'il reconnaît simplement que le second « par le développement de sa doctrine de la diphté-« rie, par la démonstration du caractère particulier de cette espèce d'inflammation, a intro-« duit un élément nouveau et important dans l'étude des processus morbides généraux. « Mais le mérite qu'il s'est acquis ainsi est *terni* par sa compréhension étroite des faits, par « les appréciations erronées qu'il en a données, et avant tout par cette circonstance qu'il « n'a nullement envisagé la cause des maladies qu'il a réunies dans sa conception (de la « diphtérie), qu'il ne l'a point fait ni pour le groupe considéré dans son ensemble, ni pour « aucun de ses membres en particulier. Dans l'écrit de Bretonneau, il n'y a pas un mot « sur ce sujet, et dans les endroits mêmes où l'auteur traite de la spécificité de l'inflamma-« tion diphtéritique, cette spécificité n'est fondée que sur des indications étiologiques bien « vagues. » (*loc. cit.*, p. 45.)

Ce jugement est plus que sévère. On ne se l'explique guère qu'en admettant que M. Hirsch a lu Bretonneau sans daigner le comprendre, ayant l'esprit prévenu des doctrines anatomopathologiques de l'école de Virchow sur l'opposition entre l'inflammation diphtéritique et l'inflammation croupale. Le médecin de Tours n'a pas eu pour objectif de décrire un processus morbide générique, ou des affections diverses ayant un caractère anatomo-pathologique commun, mais une maladie une et indivisible, une entité morbide nettement définie, spécifique, se localisant d'ordinaire par une exsudation membraneuse sur le pharynx, le larynx et les fosses nasales. Cette maladie a été observée par lui dans trois épidémies qui se sont déroulées à Tours et dans les environs. Il a démontré son identité avec celle qui a été décrite avant lui sous les noms de croup et d'angine maligne et proclamé l'unité de ces deux déterminations morbides, ce que les progrès de la science ont pleinement confirmé. Sans doute, il n'en a point trouvé le moteur pathogène : mais remarquons qu'à son époque, la nosographie, toute organicienne, s'appuyait surtout sur l'anatomie pathologique, la spécificité étiologique est un point de vue moderne. Il n'en est pas moins vrai que la fausse membrane, avec l'ensemble des caractères cliniques, lui a permis de constituer définitivement l'entité de la diphtérie et de lui assurer dans le cadre la place qu'elle n'a jamais perdue depuis, de même que l'étude anatomo-clinique du tubercule a démontré à Laennec son individualité, sa spécificité vis-à-vis des phlegmasies chroniques, de même enfin que la lésion intestinale a servi à isoler la fièvre typhoïde des pyrexies similaires avec lesquelles elle était restée confondue pendant de si longs siècles. Avec des médecins tels que Laennec, Bretonneau et Louis, la clinique et l'anatomie pathologique peuvent à la rigueur suffire pour fonder la nosographie d'une maladie. D'ailleurs Bretonneau a reconnu, d'après ses observations personnelles, le caractère contagieux et épidémique de l'inflammation diphtérique. Or savait-on autre chose sur la cause de celle-ci avant la découverte du bacille de Loeffler, et ces deux caractères ne résument-ils pas encore actuellement toute l'étiologie des fièvres éruptives ?

L'idée de spécificité, appliquée par Bretonneau à la diphtérie, n'implique-t-elle pas que pour lui cette maladie fait espèce, c'est-à-dire qu'elle est distincte par sa nature, et subsidiairement par sa cause ? N'est-ce point cette idée qui le guide dans les pages magistrales qu'il consacre à la distinction des diverses angines exsudatives, les angines couenneuse

c. *Période microbienne*. — Il faut arriver à l'ère ouverte par les immortels travaux de Pasteur pour voir enfin tous les malentendus disparaître et la doctrine de Bretonneau triompher des dernières résistances. La nature contagieuse de la diphtérie, presque universellement reconnue, devait conduire à la recherche de son moteur pathogène dès les premiers pas de la bactériologie. Même avant son avènement, en 1861, Laboulbène avait déjà décrit dans les fausses membranes des micro-organismes divers dont le rôle pathogénique toutefois lui parut d'une importance secondaire.

commune, mercurielle, scarlatineuse (Des inflammations spéciales du tissu muqueux et en particulier de la diphtérite, p. 365-379)? N'est-ce point elle qui l'inspire quand il déclare que toute inflammation couenneuse n'est pas une inflammation diphtéritique (loc. cit., p. 368), quand il oppose celle-ci à toutes les autres inflammations pelliculaires par sa *tendance envahissante*, par la réunion de tous ses caractères « qui constitue ce qu'elle a de particulier, ce quelque chose de spécial, ce *quid ignotum* qui ne peut être saisi, et qui de l'aveu d'Hippocrate échappe à toute explication » (loc. cit., p. 379).

Et peut-on mieux caractériser la diphtérie, cette « maladie sui generis » qu'il ne l'a fait à la page 41. « Je ne dirais pas toute ma pensée, si je n'ajoutais que je vois dans cette inflammation couenneuse une phlegmasie spécifique, aussi différente d'une phlogose catarrhale que la pustule maligne l'est du zona, une maladie plus distincte de l'angine scarlatineuse que la scarlatine elle-même ne l'est de la petite vérole : enfin une affection morbide *sui generis* qui n'est pas plus le dernier degré du catarrhe, que la dartre squameuse n'est le dernier degré de l'érysipèle. »

L'auteur de la pathologie historique et géographique fait valoir dogmatiquement, dans son argumentation contre Bretonneau (p. 46), que *l'identité ou la non-identité des deux affections (angine maligne et croup), doivent être fondées à la fois sur l'anatomie pathologique, la clinique et l'étiologie*. La leçon est banale, elle ne saurait s'adresser au médecin de Tours qui a conçu la notion féconde de la spécificité des maladies, notion qui fut la base de la nosographie moderne. D'ailleurs, comme on vient de le voir, contrairement à ce qu'avance M. Hirsch (p. 45), Bretonneau a fondé l'unité nosologique de la diphtérie, non seulement sur l'anatomie pathologique, mais aussi sur des preuves cliniques magistralement déduites (p. 378-379), et, autant que le comportaient les connaissances de son temps, sur des données étiologiques, puisqu'il a mis en relief le caractère contagieux, infectieux et épidémique de cette maladie. En vérité, la conception qu'il a donnée de la diphtérie est aussi précise, aussi solidement appuyée que celle de la variole. Et il suffirait pour s'en convaincre de lire ce qu'il a écrit sur l'étiologie de la diphtérie en 1855 (Sur les moyens de prévenir le développement et les progrès de la diphtérie. *Arch. gén. de méd.*, janvier 1855). M. Hirsch déplore la confusion des idées qui a obscurci et qui obscurcissait encore l'histoire de l'angine maligne et du croup au moment où il publiait la deuxième édition de son livre, et il laisse entrevoir, le croirait-on, que Bretonneau n'y est pas resté étranger.

« Le mémoire de Bretonneau, écrit-il, ouvre une ère nouvelle non seulement au croup, mais aussi aux phlegmasies des muqueuses, en général. Mais avec la terminologie nouvelle, avec la confusion des idées et des points de vue anatomique, étiologique et clinique dans l'appréciation des faits d'observation, il s'introduisit dans cette doctrine des conceptions erronées et des malentendus qui ne sont pas encore entièrement extirpés, et dont Bretonneau d'ailleurs n'est responsable que pour une faible partie » (loc. cit., p. 33). Et dans cette conviction, il évite de se servir du mot diphtérie, et conserve le terme ancien d'angine maligne, en l'opposant à celui de croup, qui, dans sa pensée, s'applique à une affection distincte de cette dernière. A ce jugement si singulier, il n'y a qu'une réponse à faire. En France, nous ne connaissons pas les malentendus ni les confusions dont se plaint l'auteur allemand. Nous avons accepté et suivi les enseignements de Bretonneau sur l'identité et la spécificité de l'angine maligne et du croup : éclairés et guidés par eux, nous avons conçu de la diphtérie une idée aussi nette que de la fièvre typhoïde. Et nous étions dans le vrai, cette conception, fondée avant tout sur la clinique et l'anatomie pathologique, a été confirmée en définitive par la bactériologie.

Nous reconnaissons volontiers qu'il fut un temps où, en France même, quelques méde-

Les recherches faites plus tard dans la même direction par Buhl, Hallier, Tigri, marquèrent une orientation plus précise et des allures plus déterminées vers la pathogénie microbienne. Mais, dans l'incrédulité que la bactériologie rencontrait à ses débuts, on objectait que les micro-organismes mis en avant étaient des agents de putréfaction, qu'ils devaient être considérés comme l'effet et non la cause des lésions. C'étaient des arguments que l'on opposait notamment aux premières tentatives de Klebs (1873), à celles d'Oertel (1868), de Letzerich (1869), de Trendelenburg (1869), de

cins, ne voyant dans le mot diphtérie que sa signification étymologique, l'ont employé pour désigner toutes les affections caractérisées par une exsudation membraneuse. Bretonneau a déploré cette confusion et s'en est même généreusement accusé (loc. cit., p. 6). Mais la responsabilité ne lui en incombe nullement, car il a fait bien ressortir que la fausse membrane n'a jamais constitué le seul caractère pathognomonique de la diphtérie. Ce qui, selon lui, en fait la spécificité, c'est la tendance à envahir de proche en proche la surface des muqueuses bucco-pharyngienne et laryngienne, c'est l'intégrité de ces muqueuses sous l'exsudat morbide, ce sont les symptômes toxiques, et enfin la transmissibilité par contact. Si donc hors de France, cette question est tombée, suivant l'expression de Hirsch (p. 46) dans le chaos, il ne convient pas de s'en prendre à Bretonneau, mais aux médecins qui, comme l'auteur de la pathologie historique et géographique, ont persisté dans les errements de Home, et à ceux qui ont appliqué à un processus anatomique général, l'expression de diphtérie employée par Bretonneau pour désigner une maladie qu'il a aussi nettement caractérisée que ne l'est le typhus ou la fièvre typhoïde. En réalité, il n'y a que deux réserves à faire à l'égard de la conception de Bretonneau : il a rattaché à tort à la diphtérie la stomatite ulcéro-membraneuse dont était atteinte la légion de la Vendée, et il est allé trop loin en affirmant l'absence constante de la gangrène dans la muqueuse sous-jacente à la fausse membrane. Il n'y a point d'œuvre parfaite : ce sont des erreurs secondaires, qui demeurent tout à fait étrangères au fond des choses.

D'autre part   il ne faut rien celer dans ces observations critiques, — la bactériologie, tout en rattachant le croup à la diphtérie et en donnant ainsi une sanction définitive et sans appel à la conception de Bretonneau, la bactériologie a saisi une parcelle de vérité dans les errements du passé, nous nous sommes fait un devoir de le marquer dans notre exposé. De même, avons-nous dit, qu'on observe des angines membraneuses non diphtériques, de même on rencontre des laryngites croupales, déterminées par d'autres agents pathogènes que le microbe spécifique. Mais ces croups pseudo-diphtériques sont rares, ainsi qu'il résulte d'observations faites sur des points divers. MM. Chaillou et Martin n'en ont trouvé qu'un petit nombre sur près de 100 cas de laryngite membraneuse examinés à Paris (Étude clinique et bactériologique sur la diphtérie, Annales Inst. Pasteur. T. VIII. Juillet 1894, p. 464) : et M. Srnoxck déclare que dans les nombreuses atteintes de croup qui furent étudiées à Utrecht, dont la population est de 9000 âmes, pendant une période de six ans (1891-1896), on constata constamment le bacille de Loeffler. Il est vrai que Loeffler avance que dans la Prusse orientale le croup non diphtérique ne serait pas rare (Baumgarten's Jahrb., 1896, p. 290-291, et Schmidt's. Jahrb., 1897. T. 253, p. 33). Et pourtant, il est prescrit en Allemagne de déclarer tous les cas de croup comme des diphtéries légitimes! (Aust. Entsteh. u. Verbreit. der Dipht., etc., Deut. Vierteljahrsch. f. öffentl., Gesundhspfl. 1899. T. 31, p. 336.) Il est de notre devoir de reconnaître, pour terminer, que l'École microbiologique allemande a rendu pleine et entière justice à Bretonneau. Dès les premières pages de son livre si substantiel, Behring reconnaît à notre illustre compatriote le mérite d'avoir fondé la nosographie de la diphtérie et de l'avoir assise sur des données que la bactériologie n'a eu qu'à ratifier (Behring. Diphtérie. Biblioth. v. Coler, p. 3). Et il avoue d'autre part que c'est pour avoir méconnu la pensée directrice de Bretonneau et avoir englobé sous le terme générique de diphtérie toutes les inflammations nécrotiques des muqueuses, quelle qu'en fût l'origine, que l'École anatomo-pathologique. Virchow en tête, a introduit dans l'histoire de la diphtérie cette confusion des idées et du langage où elle s'est débattue pendant plus d'un demi-siècle (p. 11-12).

Rosenbach (1877), de Talamon et de Cornil (1881). L'imperfection des procédés de recherches, l'impossibilité d'obtenir des cultures pures avant l'emploi des milieux solides, devaient fatalement tenir en échec ces premiers efforts. Néanmoins, en 1883, au deuxième congrès de Wiesbaden, Klebs annonça qu'il était parvenu à colorer dans les fausses membranes un bacille identique à celui qu'il y avait déjà rencontré en 1873, et qu'il se croyait autorisé à considérer comme l'agent spécifique de la diphtérie (39). Reçues avec défiance, et même combattues par Körte, Leube, Lichtheim, Seitz (40), ces assertions furent justifiées et complétées dans les travaux publiés ultérieurement, en 1884 et 1887, par M. Loeffler (41).

En inoculant des cultures pures du bacille découvert par son prédécesseur sur les muqueuses pharyngée et trachéale excoriées du pigeon, de la poule, du lapin et du cobaye, ce médecin obtint des fausses membranes qui recouvraient toute la surface dénudée, et s'étendaient au delà. Ces exsudats présentaient la même structure que ceux de la diphtérie humaine, et le microbe inoculé s'y développait activement. Dans son deuxième travail, il décrivit en même temps le pseudo-bacille diphtérique auquel M. Hoffmann consacra peu de temps après des études spéciales (42). L'agent pathogène de la diphtérie était découvert.

Pourtant, malgré le haut intérêt de ses recherches, M. Loeffler restait hésitant sur la valeur spécifique du microbe qui porte son nom, parce qu'il l'avait cherché en vain dans quelques cas de diphtérie typique, parce que ses animaux inoculés n'avaient jamais présenté de paralysie consécutive, et enfin parce qu'il lui était arrivé une fois de trouver dans la salive d'un enfant sain un bacille identique à celui de Klebs.

Il était réservé à MM. Roux et Yersin de lever ces doutes, de compléter l'œuvre de Klebs et de Loeffler, et de fixer définitivement la science sur la signification du microbe mis en relief par les belles recherches de ces derniers. Les deux savants français ont confirmé celles-ci, démontré la présence à peu près constante du bacille dans les fausses membranes, étudié les variations de sa virulence, établi ses rapports avec le pseudo-bacille de Loeffler et de Hoffmann, et prouvé son aptitude à produire des paralysies. Ils reconnurent d'autre part le rôle important des micro-organismes divers associés au bacille de Klebs, notamment du streptocoque, et établirent l'existence des angines pseudo-membraneuses indépendantes de la diphtérie. Enfin, fait capital, ils ont reconnu que le microbe diphtérogène sécrétait un poison d'une activité extrême qui détermine chez les animaux des symptômes et des lésions identiques à ceux que produisent les injections de culture du bacille lui-même (43).

Les travaux de Klebs-Loeffler, et surtout ceux de Roux-Yersin ont ouvert l'ère actuelle de la diphtérie. Ils ont clos d'autre part le débat plus que séculaire sur l'identité ou la non identité du croup et de l'angine maligne. Le bacille de Loeffler ne se rencontre pas moins habituellement dans le premier que dans la seconde. On le constate dans le croup primitif et dans le croup secondaire. Sa présence n'y est pas constante, mais les observations négatives sont relativement peu nombreuses. MM. Chailloc et Martin l'ont trouvé dans 85 cas sur 99 examinés, et dans 21 cas sur 28 où il n'y avait point de fausses membranes dans la gorge (44). M. Spronck insiste sur la rareté du croup non diphtérique en Hollande. Les recherches bactériologiques exécutées à Utrecht, dont la population est de 9 000 âmes, lui ont révélé l'agent spécifique dans 47 cas sur 48 de croup secondaire, et dans 23 sur 25 cas de croup primitif (45). La séparation du croup de la diphtérie n'est plus scientifiquement possible. C'est ainsi que l'unité des deux déterminations morbides, si vivement combattue par certaine école, reçoit une solennelle et définitive consécration des récentes conquêtes de la science.

Après le croup, d'autres affections, mal définies jusqu'alors, telles que la rhinite et la conjonctivite fibrineuses furent attribuées à la diphtérie, parce qu'il fut établi que le bacille de Loeffler y était actionné, et inversement, on vint à en séparer des angines membraneuses cataloguées par la clinique parmi les diphtériques, parce qu'on reconnut qu'elles ressortissaient à des agents pathogènes divers, notamment au streptocoque et au staphylocoque. Si bien que le domaine de la diphtérie, élargi d'un côté et diminué de l'autre, subit des remaniements profonds à la suite de l'application de la bactériologie à sa nosographie.

Si l'on songe que Bretonneau fut le véritable fondateur de la nosographie de la diphtérie, que la conception qu'il en a donnée il y a près d'un siècle est aujourd'hui universellement admise, qu'en recommandant le traitement local de préférence à la médication générale, il a préconisé une méthode de thérapeutique qui fut adoptée par tous ses successeurs, qu'il a été par lui-même, et surtout par son élève Trousseau le vulgarisateur du traitement chirurgical du croup, que l'intubation, qui s'est posée en rivale, et en rivale souvent heureuse de la trachéotomie, a été imaginée par un médecin de l'école de Paris, enfin que la pathogénie et la physiologie pathologique de la diphtérie ont été établies de main de maître par les disciples de Pasteur, si, dis-je, on apprécie toutes ces circonstances, on ne peut méconnaître que la diphtérie doit à l'École française les acquisitions fondamentales qui jalonnent son histoire. On peut ajouter que c'est par elle qu'a été inaugurée, et à son grand bénéfice, l'ère féconde de la sérothérapie, et que peu de maladies ont autant profité qu'elle, tant au point de vue thérapeutique que pratique, des progrès de la science moderne.

ÉTIOLOGIE. — PATHOGÉNIE

Dans un ouvrage magistral publié récemment et appelé à devenir classique en Allemagne, le professeur Baginsky, après avoir esquissé brièvement l'étiologie de la diphtérie d'après nos connaissances antérieures à la période microbienne, conclut de son exposé que ces connaissances se réduisaient à peu de chose : « Die Ergebnisse sind für die Erkenntniss der Krankheit recht unbedeutend ». La notion même de la contagion, ajoute-t-il, n'en pouvait être déduite d'une façon certaine, encore moins, à plus forte raison, celle de l'essence de la maladie ! Cet état de choses, termine-t-il, changea du tout au tout, après la découverte de Loeffler (46).

Il est difficile d'être plus sévère, risquons le mot, plus injuste envers le passé, c'est-à-dire envers l'observation traditionnelle. Eh ! qui donc osait douter de la transmissibilité, de la spécificité de la diphtérie avant la publication des recherches de Klebs et de Loeffler ? Ceux-là seuls pouvaient la contester qui ignoraient les innombrables travaux consacrés à cet imposant sujet par les médecins du xixᵉ siècle, et à leur tête Bretonneau et Trousseau, dont les œuvres resteront toujours fondamentales dans l'histoire de la diphtérie. L'observation clinique et épidémiologique en est-elle donc réduite à attendre les décisions du laboratoire pour être autorisée à croire qu'une maladie est transmissible ou non ? Il faudrait dès lors rayer la rougeole, la scarlatine, la syphilis du cadre des affections contagieuses, parce que la microbie ne nous en a pas encore révélé les moteurs pathogènes.

Il faut bien reconnaître que la plupart des monographies actuelles ne consacrent que des chapitres frustes à la clinique et à l'épidémiologie, et se complaisent dans cette conception exclusivement bactériologique de la diphtérie [1]. Son étiologie surtout y est faite tout entière avec les acquisitions du laboratoire, sans égard pour celles dont nous sommes redevables aux efforts de nos devanciers. Assurément, les premières ont apporté des données lumineuses à la pathogénie et mis entre les mains de la thérapeutique et de la prophylaxie des moyens de défense d'une valeur inappréciable.

[1] Elles laissent supposer que l'histoire de la diphtérie commence à M. Loeffler, et cette injuste omission du passé reporte notre pensée sur un oubli semblable qui est consommé journellement dans un autre domaine, dans les écrits consacrés à la tuberculose. Le nom de Villemin y est à peine cité, tandis que celui de Koch s'y rencontre à chaque pas. La littérature médicale française elle-même n'échappe pas à cette amère critique. Et pourtant l'immortelle découverte de notre compatriote avait déjà engagé la pratique dans les voies fécondes qu'elle devait parcourir, lorsque Robert Koch annonça la sienne qui n'a fait que la compléter. La connaissance de la nature virulente de la tuberculose est fondamentale dans l'espèce, celle du microbe est d'une importance secondaire, car la première a *suffi* pour révolutionner la thérapeutique et la prophylaxie de cette maladie.

Mais gardons-nous de croire que l'expérimentation suffit à elle seule à donner la solution de toutes les inconnues que soulève l'étude des maladies infectieuses. Elle n'est un guide fidèle qu'autant qu'elle ne s'écarte point de l'observation directe des faits, qui reste, malgré tout, la base la plus solide de l'épidémiologie. Rendons à chacun ce qui lui est dû. Ne dépouillons pas le passé au profit du présent. Reconnaissons à BRETONNEAU et à ses successeurs le grand mérite d'avoir fondé la nosographie étiologique et clinique de la diphtérie, tout en glorifiant les modernes pour les merveilleuses contributions dont ils l'ont enrichie.

Nous allons montrer que l'observation réduite à elle-même, est parvenue à établir dans ses grandes lignes les points essentiels de l'origine et du mode de propagation de la diphtérie. A bien des égards, elle est allée plus loin que la bactériologie, car les expériences de laboratoire ne pouvaient nous révéler son autogenèse qui tient une place si importante dans son développement, les bizarreries de son mode de propagation, ses réveils périodiques, son évolution multiannuelle, et bien d'autres caractères qui ne sont pas, comme on pourrait le croire, des quantités négligeables dans son histoire. Les passer sous silence, et réduire l'étiologie de la diphtérie à l'exposé de la morphologie et de la biologie de son bacille, comme nous le voyons faire assez souvent, c'est omettre de nombreux traits dont la connaissance est indispensable à l'étude de sa pathogénie.

Contagion. — La diphtérie est une maladie transmissible. La contagion est la cause la plus ordinaire de son développement et de sa propagation. Elle a été affirmée dès le principe, démontrée magistralement par BRETONNEAU, et confirmée depuis lui par une suite ininterrompue d'observations, telles que l'atteinte des personnes qui soignent les malades, son importation dans les familles, les écoles, les communes, son extension progressive dans ces collectivités d'après la filiation du contact, etc.

La contagion est indéniable ; mais son énergie varie suivant le temps et le lieu des épidémies : ces oscillations sont la cause probable des divergences d'opinion qui ont pu se produire naguère à son égard. Elles lui sont communes avec la plupart des maladies infectieuses, car elles sont fonction du degré d'énergie du virus et de l'inégale prédisposition des masses.

a. Transmission par le contact direct. — Les modes de transmission sont divers, comme BRETONNEAU l'avait déjà entrevu. En première ligne se place la contagion directe, d'homme à homme. Elle a lieu dans diverses circonstances : dans la trachéotomie, dont l'histoire est fertile en douloureux exemples de médecins contaminés par des fausses membranes projetées sur leur figure au cours de l'opération, dans les actes de la toux, de l'éternuement, du crachotement du malade, actes qui exposent son entourage immédiat à recevoir des éclaboussures de mucosités bucco-nasales, dans le serrement de mains souillées des mêmes produits, dans le contact accidentel de fausses membranes avec une plaie (inoculation), enfin dans les embrassements, dont les mères sont si prodigues à l'égard des petits malades, bien que leur tendresse eût été mise en garde contre le danger de ces témoignages.

b. Transmission par l'air atmosphérique. — La transmission peut ensuite se faire à proximité du patient, sans que l'on prenne contact direct avec lui, par la couche d'air qui l'enveloppe, et à laquelle se mêlent, pendant les efforts de la toux ou les manipulations de ses effets de literie, les souillures humides ou desséchées qui proviennent des surfaces malades. Tous les médecins d'hôpitaux d'enfants, écrit M. GRANCHER, ont fait la remarque que dans une salle qui ne contient que des enfants trop petits pour quitter le lit, la diphtérie atteint parfois successivement les voisins du sujet qui l'y a importée, et épargne ceux qui sont placés à une distance plus grande, ceux par exemple de la rangée opposée, bien que les uns et les autres soient soignés par la même surveillante et les mêmes infirmières (47). On trouve dans un ancien et intéressant article de PETER, un exemple saisissant de ce mode de contagion (48). A coup sûr il ne peut s'exercer qu'à une très faible distance des malades. L'observation a montré qu'au foyer familial, ce sont les personnes qui vivent dans leur voisinage le plus immédiat (mères, frères et sœurs), qui courent le plus de chance d'être infectées par eux.

c. Transmission par les personnes. — La transmission s'opère le plus souvent par des convalescents, par des sujets atteints d'angine en apparence simple, mais en réalité spécifique, par des personnes qui n'ont cessé d'être bien portantes, mais qui viennent d'être en contact avec des diphtéritiques, ou enfin par des objets ayant été à l'usage de ces derniers.

Il est d'observation bien ancienne que des sujets qui relèvent de diphtérie et qui paraissent en être guéris, sont encore aptes à la communiquer par le contact direct ou indirect. Il n'est pas moins connu que des individus qui ont contracté une phlegmasie catarrhale du pharynx ou du larynx dans un foyer épidémique sont parfois des contagifères redoutables. Nous reviendrons plus tard sur ces faits. Pour le moment, nous ne retiendrons que le rôle des personnes saines et des objets provenant des diphtéritiques dans la transmission de la maladie.

Le danger créé par les personnes tierces tout à fait saines, qui se sont trouvées en rapport avec des sujets atteints de croup ou d'angine maligne, est indéniable. Elles sont des auxiliaires très efficaces de la contagion. On en trouve d'innombrables témoignages dans la littérature médicale. En juillet 1859, GUERSANT, médecin de l'hôpital des enfants, avoue, devant la Société de médecine pratique, avoir communiqué la diphtérie, en les opérant du phimosis, à trois enfants demeurant dans des quartiers différents et appartenant à des familles aisées (49).

A Mantes, écrit le docteur FÉRÉOL dans son rapport sur les épidémies de 1883, la diphtérie débuta, d'après le docteur BONNEAU, par deux atteintes qui survinrent simultanément dans une famille où s'était réfugié pour quelque temps un enfant fuyant l'angine maligne qui sévissait à Paris dans le voisinage de son habitation. A Saint-Amand (Cher), le docteur MANGENOT fut témoin d'un fait identique. Dans le même rapport, FÉRÉOL a consigné l'épisode suivant. Une épidémie de diphtérie étant venue à se manifester dans une maison d'éducation de jeunes filles à Dijon, on dut, pour arrêter l'extension de la maladie, licencier le pensionnat. Une des jeunes filles que la maladie avait épargnée, fut placée au village de Cissey, où la diphtérie n'avait point pénétré. Peu de temps après son arrivée, deux enfants de la maison où elle avait été recueillie, furent pris d'angine maligne et succombèrent. Ces deux cas furent l'origine d'une petite épidémie qui atteignit sept autres enfants et en tua plusieurs. Une autre pensionnaire de cette même maison, que ses parents en retirèrent dès l'apparition du mal, fut confiée à des proches, habitant le village de Plombières, où il n'existait aucun cas de diphtérie ; un de ses petits parents prit le mal dès son arrivée et succomba (50). Inversement, PARK cite des exemples d'importation de cette maladie dans des écoles par des élèves sains appartenant à des familles où d'autres enfants étaient atteints (51).

Rien n'est plus précis, quant à la transmission de la diphtérie par des personnes tierces, que l'observation recueillie par M. BARD au cours de l'épidémie d'Oullins. Dans les premiers jours de janvier, le père de deux enfants diphtéritiques domiciliés à la Saulaie, vint à Pierre-Bénite réclamer pour eux les soins du médecin de la localité. Après commission faite, il s'attabla dans un cabaret voisin. Un enfant de neuf ans qui se trouvait là et qui s'assit à la même place que lui après son départ, tombe malade dans la nuit, et est emporté en deux jours par une diphtérie très maligne (52).

Le rôle de contagifères que remplissent ces personnes tierces est parfois attesté par la localisation spéciale de la diphtérie transmise par elles. BUMM, cité par AUST (53), rapporte le fait d'un médecin qui, au temps où il soignait un enfant atteint de diphtérie, accoucha une femme au fer, et vit apparaître, au bout de très peu de temps, des fausses membranes sur une déchirure occasionnée par le travail au périnée de sa cliente. Les sages-femmes sont surtout dangereuses à cet égard, lorsqu'elles cumulent les soins des enfants et les devoirs de leur profession. HASSENSTEIN raconte

que dans une famille parfaitement saine, une femme en couches contracta
une diphtérie de la vulve, le nouveau-né une diphtérie de la plaie ombili-
cale, et deux domestiques une diphtérie pharyngée. Tous les malades
guérirent à la faveur des injections Behring-Roux. L'enquête établit que
l'accouchement avait été effectué par une sage-femme dont les quatre
enfants venaient d'être atteints d'une affection de la gorge à laquelle deux
avaient succombé (54).

L'aptitude de ces sujets bacillifères à infecter à leur insu leur entourage
est d'autre part démontrée par l'auto-inoculation dont ils sont parfois victimes. C'est ainsi que Seitz rend compte qu'un jeune homme de seize ans,
qui avait l'habitude de se ronger les ongles, contracta un panaris dans le
pus duquel on constata le bacille de Loeffler, qui fut découvert en même
temps dans sa bouche où son doigt très vraisemblablement s'était infecté
(55).

Ainsi la diphtérie se transmet par des convalescents et par des personnes saines en apparence ou en réalité ; la transmission s'accomplit par
des germes que ces sujets hébergent dans la bouche ou qu'ils transportent avec eux à la surface de leur corps, dans les cheveux, la barbe, le vêtement. Il y a longtemps que l'épidémiologie a mis en relief ce mode de propagation de la maladie ; la bactériologie l'a confirmé et éclairé, du moins
en ce qui concerne la première catégorie de faits, en révélant la présence
du bacille spécifique, non seulement dans la bouche des convalescents de
diphtérie, mais aussi dans celle de beaucoup de personnes qui n'ont jamais
eu cette affection. Ces personnes sont aptes à la transmettre à leur entourage, sans en avoir aucunement souffert. La provenance de ces germes latents
n'est guère mieux connue que celle de tant d'autres hôtes microbiens de la
bouche. C'est dans celle des personnes qui sont en contact avec les diphtéritiques qu'on les rencontre le plus souvent. Leur présence a été plus d'une
fois constatée dans la salive des petits écoliers au foyer familial desquels
régnait l'angine maligne (56), ou dont des camarades de classe étaient
atteints de cette affection (57); elle a été signalée également dans la bouche
de militaires bien portants pendant que la diphtérie sévissait dans leur
caserne (58). C'est à ces divers titres que les médecins, les sages-femmes,
les gardes et toutes les personnes qui sont en rapport avec des sujets
attaqués de cette maladie, en deviennent à l'occasion des agents actifs de
propagation dans leur milieu respectif.

Il est certain, toutefois, que ce mode de transmission échappe facilement au contrôle. Le plus souvent il est difficile de décider si la contamination est déterminée par les germes pharyngés d'une personne en état
« d'infection latente », ou par ceux qui sont déposés sur des objets divers,
notamment sur les vêtements à son usage.

d. Transmission par les objets. — Ces objets sont en effet, dans maintes circonstances, les véritables véhicules du contage, comme l'ont prouvé de nombreuses et consciencieuses observations cliniques. En contact direct ou médiat avec le malade, ils sont exposés incessamment à être souillés par les mucosités ou les fragments de fausses membranes projetés à distance pendant les efforts de toux. L'épidémiologie de la diphtérie abonde en exemples du danger qu'ils font courir aux personnes qui viennent à s'en servir.

En mai 1883, écrit Féréol dans son rapport sur les épidémies de cette année, un jeune homme meurt de diphtérie en Algérie. En juillet suivant, le frère de la victime, X..., habitant Laval, reçoit ses vêtements renfermés dans une malle. Peu de jours après avoir ouvert celle-ci et peut-être porté quelques-uns des effets qu'elle contenait, X... est pris d'une angine membraneuse hypertoxique qui l'emporte en trois jours (59). Il n'y avait alors aucun cas de diphtérie dans cette ville.

Une malade du service de M. Sevestre, convalescente de fièvre typhoïde, fut prise de diphtérie. L'enquête apprit au médecin traitant que quelques jours auparavant, cette patiente avait reçu la visite de sa sœur, infirmière à l'hopital Trousseau, dans la division de la diphtérie, et que celle-ci lui avait laissé un petit châle qu'elle portait habituellement dans son service. C'est ce vêtement qui avait été le véhicule de la contagion (60).

M. Aust rapporte, d'après le docteur Nicolas, que la diphtérie fut importée de Pellvorm à Sylt par les vêtements d'une femme qui avait succombé à cette affection dans la première de ces localités ; ces effets étaient restés empaquetés dans une caisse pendant sept mois (61). D'après un rapport officiel de 1889, elle s'introduisit également à Pyritz par des vêtements qui avaient été donnés en réparation à une tailleuse de Stettin, convalescente de diphtérie, et Johannessen attribue une des épidémies qui se manifestèrent en Norwège à des chiffons qui y furent apportés d'Allemagne (62).

M. Mitscha a observé, parmi les enfants qui fréquentaient un jardin public à Klosterneuburg, une épidémie d'affection diphtérique qui dut être rapportée à l'usage d'un gobelet commun à tous les visiteurs. Enfin M. le docteur Villard fut amené également à attribuer l'extension de la diphtérie dans l'intérieur de l'école de Vareilles (ar. Guéret) à l'usage, entre les élèves, d'une tasse de métal fixée au moyen d'une chaînette à la fontaine jaillissante qui se trouve dans la cour de cet établissement (63).

La valeur de ces témoignages épidémiologiques est d'ailleurs confirmée par la constatation faite à plusieurs reprises du corpus delicti à la surface des personnes ou des choses ayant été en contact avec des malades. Park a trouvé le bacille de Loeffler sur l'oreiller et la garniture de lit de diphtéritiques (64), WRIGHT et EMERSON dans les cheveux, sur les souliers et les brosses de parquet d'une garde à leur service (65), et ABEL sur des jouets qui s'étaient trouvés sept mois auparavant entre les mains d'un petit malade (66). Enfin FORBES a été témoin, à Rochester, d'une épidémie qui fut déterminée par l'usage commun d'un verre sur les bords duquel il découvrit des bacilles de LOEFFLER typiques (67).

Les objets divers qui sont placés dans la chambre des diphtéritiques ne sont pas moins propres que les effets et la literie de ces derniers à la conservation des germes. Tous les hygiénistes ont fait justement ressortir le rôle funeste dévolu, dans l'espèce, aux tapis, coussins, draperies, tentures, ornementations des murs, etc. Ces objets deviennent une source permanente d'infection pour les habitants, et perpétuent la diphtérie dans les familles aisées.

Les observations démontrent d'autre part le danger inhérent à certains établissements où viennent parfois échouer les objets non désinfectés des malades : tels sont entre autres les Monts-de-Piété. Ceux-ci sont d'autant plus redoutables à cet égard, que ce sont précisément les pauvres, vivant dans les conditions hygiéniques les plus défectueuses, qui fréquentent ces refuges de la misère. Les lots d'effets imprégnés du contage y trouvent les conditions les plus favorables pour en contaminer d'autres, puisqu'ils sont tous conservés dans une promiscuité des plus étroites. Et c'est ainsi que les germes peuvent se répandre dans les familles au moment de la restitution des objets. Non moins funestes que les Monts-de-Piété, sont à l'occasion les cabinets de lecture, dont les journaux illustrés servent souvent aux distractions des petits convalescents de diphtérie.

d. *Transmission par les locaux*. — Les locaux qui abritent les malades sont naturellement infectés du virus diphtérique en même temps et de la même manière que les objets qu'ils contiennent. Il se fixe avec les produits de sécrétion naso-pharyngée aux murs, à la boiserie, au plancher, s'insinue dans les fissures et dans l'entrevous, et s'y conserve facilement. La preuve de cette souillure nous est donnée par le réveil fréquent de la maladie dans les habitations familiales ou les salles hospitalières où a été soigné un diphtérique. Nous en produirons des exemples quand nous traiterons de la ténacité du virus.

Ce qui est vrai pour les locaux l'est également pour les voitures qui transportent les malades. Elles sont tout aussi aptes que les parois des appartements à retenir les particules virulentes disséminées autour d'eux par ces derniers ; et quelques exemples consignés dans les annales de la diphtérie témoignent du danger auquel s'exposent ceux qui utilisent ultérieurement ces véhicules. Dans ses études d'hygiène publique, OLLIVIER rapporte le fait suivant dû à l'obligeance de M. Ribemont. « Le regretté professeur Parrot fut un jour appelé à donner ses soins à trois enfants de la même famille atteints simultanément d'angine diphtéritique : tous les trois moururent. En recherchant les causes de cette affection, M. Parrot découvrit que quelques jours auparavant, ces enfants avaient été conduits en promenade dans une voiture qui avait servi le matin même au transport d'un jeune diphtéritique à l'hospice des Enfants-Assistés. »

Il est des médecins qui, partisans déterminés de la transmission à peu près exclusive de la diphtérie par la contagion interhumaine, considèrent comme nul ou absolument infime le rôle des objets inanimés et des locaux dans la propagation de cette affection ; et ils appuient cette fin de non recevoir sur la stérilité habituelle des recherches microbiologiques appliquées au milieu où vit le diphtérique. M. Heymann y a cherché en vain le bacille spécifique. M. Kober a examiné, dans dix familles infectées, la literie, les oreillers, les châlits. les poussières du mur et du plancher sans réussir à l'y découvrir (68). M. Schlichter n'avait pas été plus heureux dans des tentatives semblables faites à l'occasion d'une épidémie qui se manifesta à l'orphelinat de Vienne (69). M. Ritter, cependant, a trouvé dans quatre cas le bacille virulent sur des murs recouverts de champignons (70), et M. Sharp, cité par M. Kober (71), examinant les boues des planchers dans diverses localités où la diphtérie était plus ou moins endémique, a trouvé, dans certains échantillons, un micro-organisme morphologiquement identique à celui de Loeffler. Mais M. Kober conteste la valeur de ces faits positifs, car il n'est pas certain pour lui que le germe découvert par ces deux observateurs ait été le vrai bacille diphtérique. Plus récemment enfin. M. Weichardt, ayant examiné, en appliquant la méthode de Neisser, 300 objets divers, provenant de 22 chambres de malades de la station diphtérique de Breslau, n'y a constaté que trois fois le bacille de Loeffler. Et l'auteur conclut, avec les médecins de l'Institut de cette ville, que la transmission de la diphtérie par les objets inanimés était peu à craindre (72).

Tel n'est pas notre avis ; les insuccès des investigations bactériologiques ne sauraient prévaloir contre les observations épidémiologiques qui, en mainte circonstance, ont dénoncé, de la façon la plus formelle, le danger inhérent au local où est soigné le diphtérique et à tout ce qu'il contient. A priori. d'ailleurs, il est de toute vraisemblance que le bacille spécifique adhère à la literie, au linge de corps, aux meubles, aux boiseries, et à tous les objets qui sont à la portée des petits malades, naturellement malpropres. Sans doute, pour des motifs divers, les chances de l'y découvrir sont restreintes ; mais enfin cette constatation n'a pas toujours été négative, comme en témoignent les observations citées plus haut de MM. Park, Wright et Emerson, Abel et Forbes.

Il est difficile de démontrer si, à l'instar des effets du malade, les courants atmosphériques sont capables de porter le contage de la diphtérie à une distance plus ou moins grande de ce dernier. Les médecins se montrent en général disposés à admettre ce mode de transfert. M. le médecin principal André estime, d'après une enquête très minutieuse, que l'épidémie qui se déclara en septembre 1887, à la caserne du 12ᵉ chasseurs à Rouen, n'a pu y être causée que par des courants atmosphériques devenus contagifères pour avoir traversé les communes de Sotteville et du Petit-Quevilly, situées dans le voisinage et infectées depuis longtemps. D'autre part, M. Baginsky a constaté à plusieurs reprises le développement d'angines membraneuses dans des bâtiments de l'hôpital, après qu'ils avaient été rasés par des vents violents qui avaient passé sur le pavillon de la diphtérie. M. Aust fait remarquer que l'action de ces courants atmosphériques se réduit peut-être simplement à la production de catarrhes pharyngés qui ouvrent la porte au germe. Il est certain que la présence de celui-ci dans l'air se démontre difficilement. Les recherches tentées par la bactériologie pour l'y surprendre sont restées en grande partie infructueuses. Wright et Emmerson ont réussi une fois à l'y trouver. Sudeck a recueilli dans l'atmosphère d'un pavillon de diphtériques un bacille non virulent, morphologiquement semblable à celui de Loeffler et probablement dérivé de lui (73).

M. Flügge (74) et son élève M. Neisser (75) contestent, toutefois, la possibilité du transfert du germe par l'air, parce que selon ces observateurs, sa vitalité s'éteint quand il atteint le degré de dessiccation nécessaire pour pouvoir se mêler aux poussières atmosphériques. Les expériences de M. Germano prouvent au contraire que le bacille de Loeffler conserve toute sa virulence à l'état de complète dessiccation, et qu'il est susceptible d'être soulevé sous cette forme avec les poussières et disséminé dans l'atmosphère ambiante (76). Ces dernières données s'accordent mieux avec l'épidémiologie que celles de Flügge. Les sujets qui s'infectent dans le voisinage du malade sans avoir pris contact immédiat avec lui, reçoivent sans doute parfois le germe de la couche d'air qui l'enveloppe et qui est elle-même souillée par la manipulation de la literie, ou par les poussières virulentes que les allées et les venues soulèvent du sol.

e. *Transmission par la poussière.* — On sait que Klebs avait été amené par ses observations à attribuer un rôle prépondérant à l'inhalation des poussières dans l'extension de la diphtérie. Fréquemment il la vit se développer, en temps d'épidémie, dans les familles, après le nettoyage général de l'habitation, ou chez des femmes qui avaient été exposées la veille ou l'avant-veille à l'inhalation de poussières s'élevant des voitures affectées à l'enlèvement des ordures de la voie publique, et sans qu'il y eût eu aucune atteinte parmi les enfants de leur foyer respectif. Dans l'épidémie qui sévit à Zurich en 1883, les recrudescences se produisaient généralement le lendemain des jours (dimanche et jeudi) où ces voitures découvertes circulaient dans les rues, s'arrêtant devant chaque maison et répandant autour d'elles des tourbillons de poussière (77). Ces observations s'accordent assez bien avec celles de GERMANO, qui a cru pouvoir conclure de ses expériences que le microbe de KLEBS se conserve et se transmet d'autant mieux dans les poussières que la masse de celles-ci est plus considérable, probablement parce qu'enrobé par elles, il est, dans une certaine mesure, préservé de l'oxydation.

Au congrès international de Vienne, en 1887, le professeur TEISSIER a énergiquement soutenu la doctrine du transfert du germe morbide au moyen des poussières soulevées par les courants atmosphériques, et notamment des poussières émanées des dépôts de fumiers, de chiffons, de paille, de résidus du balayage des villes (78). Il s'est cru autorisé à attribuer à ce mode de transmission du germe le développement fréquent de la diphtérie dans les villes nouvellement percées de larges artères, où la circulation aérienne ne rencontre plus d'obstacle (79). Ce serait, il faut l'avouer, un résultat inattendu de l'assainissement des grandes cités.

f. *Transmission par les fumiers.* — On a accusé les fumiers d'être un réceptacle de prédilection du microbe de KLEBS-LOEFFLER. Cette opinion a été avancée surtout par les partisans de son origine aviaire. Sans rien préjuger du bien fondé de cette dernière opinion que nous discuterons plus loin, nous croyons cependant pouvoir avancer que les fumiers paraissent tout particulièrement aptes à la conservation et à la pullulation des germes diphtérogènes. C'est ce qui ressort du moins des observations faites dans l'armée sur la fréquence comparative de la diphtérie dans la cavalerie et les troupes non montées. Cette question a été portée devant le Congrès international d'hygiène de Vienne, en 1887, par le médecin principal LONGUET. Notre regretté collègue a établi que de 1872 à 1885 l'armée a compté 433 décès par diphtérie, sur lesquels 228 reviennent à l'infanterie et 188 aux armes montées (cavalerie, artillerie, train). Il reste 15 décès fournis par les infirmiers et 2 décès revenant à des corps d'Algérie non spécifiés. Les décès diphtériques de la cavalerie furent donc à ceux de l'infanterie pendant cette période, à peu près comme 8 à 10. Et comme la proportion des effectifs de la première à la deuxième est environ comme 3 à 10, il en résulte que les armes montées sont près de 3 fois plus éprouvées par la diphtérie que le reste de l'armée. Il faut ajouter que vis-à-vis de toutes les autres maladies infectieuses, la vulnérabilité de la cavalerie est exactement celle des armes à pied (80).

Le tableau suivant, qui donne la morbidité diphtérique des deux armes depuis 1888, d'après la statistique médicale de l'armée, montre cette différence d'une manière encore plus saisissante. On y a réservé une place spéciale aux infirmiers, pour qui le contact avec le diphtérique est bien autrement dangereux que le voisinage des fumiers pour le cavalier, et qui, fusionnés dans les troupes non montées, fausseraient le résultat de cette statistique comparative.

MORBIDITÉ DES

armes montées, des armes non montées et des infirmiers.

Années			
1888. .	11.4 p. 1000	6.8 p. 1000	»
1889. .	7.6 —	8.7 —	»
1890. .	12.0 —	7.3 —	»
1891. .	pas de différence entre les 2 armes :		
	on ne donne pas de chiffres.		43.9 p. 1000
1892. .	10.3 p. 1000	8.2 p. 1000	29.4 —
1893. .	12.2 —	12.8 —	16.8 —
1894. .	9.0 —	7.1	24.9 —
1895. .	8.4 —	7.7	11.8
1896. .	9.9 —	5.1	9.3
1897. .	7.6 —	3.8 —	11.2
1898. .	8.5 —	5.4	14.8
1899. .	9.5 —	5.5 —	15.6 —
1900. .	11.3 —	6.8	18

On voit par ces chiffres que presque chaque année la diphtérie est 1 fois et demie à 2 fois plus fréquente dans la cavalerie que dans l'infanterie. Une seule fois, en 1889, une différence et une différence faible s'accuse en faveur de cette dernière. Mais dans l'intention sans doute d'atténuer cette exception à la règle, la rédaction de la statistique médicale fait remarquer que dans cette année, comme dans les autres, c'est dans les armes montées surtout que se sont manifestées les épidémies, l'infanterie ayant fourni plutôt des cas sporadiques ou discrets [1].

La morbidité dépose donc dans le même sens que la mortalité, sur laquelle Longuet avait fondé son opinion. Il formule celle-ci avec une certaine réserve qui témoigne de sa prudence scientifique. Il nous semble cependant que la prédominance à peu près constante de la diphtérie dans la cavalerie depuis trente ans, ne saurait être considérée comme un effet du hasard. Elle exprime assurément une relation de causalité entre cette

[1] Il eût été intéressant de comparer ces faits avec des observations similaires relevées dans l'armée allemande. Mais les statistiques de celle-ci ne donnent pas la répartition de la diphtérie dans les corps montés et non montés. La communication de Longuet au congrès de Vienne ne semble pas avoir fixé l'attention des médecins militaires étrangers.

maladie et certaines conditions spéciales à cette arme, et à ce titre elle
est un exemple à ajouter à bien d'autres de l'appui que la statistique peut
offrir à l'étiologie. Mais il n'en ressort pas avec évidence, nous le reconnaissons sans peine, qu'il faut incriminer, dans l'espèce, les fumiers plutôt
qu'un autre facteur pathogène, inhérent aux habitations ou au service
des troupes montées. Des observations plus circonstanciées sont nécessaires
pour préciser la raison de cette prédilection de la diphtérie pour ces dernières. Il serait intéressant de connaître le rôle du streptocoque dans la
diphtérie des cavaliers : on sait, en effet, que ce microorganisme abonde
dans les matières fécales du cheval. Mais nous ne connaissons pas de
recherches spécialement dirigées dans ce but.

Indépendamment des fumiers, on a soupçonné d'autres foyers similaires
d'être aptes à servir de réceptacles au germe diphtérique. C'est ainsi que
l'on estime comme favorables à sa conservation et à sa pullulation les substances organiques en putréfaction accumulées à la surface ou infiltrées dans
le sol des maisons. L'épidémiologie mentionne assez fréquemment l'éclosion de la diphtérie dans le voisinage des tanneries, des triperies, etc. (81).
Nous aurons l'occasion d'insister sur ces observations en traitant du rôle
pathogénique de l'insalubrité des habitations.

g. Transmission par les aliments. Lait. — La littérature médicale est
pauvre en observations de transmission de la diphtérie par les aliments, et
les rares exemples qui en sont rapportés ne sont pas à l'abri de toute
objection. A priori cependant, on a le droit de supposer que certaines
denrées, telles que le pain et les fruits, ne sont que trop aptes à remplir
ce rôle, lorsqu'elles ont subi le contact des mains de personnes qui
soignent des diphtériques. Cette crainte se présente naturellement à
l'esprit, quand on voit chez le boulanger, le pâtissier, le fruitier, les mères
de famille ou les domestiques palper, avec des doigts d'une propreté
douteuse, les objets qui sont étalés devant elles avant d'en faire l'acquisition.

C'est le lait surtout qui, dans cette occurrence, a fixé l'attention. On
a cité certaines épidémies de diphtérie limitées à des ménages qui tiraient
leur lait de quelque ferme où cette maladie avait fait apparition. Tels
sont les épisodes rapportés par HOWARD (82) et LEE (83). Mais ces faits
manquent généralement de précision ; car on n'y voit pas pourquoi la
maladie se serait plutôt propagée par le lait que par les personnes de la
ferme chargées de sa distribution, d'autant plus qu'on a produit des observations qui sont en faveur de ce mode de dissémination. C'est ainsi qu'un
jeune laitier de New-Yersey, convalescent de diphtérie, aurait infecté, en
portant le lait à la clientèle, 28 enfants dont 11 moururent (84). Toutefois,
il est certain que le lait de vache est apte à servir de véhicule au germe ;

car le professeur Schottelius a montré qu'à la température du corps de l'animal, il constituait un excellent milieu pour sa culture (85), et Eyre croit l'avoir trouvé par deux fois dans deux échantillons d'un lait consommé dans un milieu où régnait la diphtérie (86).

Le beurre et le fromage ont été également incriminés, et bien qu'il n'y ait point, à notre connaissance, d'exemple de transmission de la diphtérie par leur intermédiaire, on doit cependant prévoir qu'ils peuvent, à l'occasion, remplir ce rôle, notamment quand ils ont été préparés par des personnes qui soignent en même temps des malades, et conservés dans des locaux habités par ces derniers (87).

h. *Transmission par l'eau.* — L'eau, ce véhicule de tant de germes pathogènes, est-elle susceptible de propager la diphtérie ? Jusqu'aujourd'hui, aucun fait précis n'a permis de l'affirmer. À défaut d'observations épidémiologiques, on s'est adressé à l'expérimentation pour apprécier le rôle qui pourrait lui être dévolu à l'occasion dans la diffusion du germe. Démétriadès a démontré, par des expériences bien conduites, que le bacille de Loeffler ne conservait que pendant quelques semaines sa vitalité dans les eaux peu chargées de matières organiques, mais que durant ce temps il gardait le pouvoir de reprendre sa virulence s'il était transporté dans les milieux favorables. Il redevient dès lors un microorganisme dangereux, et l'eau qui le recèle un agent très propre à sa dissémination (88).

i. *Transmission par les matières fécales.* — À priori, on pourrait s'attendre à trouver régulièrement le bacille de Loeffler dans les voies digestives, et par suite dans les matières fécales ; car le diphtéritique l'introduit à jet continu dans son intestin avec sa salive, ses aliments, et surtout avec les parcelles de fausses membranes qu'il déglutit incessamment. Klebs, Loeffler, Wright et Pearce ont en effet signalé le bacille de la diphtérie dans l'estomac de quelques malades. Mais la diphtérie stomacale est tout à fait exceptionnelle. Sur 146 autopsies de diphtérie pratiquées en 1893 à l'hôpital de Vienne, elle n'a été observée que quatre fois ; et depuis 1894, c'est-à-dire depuis l'emploi de la sérothérapie, les investigations cadavériques ne l'ont fait découvrir qu'une fois dans cet établissement (89). Sur 8 cadavres d'enfants diphtériques autopsiés par lui, Süssmilch a trouvé dans l'estomac quatre fois des bacilles très faiblement virulents et deux fois des bacilles complètement dégénérés. Chez aucun d'eux, l'intestin grêle ne renfermait de germe diphtérique. Le médecin de Vienne a cherché aussi vainement celui-ci dans les selles de 18 enfants atteints de croup ou d'angine maligne. Il estime qu'il est détruit en majeure partie dans l'estomac, et que son anéantissement s'achève dans l'intestin grêle sous l'action de la bile, du suc intestinal et du colibacille. Et en effet, du suc gastrique recueilli par lui chez 5 enfants atteints de diphtérie, a tué trois fois, au bout d'une heure, des bacilles provenant d'une culture très virulente (90).

SCHŒDEL a trouvé également, dans l'estomac d'un sujet emporté par une diphtérie pharyngée, des fausses membranes très riches en bacilles de LOEFFLER, et dans deux autres cas de diphtérie pharyngée mortelle, il isola de la muqueuse, en apparence tout à fait saine, des cultures presque pures de ce dernier. Une fois seulement il le constata dans le contenu de l'intestin grêle ; mais chez huit malades, il le trouva dans les déjections (91). MACPHERSON découvrit même dans celles-ci des fausses membranes bacillifères. Les matières fécales peuvent donc servir de véhicule au germe de la diphtérie, et concourir éventuellement à sa dissémination. Nous ne savons pas si l'épidémiologie a relevé des faits qui ressortissent à cette origine. Nous n'en connaissons qu'un qui pourrait lui être attribué. Il est consigné dans le rapport que M. le Médecin-Inspecteur Général COLIN a rédigé au nom de l'Académie sur les maladies qui ont régné en France en 1881. Il s'agit d'une petite épidémie de diphtérie qui se déclara brusquement parmi les ouvriers d'une briqueterie de Goussainville (canton de Pontoise), et qui se limita rigoureusement à ce groupe d'individus. C'étaient des jeunes gens de quinze à vingt-deux ans, vigoureux, bien nourris, logés dans une baraque parfaitement isolée de toute habitation. Presque tous cependant furent atteints, et sur 20 malades, on compta 6 décès. M. le Dr BROQUET, témoin de cette explosion épidémique, l'attribua à l'infection causée par des wagons quittant Paris chargés de gadoue, et qui une fois débarrassés de ce produit, mais non désinfectés, venaient prendre des chargements de brique dans l'usine en question. Il estime qu'ils furent, avec leur contenu, les véhicules des germes de la diphtérie si commune alors dans la capitale (92). Cette interprétation est fort plausible. Toutefois le fait en lui-même manque de rigueur vis-à-vis de la question soulevée dans ce paragraphe, car on ne sait au juste si les matières fécales charriées de Paris à Goussainville contenaient originellement l'agent pathogène, ou si elles ne l'ont pas reçu ultérieurement par accident. Quels que soient la source et le mode de leur imprégnation, cet épisode montre du moins qu'elles ne doivent point être négligées par la prophylaxie.

j. *Transmission par les urines.* — Faut-il étendre cette prescription aux urines ? Elle nous paraît de rigueur à leur égard, car l'élimination du bacille de LOEFFLER par les reins est certaine. ROUX et YERSIN ont retiré de l'urine d'un enfant de dix ans, mort d'angine maligne, un bacille très semblable à celui de LOEFFLER, mais dépourvu de toute virulence (93). D'autre part, un cobaye auquel SMITH avait inoculé une culture vivante de ce dernier, rendit, au bout de quelques jours, des urines sanglantes qui le contenaient en abondance. Chez un autre, traité de la même manière, il s'y montra déjà au bout de quelques heures. L'auteur en conclut que les urines des diphtériques sont à l'occasion bacillifères, et voit, dans cette éventualité, un danger pour l'entourage (94), danger d'autant plus réel que d'après les expériences de d'Espine et Marignac, le moteur pathogène de la diphtérie peut conserver sa virulence dans les urines pendant quinze à vingt jours (95).

k. *Transmission par les cadavres.* — La diphtérie peut-elle se communiquer par les cadavres ? Il paraît hors de doute que les personnes chargées de faire la toilette des morts courent de sérieux dangers. Mais on n'est guère fixé sur la durée du temps pendant lequel le germe conserve sa vitalité sur le cadavre. Quelques exemples tendraient à prouver qu'il est parfois fort long. C'est ainsi que le malade dont nous avons parlé plus haut, qui succomba à Laval, à une diphtérie contractée par le port de vêtements de son frère mort de cette affection en Algérie, fut inhumé près de Laval, à Gravelle, son lieu de naissance, dans le cimetière contigu à l'église s'élevant au centre du bourg. Quelques semaines après, la diphtérie éclata autour de cette dernière, atteignit douze enfants, dont cinq succombèrent (96).

Uffelmann raconte que cinq sœurs qui vinrent prier devant le cercueil ouvert d'un frère décédé quatre ans auparavant par diphtérie, tombèrent malades toutes les cinq de cette affection, peu de temps après avoir accompli ce pieux devoir (97).

Ces exemples ne sont sans doute pas d'une rigueur absolue. Mais ils méritent cependant d'être retenus. La longue résistance de certains germes à la destruction naturelle, surtout lorsqu'ils sont soustraits à l'influence de la lumière et de l'oxygène, n'est point pour infirmer l'idée de la possibilité de leur conservation par les cadavres. Ce n'est point s'écarter des données scientifiques acquises que d'admettre que des spores peuvent y rester vivantes pendant de longues années, revenir à la surface du sol par un de ces procédés dont Pasteur nous a dévoilé le secret, et se mêler à l'eau de consommation, quand les cimetières sont situés au centre des habitations, comme cela se voit encore si souvent dans les localités rurales. N'est-ce point des milieux ambiants que nous vient le pseudo-bacille qui fait partie de la flore microbienne de la bouche ? Quoi qu'il en soit, il y a lieu de prendre en considération la signification attribuée à l'épisode de Laval, ainsi qu'à toutes les observations similaires.

l. *Transmission par les animaux domestiques.* — Nos animaux domestiques, notamment la volaille et les jeunes bovidés, sont sujets à certaines affections membraneuses, que bien des observateurs ont identifiées avec la diphtérie humaine et considérées comme l'origine éventuelle de cette dernière. Cette opinion a été battue en brèche de tout temps par des médecins et des vétérinaires. Elle nous paraît pourtant assise sur de solides observations, comme nous essaierons de le démontrer plus loin, dans un chapitre spécial consacré à la diphtérie aviaire. Mais alors même qu'on ne la partagerait pas, il ne conviendrait point de considérer les animaux domestiques comme des quantités absolument négligeables dans la propagation de l'angine maligne. Il est démontré que la diphtérie humaine est transmissible aux pigeons, aux poules, etc., chez lesquels la muqueuse bucco-pharyngée a été préalablement lésée (98). Cette condition se trouvant rarement réalisée dans la nature, on peut croire que le passage spontané de la diphtérie de l'homme à ces animaux ne s'effectue qu'exceptionnellement dans nos basses-cours. Mais enfin, cette éventualité n'est pas impossible, et dès lors la volatile ainsi infectée, ne pourrait-elle à son tour devenir dangereuse et rendre à l'homme ce qu'elle a reçu de lui? D'autre part, certains animaux domestiques sont très aptes à servir de véhicules mécaniques au bacille de LOEFFLER. N'en est-il pas ainsi des chiens et des chats dont les poils sont particulièrement exposés à recevoir les excrétions buccales des petits malades, avec lesquels ils vivent volontiers en promiscuité intime? On attribue un pareil rôle aux mouches et aux moustiques, pourquoi le dénier aux animaux d'un ordre plus élevé? D'ailleurs, d'après le témoignage de BAGINSKY, on aurait trouvé le bacille à la surface du corps des animaux domestiques (99). Tout conspire à les rendre suspects quand ils vivent dans une famille où règne la diphtérie, et la prophylaxie devra les viser comme tous les objets qui ont séjourné dans l'atmosphère des malades.

En résumé, les modes de communication de la diphtérie sont divers. Elle se transmet par le contact direct ou par l'inoculation accidentelle, par les gouttelettes de mucosités virulentes qui sont projetées dans l'atmosphère ambiante dans la toux, l'éternuement ou tout autre acte impliquant une expiration brusque et forcée, par la couche d'air qui enveloppe le malade, par les effets, la literie, ou autres objets qui ont été à son usage, par les locaux qui l'ont abrité et leur contenu, par les personnes qui l'ont approché, par les instruments ou les doigts souillés du médecin ou de la sage-femme, et éventuellement par les voitures, les cadavres et les animaux domestiques.

La transmission par la couche d'air qui entoure le malade est probablement exceptionnelle, et il est vraisemblable qu'elle ne s'exerce que dans un rayon très limité autour de ce dernier. Le contage mêlé à l'air ne provient pas directement de lui, mais de la literie, du linge, des ustensiles divers qu'il souille, et qui, à la faveur des manipulations dont ils sont l'objet, abandonnent à l'atmosphère ambiante, et sous forme de poussière, les particules virulentes desséchées dont ils sont chargés. C'est par les objets qui ont servi au malade, par les personnes qui se sont trouvées en contact avec lui que se fait surtout la contagion à petite et à grande distance. Il est peu probable que les courants atmosphériques interviennent souvent dans l'accomplissement de cette dernière.

III. *Durée et résistance du contage.* — Le principe de la diphtérie est doué d'une remarquable longévité. Il est peu de contages qui puissent lui être comparés sous ce rapport. Il adhère aux objets mobiliers contenus dans les habitations, aux effets des malades, aux tentures, aux murs, aux planchers, etc. et s'y conserve des semaines, des mois et même des années sans perdre de sa virulence. D'innombrables faits épars dans les annales de l'épidémiologie témoignent de cette funeste propriété. Ici, ce sont des écoles, des pensionnats qui, ayant été fermés et désinfectés après une première épidémie, voient la maladie se réveiller deux ou trois mois après, au moment de la rentrée des élèves (100). Ailleurs, ce sont des enfants mortellement atteints, deux et même trois ans après d'autres enfants de la même famille, et souvent manifestement après avoir fait usage d'objets (couchettes, jouets, etc.) ayant appartenu à ces derniers (101). Que de fois, écrit BARQUET, on voit, à la fin des épidémies, la diphtérie susciter des atteintes isolées d'une gravité extrême dans les familles qu'elle avait déjà visitées, imposant aux profanes mêmes la pensée qu'elle s'y reproduisait avec de la graine déposée lors de sa première apparition! Avant la pratique de la désinfection, il n'était pas rare de voir, dans un hôpital d'enfants, la diphtérie se perpétuer dans un lit ou dans un même groupe de lits (102). Dans le rapport académique sur les maladies qui régnèrent en 1885, DUJARDIN-BEAUMETZ mentionne, d'après le docteur DAROLLES, médecin des épidémies de l'arrondissement de Provins, l'histoire de trois enfants d'une même famille que la diphtérie vint atteindre successivement. Le premier la contracta au cours d'une épidémie et mourut. Le deuxième succomba dix-huit mois après le premier, et ce cas était resté isolé dans la commune. Le troisième fut atteint plus de deux ans après la mort du second et guérit. Les deux derniers enfants malades avaient été couchés dans le berceau qui avait servi au premier et que les parents s'étaient refusés à désinfecter. On ne put attribuer leur contamination qu'à la persistance des germes pathogènes dans les interstices du panier d'osier qui leur avait successivement servi de couchette (103).

M. le docteur GRELLET, d'El-Biar (près d'Alger), a rapporté dans le *Bulletin médical* toute une série d'observations qui montrent la diphtérie se réveillant dans certaines maisons deux à cinq ans après une première atteinte (104). A ces faits, il convient de joindre celui qui fut communiqué à M. le professeur GRANCHER par le docteur WORMS, où l'on note la transformation chez un adulte d'une angine simple en une angine diphtéritique par un badigeonnage avec un pinceau qui avait servi quatre ans auparavant au même usage pour la fille du malade, alors atteinte de diphtérie. Ce pinceau, après la guérison de l'enfant, avait été soigneusement enveloppé dans du papier et placé dans un tiroir (105). Enfin, M. SEVESTRE raconte qu'il fut un jour appelé près d'une jeune personne qu'il trouva atteinte de diphtéri survenue quelques jours après qu'elle eut manipulé des objets qui avaient appartenu à sa mère morte de cette maladie deux ans auparavant. Ces objets avaient été à l'usage de cette dernière pendant son traitement, et avaient été placés, après son décès, dans un meuble qui resta fermé pendant tout cet intervalle. La diphtérie de sa fille ne put être attribuée à aucune autre cause, car celle ci vivait dans d'excellentes conditions hygiéniques, et elle n'avait eu aucun contact ni direct ni indirect avec un sujet atteint de cette affection. Il serait facile, mais fastidieux, de multiplier de semblables citations.

La bactériologie, d'accord avec l'observation des faits, a démontré d'ailleurs cette résistance des germes diphtéritiques aux agents de destruction naturelle. Une fausse membrane donna à M. ROUX, après cinq mois de dessiccation à l'air, un grand nombre de colonies par l'ensemencement sur le sérum. Il est vrai que la culture n'était plus pathogène, ou du moins ne déterminait plus, inoculée au cobaye, qu'un peu d'œdème au point de l'injection. Mais après trois mois de dessiccation à l'air, les fausses membranes se montraient encore très virulentes; leur virulence n'était même pas sensiblemenr atténuée (106).

Le milieu où l'agent infectieux semble trouver les meilleures conditions de sa conservation, est la cavité naturelle, le pharynx, où il a évolué et effectué ses déterminations morbides locales. C'est ce que nous verrons un peu plus loin, en esquissant la biologie du bacille de LOEFFLER. Mais il y a longtemps que l'épidémiologie a été rendue attentive au danger que font courir les convalescents à leur entourage. Le Professeur BARD, entre autres, y a justement insisté dans sa relation de l'épidémie d'Oullins. Une enquête des plus minutieuses lui a permis de constater que la plupart de ses malades avaient contracté leur affection au contact de sujets guéris, et il a pu apprécier la longue durée de cette funeste aptitude chez ces derniers à infecter leur entourage. Il estime que les diphtéritiques guéris constituent les principaux agents de dissémination du germe, agents d'autant plus dangereux qu'ils peuvent rester contagifères pendant de longs mois.

n. *Fixité du contage*. — Le contage de la diphtérie est très peu diffusible.

C'est encore un caractère qui lui est commun avec celui de la scarlatine. Même dans les épidémies d'une certaine ampleur, il témoigne de sa fixité par le mode de répartition des cas morbides. Ceux-ci tendent à se grouper en épidémies de maisons ou de fermes dont la population est anéantie par la maladie régnante, tandis que les habitations voisines sont complètement épargnées par elle. En ville, elle s'appesantit souvent sur certains foyers familiaux, s'y éternise, et malgré tous les dangers d'une évolution si lente, ménage le reste de la maison et de la rue (107).

Maintes fois, on a vu la maladie sévir dans un bâtiment scolaire et épargner un autre éloigné de lui de quelques mètres seulement (108) ; ou encore se maintenir pendant plusieurs mois ou une année entière dans une localité, sans se communiquer aux communes ambiantes, bien que celles-ci fussent situées à une faible distance d'elles (109) ; ou enfin se limiter dans un hôpital aux locaux attribués aux diphtériques, malgré le voisinage immédiat des salles communes (110).

Lancry raconte, d'après le docteur Damez, qu'en 1882, dans une école communale fréquentée à la fois par des garçons et des filles, et où les deux groupes d'enfants n'étaient séparés que par un intervalle de quelques mètres, la diphtérie se propagea successivement à huit filles, à la suite d'un premier cas observé parmi elles, sans atteindre un seul garçon. L'auteur en conclut que le germe diphtéritique, si tant est qu'il puisse se disséminer dans l'air et se transmettre par l'intermédiaire de celui-ci, a peu de tendance à franchir une distance supérieure à quelques mètres dans une atmosphère calme, comme celle d'une pièce close (111).

Le même auteur cite un fait semblable, observé en janvier 1884 dans l'école communale de Berck-sur-Plage. Sur dix-neuf enfants, sept qui se trouvaient en contact immédiat ou presque immédiat avec des diphtéritiques, contractèrent leur maladie, et douze qui étaient séparés d'eux par une distance de quelques mètres seulement, y échappèrent complètement (112).

Rappelons enfin, pour terminer, quelques observations citées dans d'autres parties de cet ouvrage, et qui portent le même témoignage que les précédentes, telles que la limitation de la transmission diphtérique, dans une des salles de Peter, à une seule rangée de lits (113); la préservation constante de l'hôpital Necker, séparé de celui de l'Enfant-Jésus par une simple grille en fer qui n'empêche pas le passage des courants atmosphériques de l'un des établissements à l'autre ; l'inocuité enfin dont jouissent, dans l'hôpital des enfants, les petits teigneux vivant dans un milieu habité par des diphtéritiques, mais sans contact direct ni indirect avec eux (114).

Bref, le pouvoir de diffusion du germe est des plus faibles. Il n'est même pas prouvé que la contagion qui s'effectue dans la zone atmosphérique qui enveloppe le malade est réellement due à la transmission du germe par l'air, plutôt qu'au contact des personnes ou des objets souillés par lui.

o. *Moment où s'effectue la contagion.* — La contagion a lieu à toutes les périodes de la maladie. Elle se produit naturellement à l'acmé de celle-ci, pendant l'exsudation membraneuse, mais il est certain qu'elle s'effectue bien souvent sans fausses membranes. Des exemples quotidiens montrent que le contact avec le malade est dangereux dès les prodromes, pendant la période du catarrhe initial et même avant cette phase, pendant l'incubation.

M. Lemoine a communiqué à la Société médicale de Lyon l'exemple d'un enfant qui transmit la diphtérie à deux de ses camarades d'école la veille même du jour où la maladie se déclara chez lui (115). Bien plus, la contagion peut être déterminée par des sujets qui ne paraissent pas malades et qui ne le deviennent même pas ultérieurement, grâce probablement à des germes virulents latents qu'ils portent dans la cavité naso-pharyngée. La petite épidémie de diphtérie qui se déclara dans une des salles de l'hôpital d'Aubervilliers, en mai 1891, et dont M. Netter a rendu compte à la société médicale des hôpitaux, y fut introduite par un enfant qui n'avait ni angine ni fausses membranes au moment de son admission (116).

Mais ce n'est pas seulement aux différents stades de son évolution que la diphtérie est transmissible. Cette funeste aptitude, ainsi que nous l'avons déjà marqué, survit à la maladie, et elle peut lui survivre pendant un temps considérable : donnée de la plus haute importance, que l'épidémiologie a établie sur des observations nombreuses et précises. Que de fois n'a-t-on pas vu des enfants convalescents, paraissant complètement guéris, contaminer d'autres enfants indemnes jusque-là, après leur réintégration au foyer familial complètement désinfecté! Dans l'épidémie d'Oullins, M. Bard a observé deux malades qui ont été infectés par un convalescent au trente-quatrième jour, et un troisième qui le fut le quarantième jour. M. Lemoine a communiqué à la Société médicale de Lyon l'exemple d'un malade qui prit la diphtérie au contact d'un convalescent soixante-trois jours après la disparition chez ce dernier des fausses membranes (117). M. Deschamps enfin a raconté, dans la *Revue d'hygiène*, l'histoire de deux enfants convalescents de diphtérie, dont le retour au foyer fut suivi du réveil de la maladie parmi les frères et sœurs (118).

Cette persistance du pouvoir contagieux, que l'observation a relevée depuis longtemps chez les convalescents diphtériques, est confirmée par les investigations bactériologiques. En général, des examens méthodiquement réitérés du mucus, enseignent que l'agent pathogène se retrouve encore dans le pharynx ou le nez pendant les deux ou trois semaines qui suivent la guérison de l'affection locale qu'il a provoquée dans ces cavités. A vrai dire, rien n'est plus variable que la durée de sa persistance au delà de celle de la maladie. Dans des recherches publiées il y a quelques années par le New-York Healt Departement, et rappelées par Baginsky (119), il a cessé d'être constaté :

3 jours après la disparition des fausses membranes dans 304 cas.
7   —   176 —
12   —   64   — —
15   —   36   — —
3 semaines   12   — —
4   —   4   — —
9   —   2   — —

Mais le délai inscrit en dernier lieu sur ce tableau peut lui-même être dépassé de beaucoup. Dans deux cas de diphtérie nasale. Abel et Behring ont constaté encore le bacille de Loeffler dans les cavités du nez, le premier le soixante-cinquième jour (120), et le deuxième le quatre-vingt-troisième jour (121) après la guérison. Russell l'a trouvé au bout de quatre mois et demi après l'entrée en convalescence (122), Sörensen au bout de cinq mois (123), Legendre et Pochon (124), Mac Gregor (125) au bout de six mois, Firiger au bout de neuf mois (126). Enfin Simonin et Benoit ont trouvé le bacille très virulent dans la gorge d'un individu 376 jours après l'extinction de la maladie qui avait été traitée par les injections de sérum (127).

Dans toutes ces observations. le microbe inoculé s'est montré plus ou moins virulent pour le cobaye. En général. son énergie diminue à mesure qu'on s'éloigne du début de la convalescence, comme elle diminue, d'après MM. Roux et Yersin. dans les conditions similaires de l'expérience, c'est-à-dire dans les cultures entretenues à une température de 39° et dans un courant d'air actif (128). Mais quelqu'atténué que soit son pouvoir pathogène, le microbe peut faire retour à la virulence (129). Aussi importe-t-il de poursuivre sa suppression par tous les moyens possibles.

Il est bien difficile de préciser les conditions qui sont favorables ou non à la persistance du germe dans les cavités naturelles après l'extinction de la maladie. Behring estime. d'après ses observations, qu'il disparaît en général plus vite chez les adultes (au bout de quelques jours) que chez les enfants (au bout de quelques semaines), et qu'il est plus tenace dans le nez que dans le pharynx (130). En règle générale, il se montre particulièrement persistant dans la bouche d'enfants scrofuleux, atteints de catarrhe chronique des premières voies, surtout quand les soins hygiéniques leur ont fait défaut au cours de la maladie. Toutefois. le terrain semble parfois si favorable à la végétation microbienne, que malgré la pratique libérale de l'antisepsie buccale pendant le traitement. le bacille per-

siste et survit à la maladie. Burnett (131) le trouva dans la gorge de deux
patientes quatre mois après la guérison obtenue par un traitement ration-
nel et énergique, et Russel (132) a relevé des observations semblables.
Dans certains cas, le microbe disparaît pendant l'application locale des
antiseptiques, pour se montrer à nouveau dès qu'on cesse les irrigations
phéniquées ou sublimées de la bouche et du nez (133).

Les convalescents de diphtérie jouent certainement un rôle des plus
importants dans la propagation de la maladie, parce qu'ils restent plus ou
moins longtemps contagifères, et que dans cet état ils sortent et vaquent à
leurs occupations sans que personne ne se méfie d'eux. Si l'on considère
qu'il en est de même des diphtériques durant la période préexsudative,
et de ceux chez qui la maladie reste fruste, évoluant avec l'apparence
d'une angine sans fausse membrane, on peut se faire une idée de la facilité
avec laquelle se répand le contage, malgré sa fixité, et des difficultés que
rencontre la prophylaxie pour mettre obstacle à sa diffusion.

Incubation. — La durée exacte de l'incubation de la diphtérie n'a pu
guère être mieux précisée que celle de mainte autre maladie infectieuse.
Dans les transmissions expérimentales aux lapins et aux pigeons exécutées
par Trendelenburg (134), Oertel (135), Labadie-Lagrave (136), Duchamp (137),
il s'écoula en général de douze heures à trois jours entre le moment de
l'application de la fausse membrane virulente sur la muqueuse trachéale
de l'animal, et celui de l'apparition des premiers symptômes. Mais il serait
téméraire de conclure dans l'espèce, sans plus ample informé, de l'animal
à l'homme. Moins incertaines sont les indications fournies par la contamination de ce dernier à la suite de projections accidentelles sur sa figure de
fausses membranes pendant l'examen de la gorge des malades ou l'opération de la trachéotomie. L'incubation, en pareil cas, comporte en général
moins d'un jour. Herpin, étant occupé à cautériser la gorge d'un enfant
atteint d'angine maligne, reçut dans la narine gauche un jet de matière
morbide. Quelques heures après, il avait de l'enchifrènement du côté
gauche, du nasonnement, de la dysphagie, et le lendemain, une large
pseudo-membrane recouvrait les amygdales et la luette (138). L'infortuné
Valleix présenta des fausses membranes sur une des amygdales dès le lendemain du jour où une malade lui lança dans la bouche un peu de salive
pendant un effort de toux provoqué par l'examen de la gorge. Mais ce sont
des modes de contamination exceptionnels : l'infection s'y fait à dose mas-
sive, et l'incubation en est très vraisemblablement abrégée. Sa durée
paraît en effet plus longue dans le développement naturel de la maladie.
Si dans ce dernier cas, il arrive parfois qu'elle atteint à peine vingt-quatre
heures (139), il est certain que le plus souvent elle dépasse ce terme.

D'après Roger (140) et Peter (141), elle oscillerait entre deux et huit jours ; et malgré quelques divergences de peu d'importance que l'on trouve çà et là dans les observations produites à cet égard, on peut dire que ces limites sont généralement admises. Elles sont un peu larges, mais dans la diphtérie, comme dans nombre d'autres maladies infectieuses, il est difficile d'arriver à une plus grande précision. Car, d'une part, la durée de l'incubation est subordonnée nécessairement à l'énergie du contage et au degré de réceptivité : et d'autre part, il est le plus souvent impossible de fixer le moment de l'infection, le contact entre le malade et les sujets qui ont accès près de lui, étant d'ordinaire prolongé ou réitéré. Quand un enfant qui ne quitte pas encore le foyer familial contracte le croup ou l'angine maligne au contact d'un frère plus âgé qui a pris la diphtérie à l'école, et que la maladie se manifeste chez lui le deuxième ou le troisième jour après qu'elle s'est déclarée chez celui-ci, il est permis, à la rigueur, d'avancer que l'incubation n'a pas dépassé trois jours chez lui ; mais il est impossible de déduire d'une pareille observation la durée minima de cette période. C'est pourtant dans le milieu familial que, d'après le docteur Carstens de Leipzig, on aurait le plus de chance de résoudre la question qui nous occupe. Selon ce médecin, quand un enfant prend la diphtérie, il conviendrait de faire des cultures quotidiennes avec le mucus pharyngé de ses frères et sœurs qui vivent à côté de lui au foyer domestique, et de noter ensuite le temps qui s'écoule entre la première constatation du bacille de Loeffler et l'apparition des premiers symptômes chez eux. L'auteur a tenté cette enquête dans trois familles : elle lui réussit une fois. Il lui arriva, en effet, de constater le bacille de Loeffler dans le pharynx d'une petite fille, quatre jours après le début de la diphtérie chez un de ses frères. Ce jour même, cette enfant ressentit de la céphalée, et dès le lendemain apparurent des fausses membranes dans la gorge : la durée de l'incubation fut donc tout au plus de vingt-quatre heures dans ce cas (142). Peut-être, cette méthode elle-même n'est-elle pas complètement à l'abri de l'erreur, car l'introduction du germe morbigène dans la cavité pharyngée n'est pas nécessairement suivie de son entrée immédiate en activité pathogène. Mais elle est cependant recommandable entre toutes : car même dans les conditions d'observation les plus favorables, l'épidémiologie est exposée à formuler, dans l'espèce, des déductions qui sont sujettes à caution. En effet, si l'on est rationnellement autorisé à penser que dans les cas où le sujet contagionné ne s'est trouvé qu'une fois, et pendant un temps très court, en rapport avec le contagifère, la durée de l'incubation est rigoureusement mesurée par le temps qui s'est écoulé entre le moment du contact et celui de l'apparition des premiers symptômes, il y a cependant lieu de n'accepter qu'avec une certaine réserve les résultats ainsi obtenus, car l'individu qui reçoit le germe morbide peut l'emporter dans ses vêtements et ne s'en infecter qu'ultérieurement. Le docteur Lancray raconte dans son intéressante thèse le fait suivant. Une fillette de dix ans, demeurant à Passy-Paris, est désignée pour Berck. La veille du jour du départ, elle vient, conformément aux dispositions administratives, passer la nuit à l'Enfant-Jésus. Puis elle est dirigée sur l'hôpital maritime où, onze jours après, se déclara chez elle une angine diphtéritique dont, depuis de longs mois, on n'avait observé aucun exemple ni dans l'établissement ni même dans la localité. Il est permis de croire que sa diphtérie avait eu une période silencieuse de onze jours. Mais M. Lancray insinue, et non sans raison, que l'enfant a bien pu recueillir, sur ses vêtements à Paris, le principe contagieux, qui n'aurait pris possession de ses muqueuses qu'à Berck, dix ou onze jours plus tard (143).

C'est probablement en raison de ces difficultés d'interprétation que certains observateurs ont pu attribuer jusqu'à quinze jours et au delà à la durée de l'incubation.

De la disposition à contracter la diphtérie. — Il y a des médecins qui relèguent au deuxième plan le rôle de la prédisposition dans le développement et la propagation de la diphtérie. Ils estiment que si, comme l'observation le montre journellement, ses atteintes restent généralement clairsemées dans les groupes, cela tient moins au défaut de réceptivité de ceux qu'elle épargne, qu'à des circonstances fortuites qui s'opposent à la dissémination des germes (144). Nous ne partageons pas cette opinion. Quand la rougeole est importée dans une école dont les élèves ne sont pas garantis contre elle par une première atteinte, elle ne ménage en général qu'un petit nombre d'entre eux. Il n'en n'est pas de même, tant s'en faut, de la diphtérie. Et pourtant, les chances de contamination sont identiques dans les deux cas.

Influence de l'âge. — Parmi les influences prédisposantes à la diphtérie, il n'en est guère qui soit plus décisive ni plus généralement reconnue que le jeune âge. C'est le premier âge que cette maladie décime surtout; elle n'épargne pas les adultes comme en témoignent les 400 ou 500 atteintes et les 40 ou 50 décès qu'elle détermine en moyenne chaque année dans l'armée. Mais elle prédomine tellement dans l'enfance, qu'elle peut être considérée comme lui appartenant spécialement. Toutefois, elle n'est pas également répartie sur les premières années de la vie. Peu fréquente dans les mois qui suivent la naissance, elle augmente rapidement vers la fin de la première, et surtout de la deuxième année, se maintient dès lors à un niveau élevé jusqu'à la 5ᵉ, pour décliner ensuite plus ou moins lentement jusqu'à la 14° ou la 15°, où elle tombe à son minimum dont elle ne s'écartera plus guère.

Telle est l'évolution de la diphtérie dans ses rapports avec l'âge à Paris (145), à Berlin (146), à Breslau (147), à Bruxelles (148). Les différences d'une ville à l'autre sont tout à fait insignifiantes. Partout elle concentre le maximum de ses atteintes sur la période comprise entre deux et cinq ans. Toutefois, dans les épidémies intenses, elle s'affranchit en partie de la résistance que lui oppose ce facteur. On la voit attaquer quelquefois les enfants de moins de six mois (149) et jusqu'à des nouveau-nés (150).

Les innombrables épidémies qui ont sévi sur toutes les communes de France dans la deuxième moitié du dernier siècle, se sont toujours appesanties de préférence sur les enfants de moins de douze ans. Elles n'ont pas épargné les adultes, ni même les vieillards ; mais cette catégorie de la population ne fournissait guère que le tiers ou le quart des atteintes.

L'influence de l'âge se traduit même dans la forme ou mieux la gravité des déterminations morbides. Dans un milieu épidémique, il est habituel de voir les sujets les plus jeunes réaliser les manifestations les plus complètes, les plus sévères de l'infection, et les plus âgés en présenter les formes atténuées. Dans les épidémies militaires, les angines simples ou lacunaires à bacilles de LOEFFLER, se rencontrent plus ordinairement chez les vieux soldats, tandis que les formes membraneuses se développent plus volontiers chez les jeunes (151). Il ne faudrait cependant point croire que l'âge adulte met absolument à l'abri des atteintes graves de la diphtérie : ses formes croupale et hypertoxique ne sont pas inconnues dans l'armée, tant s'en faut. La diphtérie y a causé 5816 atteintes et 619 décès de 1888 à 1900 : elle ne nous apparaît pas à nous, médecins militaires, aussi bénigne chez les adultes que ne l'a laissé entendre naguère le regretté GOUGUENHEIM (152).

Immunité. — Il est certain, d'après tous ces témoignages, que le jeune âge figure au premier rang parmi les causes prédisposantes de la diphtérie. Mais la réceptivité qu'il crée vis-à-vis d'elle n'est heureusement pas aussi générale que celle qu'il fait paraître dans quelques autres maladies infectieuses. L'observation, en effet, enseigne que si la diphtérie pèse surtout sur les enfants de deux à cinq ans, le nombre de ceux qu'elle épargne dans cette période de l'âge est hors de toute proportion avec celui de ses victimes, bien que les premiers soient aussi souvent exposés à la contagion que les seconds. Ainsi que nous l'avons marqué plus haut, quand la diphtérie est importée dans un groupe d'enfants, familial ou scolaire, les atteintes qu'elle y détermine restent généralement clair-semées : le nombre des réfractaires est toujours considérable, alors même qu'aucune mesure d'isolement n'est prise à l'égard des premiers malades. Sur 50 familles comptant ensemble 70 cas, WELSH en note à peine 13 qui eurent plus d'un malade (153). Les recherches de HILBERT lui ont démontré que sur 100 enfants vivant en contact avec des diphtériques, 20 seulement en moyenne subissent la contagion (154), et GOTTSTEIN est arrivé à un chiffre encore plus faible. Des supputations conduites avec une rigueur tout à fait mathématique, et se rapportant à l'évolution de la diphtérie à Berlin pendant l'année 1885, ont amené ce dernier observateur à conclure que sur 100 enfants de zéro à quinze ans, exposés à la contagion familiale, 9 seulement ont chance de contracter la maladie installée au foyer domestique (155). Il en infère, entre autres, qu'il convient d'être très réservé dans l'appréciation de la méthode d'immunisation par le sérum de BEHRING. L'efficacité de celui-ci ne saurait être définitivement reconnue selon lui, qu'autant que le pourcentage de la préservation qu'on lui attribue s'abaisse au-dessous du coefficient des chances de la contagion. C'est ainsi que, ajoute-t-il, pour ne citer qu'un auteur entre autres, si SPRINGORUM, ayant pratiqué des injections immunisantes à 105 petits sujets, frères et sœurs d'enfants admis pour diphtérie à l'hôpital, ne voit ultérieurement que 14 d'entre eux, c'est-à-dire 13 0/0 tomber malades, il ne peut, en bonne logique, produire ce résultat comme favorable à la nouvelle méthode (156).

Sans doute, cette observation est fondée en principe ; mais il serait téméraire de prendre pour base d'appréciation, dans l'espèce, les chances de contagion établies par l'auteur pour une ville et pour une année. Ces chances ne varient-elles pas suivant les temps et les lieux, avec la gravité des épidémies, avec l'énergie et la puissance de rayonnement du contage ? Somme toute, la réserve exprimée par l'auteur sur la vertu immunisante du sérum, s'applique avant tout à son observation elle-même.

Quoi qu'il en soit, la disposition des enfants à contracter la diphtérie est infiniment plus faible que leur aptitude à prendre la rougeole, elle est même inférieure à celle qu'ils manifestent pour la scarlatine.

Mécanisme de l'immunité. — Cette immunité naturelle, transitoire ou permanente, a fixé l'attention dans ces dernières années et provoqué d'intéressantes recherches, en vue d'en pénétrer le mystère. Elles ont été surtout orientées vers la détermination de corps protecteurs, ou d'anticorps dans le sérum sanguin de l'homme.

Déjà en 1893, KLEMENSIEVICZ et ESCHERICH (157) avaient démontré l'existence de ces substances immunisantes contre la diphtérie dans le sang de convalescents de cette maladie. Ces notions furent confirmées par

Abel (158), Orlowski (159), Loos (160) et Passini (161). Ultérieurement,
comme suite aux recherches d'Ehrlich sur le passage de ces corps protecteurs dans le lait des nourrices et de celles-ci aux nourrissons, Fischl et
Wunschheim (162), Wassermann (163), Schmid et Pflanz (164) démontrèrent
effectivement leur existence dans le sang de ces derniers et des enfants
d'un âge plus élevé. ainsi que dans celui des adultes. Wassermann, qui
poursuivit surtout ces recherches, partit de cette hypothèse que la disposition individuelle pour la diphtérie était due à l'absence de corps protecteurs dans le sang. Il examina le sérum sanguin d'un certain nombre
d'individus qui n'avaient jamais eu dans leur vie une affection appréciable
de la gorge ou du pharynx, et constata que la plupart d'entre eux, et
parmi eux il s'en trouva de tout jeunes. étaient dotés d'un sérum très
apte à détruire les poisons de la diphtérie ; tandis que d'autres, le plus
petit nombre, étaient complètement dépourvus de ces substances défensives. Ses recherches donnèrent exactement les résultats suivants : sur
dix-sept sujets examinés, de l'âge de un an et demi à onze ans, onze
possédaient un sérum d'un pouvoir antitoxique très énergique, chez deux
autres, ce pouvoir était encore réel, mais moindre, chez quatre enfin,
il faisait complètement défaut. Chez les adultes, le nombre d'individus
pourvus d'anticorps était encore plus considérable : il s'élevait à vingt-huit
sur trente-quatre examinés (165). M. Calmette a constaté également que
le sérum normal de l'homme est parfois antitoxique. mais il ignore si
les sujets au sang desquels il a reconnu cette propriété avaient eu anté-
rieurement la diphtérie (166). Ajoutons que l'expérimentation a confirmé
ces résultats. Abel et Orlowski ont rendu des cobayes réfractaires à l'infection diphtéritique artificielle en leur injectant du sérum de sujets
indemnes de toute atteinte antérieure d'affection pseudo-membraneuse.

M. Wassermann estime que la propriété antitoxique du sang est *acquise*,
puisqu'elle augmente avec l'âge ; il pense qu'elle est due au passage dans
ce liquide des produits de secrétion fournis par les bacilles latents qu'on
trouve si fréquemment dans la bouche des sujets sains. M. Behring émet la
même hypothèse (167). Mais MM. Fischl et Wunschheim s'élèvent contre elle ;
à leur avis. l'immunité naturelle serait *congénitale*, car ils ont trouvé dans
le sang des nouveau-nés, presqu'aussi souvent que chez les enfants, des
corps protecteurs contre la diphtérie.

On ne peut cependant pas se refuser à admettre que la résistance au
poison diphtérique peut s'acquérir, au moins temporairement, par une
atteinte antérieure de cette affection ; la clinique l'enseigne, et la bactériologie le confirme. Une première attaque ne confère sans doute pas l'immunité, les récidives sont possibles. non seulement plusieurs années après
cette épreuve, mais dans le cours de la même épidémie (168). Toutefois

elles ne sont pas fréquentes. D'autre part, Abel, Escherich et d'autres observateurs ont démontré l'existence de corps protecteurs dans le sang des convalescents. L'épidémiologie elle-même, enfin, témoigne dans ce sens : elle nous enseigne qu'une population qui vient d'être éprouvée par cette maladie est, toutes choses restant égales, moins sujette à ses retours que celle à laquelle elle a laissé un long répit, pendant lequel des générations nouvelles se sont formées.

Quoi qu'il en soit, il résulte de ces recherches expérimentales que l'immunité et la prédisposition à l'égard de la diphtérie seraient respectivement dues à la présence ou à l'absence d'anticorps dans le sang. L'aptitude de l'organisme à élaborer ces derniers serait transitoire ou permanente, héréditaire ou acquise. Et c'est ainsi que s'expliqueraient l'irrégulière dissémination de la diphtérie dans les groupes, ainsi que les prédispositions ou les immunités familiales que l'observation a relevées çà et là dans l'épidémiologie de cette maladie. Il est à peine besoin d'ajouter que les propriétés antitoxiques héréditaires ou acquises du sang peuvent être renforcées par les injections du sérum de Behring.

Influence d'états morbides divers. — Indépendamment de l'influence exercée par la constitution congénitale ou acquise du sérum sur la prédisposition, la réceptivité pour la diphtérie peut être accrue par divers états morbides qui affaiblissent l'état général ou diminuent les moyens de résistance à la pullulation du microbe de Loeffler dans ses habitats de prédilection, la bouche, le nez ou le pharynx. Telles sont les maladies générales, notamment la scarlatine, la rougeole, la fièvre typhoïde, la tuberculose, la syphilis, les hypertrophies tonsillaires, les végétations adénoïdes de l'arrièregorge, et même les dents cariées (169). Le rôle de ces états morbides est bien marqué dans ce que Heubner a décrit sous le nom de *diphtérie larvée*. Ce médecin comprend sous cette dénomination des diphtéries secondaires qui se développent chez des enfants affligés de maladies chroniques constitutionnelles, telles que la scrofule, le rachitisme grave, ou chez des adultes atteints de maladie de Bright, de cirrhose hépatique, d'alcoolisme, de fièvre typhoïde. La diphtérie évolue lentement, ne se traduisant que par des manifestations peu caractéristiques ou même peu apparentes, jusqu'à ce que tout à coup elle se démasque par les symptômes du croup ou de l'angine maligne (170). L'état du naso-pharynx, il convient d'y insister, n'est pas moins important à considérer que la constitution des humeurs dans la lutte de l'organisme contre le microbe. Si celui-ci rencontre dans le cavum une muqueuse suffisamment protectrice, il y restera inoffensif, même vis-à-vis d'un sang dépourvu d'anticorps, tout comme l'impuissance d'un pharynx malade à se défendre contre son inva-

sion ne profitera guère à l'accomplissement de ses actes. si, au delà de
cette barrière, ses poisons sont neutralisés par des substances contraires.

Il faut compter à la fois avec la disposition locale et la disposition générale. L'absence de l'une ou de l'autre suffit à la rigueur pour créer une
protection efficace. Et si, d'autre part, l'état des premières voies et celui des
humeurs sont simultanément favorables ou défavorables aux entreprises
du microbe, la réceptivité ou l'immunité seront assurées à un double titre.
Ces raisonnements peuvent paraître théoriques. parce qu'ils s'appuient en
grande partie sur des découvertes de laboratoire. Mais au fond, ils ont été
suggérés par l'intuition à la pathologie générale, qui a surbordonné de tout
temps au degré de résistance de la porte d'entrée d'abord, et de celle de
l'ensemble de l'organisme ensuite, les chances d'éclosion d'une maladie
infectieuse.

La diphtérie se joue de tous les tempéraments et de toutes les constitutions. Que de fois, on la voit choisir ses victimes parmi les enfants les plus
forts, les plus vigoureux d'une famille ou d'une école! Pourtant, il est une
catégorie de petits sujets qui paraissent spécialement désignés à ses
atteintes. Ce sont. comme il vient d'ère dit. les enfants affligés du tempérament lymphatique, qui sont voués aux angines à répétition, aux tumé-
factions tonsillaires permanentes, aux adénites, aux végétations adénoïdes.
C'est sans doute à cet état morbide local. et non pas au tempérament proprement dit qu'il faut attribuer leur aptitude particulière à se laisser
envahir par le germe diphtérique.

C'est peut-être aussi à ces affections strumeuses communes à divers
membres d'une famille et les plaçant dans les mêmes conditions d'imminence morbide, qu'il faut attribuer la disposition héréditaire à la diphtérie. admise par Bretonneau et Trousseau.

La tuberculose a été accusée par quelques médecins d'ouvrir la porte de
l'organisme à la diphtérie. Mais elle est si commune dans le jeune âge,
qu'il n'est pas étonnant que les deux maladies se trouvent parfois réunies
chez le même sujet ; la fréquence de leur association n'implique pas que
la première a appelé la seconde. Ce reproche s'adresse plus justement à la
rougeole. à la scarlatine et à la coqueluche, dont les déterminations catarrhales sur la muqueuse pharyngo-laryngée privent celle-ci de ses principaux moyens de défense vis-à-vis des agressions microbiennes. La diphtérie
en est une complication fréquente, non seulement en raison de la dépression générale qu'elles impriment à l'organisme, dépression qui crée la prédisposition à toute maladie contagieuse, mais surtout par leur sollicitation
puissante des infections secondaires vers les muqueuses pharyngée et respiratoire. Et ce qui le prouve, c'est que d'après la juste remarque de M. Sanné
(171). les localisations de la maladie surajoutée se confondent avec celles

de la maladie qui lui a ouvert la voie : la diphtérie qui s'associe à la rougeole ou à la coqueluche recherche l'appareil respiratoire, celle qui est provoquée par la scarlatine préfère le pharynx.

Influence des habitations. — Le rôle éventuel des habitations dans le développement de la diphtérie est généralement reconnu. Mais leur influence est complexe. Les facteurs qu'elles introduisent dans la question sont multiples, et difficiles à apprécier dans leur signification respective. On a incriminé le méphitisme du sous-sol saturé de matières organiques, l'humidité des murs, la densité des habitants, le voisinage de mares ou de foyers d'immondices. L'humidité des murs a été surtout mise en cause par Boux de Königsberg, Altschul de Pragues, Feer de Bâle et Baginsky de Berlin (172). On a souvent remarqué que la diphtérie recherchait les maisons neuves (Heubner). Mais la plupart de ces facteurs figurent à l'étiologie de toutes les maladies infectieuses. Si importants soient-ils, ils n'ont aucune action spéciale dans la genèse de la diphtérie.

Celle-ci ne laisse pas cependant de se reproduire parfois dans certaines maisons où elle a fait une première apparition, avec une ténacité qui n'a pas manqué de fixer l'attention. Elle y revient sans cesse, à des intervalles plus ou moins longs, si bien que des épidémiologistes en sont venus à la conception de la « maison à diphtérie ». Cette observation s'accorde avec la notion de l'extrème longévité du bacille de Loeffler en dehors du corps de l'homme. Des recherches de laboratoire, comme nous l'avons déjà noté plus haut, ont en effet démontré, et cela presque sans voix discordante, que ce micro-organisme, disséminé dans les milieux ambiants, peut continuer à y vivre et peut-être à s'y multiplier, sans perdre ses fonctions virulentes, pendant un temps extraordinairement long. Il résiste dans ces conditions à tous les agents physiques naturels, aux variations de la température, de l'état hygrométrique et de la pesanteur. La bactériologie s'est efforcée de découvrir le corps du délit dans ces demeures maudites, où la diphtérie se montre en quelque sorte endémique. Elle n'y a réussi que bien rarement. Le plus souvent, elle a cherché en vain le bacille de Loeffler sur les murs, les planchers, dans l'entrevous et la poussière des chambres où la diphtérie s'obstinait à récidiver à la suite des premiers malades qu'elle y avait introduits. Aussi s'est-il trouvé des observateurs tels que Flügge, Moritz Wolf, qui ont contesté à la maison elle-mème, « à la disposition des lieux » toute part d'influence dans ces incessants retours de la maladie, pour les attribuer à des contagions tardives déterminées par des germes attardés dans la bouche des convalescents. Ils estiment que la maison n'intervient que très secondairement en multipliant les chances de contagion ou en en favorisant les actes. C'est de cette façon qu'agiraient la densité excessive ou le renouvellement fréquent des habitants, la présence de nombreux enfants qui par leur commerce entre eux ou avec l'école, créent des occasions incessantes de transmission inter-familiale du germe ou de son importation du dehors, les habitudes enfin ou les nécessités des pauvres, tels que la malpropreté, l'entassement pendant la nuit de toute la famille dans une seule pièce. etc.

FLÜGGE en arrive de la sorte à nier tout net la réalité de la « disposition locale », c'est-à-dire l'existence des « maisons à diphtérie », et à attribuer la réitération des atteintes dans certaines demeures au concours de tous les facteurs énumérés ci-dessus : ils peuvent perpétuer la diphtérie dans n'importe quelle habitation sans que celle-ci mérite d'être incriminée en elle-même. MORITZ WOLFF conclut également de ses observations que « la maison diphtérique » est un « édifice de fantaisie » ; il attribue l'endémicité de la maladie dans certains foyers à la contamination à jet continu des occupants par des sujets en apparence guéris depuis longtemps. C'est aussi à des contagions tardives que quelques médecins français, MM. BARD et SIMONIN entre autres, rapportent la persistance de la diphtérie au sein des collectivités dont les membres sont groupés dans la même habitation. Nous reconnaissons volontiers qu'il y a lieu d'attribuer aux contagions à longue échéance beaucoup d'atteintes qui sont imputées à l'infection des lieux. Mais nous pensons aussi qu'il serait téméraire d'émettre dans l'espèce une opinion trop exclusive. De ce qu'on ne découvre pas le microbe dans ces maisons si éprouvées, il n'est pas permis de conclure qu'il ne s'y trouve pas : il y a plutôt lieu de supposer que les insuccès sont dus à l'imperfection de nos méthodes d'investigation. D'ailleurs, aux tentatives infructueuses faites pour l'exhumer de leur poussière, s'opposent quelques recherches bactériologiques couronnées de succès. et surtout ces nombreuses observations que nous avons rappelées plus haut, de maisons qui, évacuées complètement et désinfectées après une première éclosion de la maladie, la voient s'y reproduire une fois, deux fois et davantage, non seulement après leur réoccupation successive par les anciens résidents, mais aussi après l'immigration de locataires complètement neufs, exempts de toute contagion antérieure.

Il n'est guère d'épidémiologistes qui n'aient signalé cette ténacité extrême du contage dans certaines habitations. et qui ne l'ait appuyée sur des exemples saisissants. Nous en avons trouvé maintes preuves dans les rapports de l'Académie sur les maladies régnantes, ainsi que dans les publications périodiques de France (173) et de l'étranger (174).

Des observations semblables ont été également relevées dans les hopitaux. On a vu la diphtérie s'y éterniser à la suite d'une première importation, malgré des désinfections énergiques et réitérées, et causer pendant

un temps plus ou moins long le tourment des médecins et de l'administration.

Tout en faisant la part très large aux contagions tardives dans la pathogénie de ces faits, nous estimons qu'il en reste toujours un grand nombre
qui reconnaissent pour origine l'infection causée par les locaux, dont le
rôle ne paraît point contestable. Y a-t-il des conditions qui favorisent la
persistance du germe dans ces derniers? Cela est probable. On peut
admettre à priori que les fissures des planchers et les entrevous humides,
obscurs et saturés de matières organiques sont éminemment propres à
entretenir la vie et l'activité de l'agent morbigène. Et de fait, on a cité des
observations où la réfection de cette partie des pièces habitées a mis fin
aux récidives que la maladie y suscitait périodiquement. D'autre part, on
a souvent attribué sa diffusion et sa persistance dans les habitations rurales
au voisinage de foyers d'immondices : mares, écuries, eaux résiduaires,
matières excrémentitielles de toute sorte, et surtout à la pénétration dans
les maisons de gaz d'égout ou de fosses d'aisances. Naguère, nombre
d'hygiénistes, tels que FEER, GOTTSTEIN et UFFELMANN ont prêté à ces
diverses causes, notamment à la dernière, une grande puissance pathogène.
Elles paraissent cependant être sans influence sur le microbe lui-même.
SCHATTOCK a fait passer pendant deux mois de l'air provenant d'égouts, de
water-closets, de tuyaux de chute sur des cultures de diphtérie faiblement
actives, sans parvenir à en augmenter la virulence (175). Il est probable
que le méphitisme atmosphérique déterminé par ces gaz agit moins sur le
bacille que sur l'organisme dont il diminue les moyens de résistance vis-à-
vis de l'invasion microbienne. Mais même ainsi réduit, son rôle est encore
assez important pour mériter d'être pris en considération. Il est mentionné
à chaque pas dans l'épidémiologie de l'angine maligne.

Les souillures du voisinage des maisons ne sont point sans compromettre
dans certains cas l'eau de consommation, surtout si les fosses d'aisances, les
fosses à fumier ou les écuries ne sont pas étanches. Si bien qu'étant donné
le pouvoir pathogène de ces foyers d'immondices à l'égard de la diphtérie,
il est permis de se demander si l'étiologie de celle-ci ne devient pas
à l'occasion justiciable de la qualité de l'eau de boisson. Cette éventualité
est possible et paraît même s'être réalisée. M. AUST nous apprend que dans
le district de Geestemünde, l'analyse chimique et bactériologique de l'eau
de puits fit ressortir partout ce fait saisissant que les meilleures eaux se
rencontraient dans les lieux épargnés par la diphtérie, et les plus mauvaises
dans les endroits les plus éprouvés par elle (176).

Influence de l'encombrement et de la misère. — A la malpropreté des habitations se joignent souvent deux autres facteurs qui ont été de tout temps

visés par l'étiologie de la diphtérie : l'encombrement et la misère. Ils comportent le manque d'air et de lumière, aussi favorable à la pullulation des germes que préjudiciable à la défense de l'organisme vis-à-vis d'eux. La diphtérie s'appesantit surtout sur les quartiers populeux et pauvres des villes. De nombreuses statistiques attestent que sa fréquence diminue dans les masses avec l'accroissement de leur aisance et inversement. Sans doute, celle-ci n'est pas un préservatif absolu contre elle, il s'en faut de beaucoup. Les familles riches, les familles princières mêmes en sont souvent cruellement éprouvées. Trousseau l'a vu sévir avec une horrible violence dans des bourgs et des hameaux du département du Loiret, remarquables par leur salubrité et leur bonne position géographique. Mais ces faits n'infirment point la proposition précédente. Ils témoignent simplement de la multiplicité des facteurs qui sont actionnés dans la genèse de la diphtérie, et de la possibilité de leur suppléance mutuelle entre eux.

Influence du climat et de la saison. — L'histoire de la diphtérie montre qu'elle est capable de s'adapter à tous les climats. Elle a promené ses ravages et s'est plus ou moins endémisée sous toutes les latitudes. Pourtant, la plupart de ses manifestations épidémiques connues appartiennent aux zones froides et tempérées ; tout récemment encore Schellong a insisté sur le peu d'expansion de la diphtérie sous les tropiques (177), et d'après les statistiques de l'armée, nos corps stationnés en Algérie et en Tunisie lui paient annuellement un tribut deux ou trois fois moins lourd que celui des troupes de l'intérieur. D'aucuns pensent que cette prédilection pour les latitudes moyennes n'est qu'apparente. et que notre opinion à cet égard se modifierait si nous avions de plus amples renseignements sur la pathologie des climats tropicaux et subtropicaux. Il est certain, en effet, que la mention la plus ancienne de la diphtérie nous vient de l'Asie Mineure, et que c'est dans le sud de l'Europe, sous le climat méditerranéen, que la maladie a pris pour la première fois et conservé pendant de longues années les allures épidémiques.

Il serait à la rigueur permis de déduire le mode d'action des climats de celui des saisons, qui sont comme des climats échelonnés dans la suite des temps. Or, dans nos contrées, l'hiver et le printemps qui correspondent aux régions froides et tempérées, sont les saisons de prédilection de la diphtérie. A Paris, d'après M. Besnier (178) et M. Sanné (179), elle atteint son maximum de fréquence entre janvier et avril. Dès la fin du premier trimestre commence la décroissance, qui se poursuit jusqu'en août ou septembre. Le mouvement ascensionnel reprend en octobre pour s'accentuer vigoureusement en décembre. Dans notre armée, la marche annuelle de la diphtérie est assez régulière, ainsi qu'on peut en juger par le tracé n° 8 qui la représente pendant les années 1897-1902. Elle y a ses niveaux élevés dans les six premiers mois de l'année, notamment dans le deuxième trimestre (20 à 60 atteintes mensuelles en moyenne) où elle atteint son acmé entre mars et juin. Puis à partir de ce dernier mois, elle subit une décroissance lente (20 à 5 atteintes mensuelles) jusqu'en août ou septembre, qui marque sa limite inférieure (10 à 5 atteintes mensuelles). Elle s'y maintient jusqu'en novembre, où le mouvement ascensionnel reprend pour s'élever à son fastigium à la fin de l'hiver ou au commencement du printemps de l'année suivante. En somme ce sont les six premiers mois de l'année qui sont les plus chargés. La proportion respective des atteintes des deux semestres pour ces six années est comme 726 à 337, c'est-à-dire que le premier en compte au moins deux fois plus que le second. Le maximum des cas se porte sur la période comprise entre mars et juin, le minimum sur celle qui s'étend entre août et novembre. A Bâle, d'après M. Feer, l'évolution de la diphtérie dans les années 1875-1891 accuse également un maximum très élevé pour le mois de janvier (582 cas), et un minimum pour septembre (196 cas), minimum qui persiste jusqu'en décembre (180). Feer, toutefois, fait remarquer que les années 1880, 1882, 1887, qui élevèrent à un taux exceptionnel la morbidité par diphtérie, se signalèrent par une fréquence insolite de cette maladie pendant l'été, et ne laissèrent pas d'affaiblir la croyance à la prépondérance du rôle pathogénique des mois froids et humides de l'hiver.

Sur plus de 60 000 cas de diphtérie observés dans les neuf gouvernements de la Russie d'Europe, pendant la période duodécennale 1885-1897, et réunis par M. Kasansky, de Kasan, 41 p. 100 reviennent à l'automne, 30 p. 100 à l'hiver, 14 p. 100 au printemps et 15 p. 100 à l'été (181). M. Behrens a noté à Carlsruhe, et pendant la période décennale 1888-1897, que la diphtérie apparaissait surtout dans les temps froids et médiocrement chauds. Les températures très élevées et très basses ont semblé exercer une influence inhibitrice sur sa production (182). Les recherches de M. Kasansky ont montré, en effet, que le bacille de Loeffler était apte à résister pendant plusieurs mois à des froids extrèmes, allant jusqu'à 31°, mais que sa virulence diminuait notablement sous cet abaissement de la température.

Ailleurs, l'influence des deux saisons extrêmes a paru moins appréciable que dans les milieux visés ci-dessus. M. Flügge la considère à peu près comme nulle à Breslau, tout en reconnaissant que l'hiver favorise dans une certaine mesure l'extension de la maladie (183). Baginsky a fait des observations semblables à l'hôpital des Enfants de Berlin (184). D'après un relevé dressé par MM. Godard et Kirchner de tous les cas de diphtérie survenus en Belgique pendant une période de dix ans, les trois cinquièmes en reviennent à la mauvaise saison, et les deux autres cinquièmes à la saison favorable. Toutefois, l'évolution de l'endémo-épidémie fut traversée dans cet intervalle

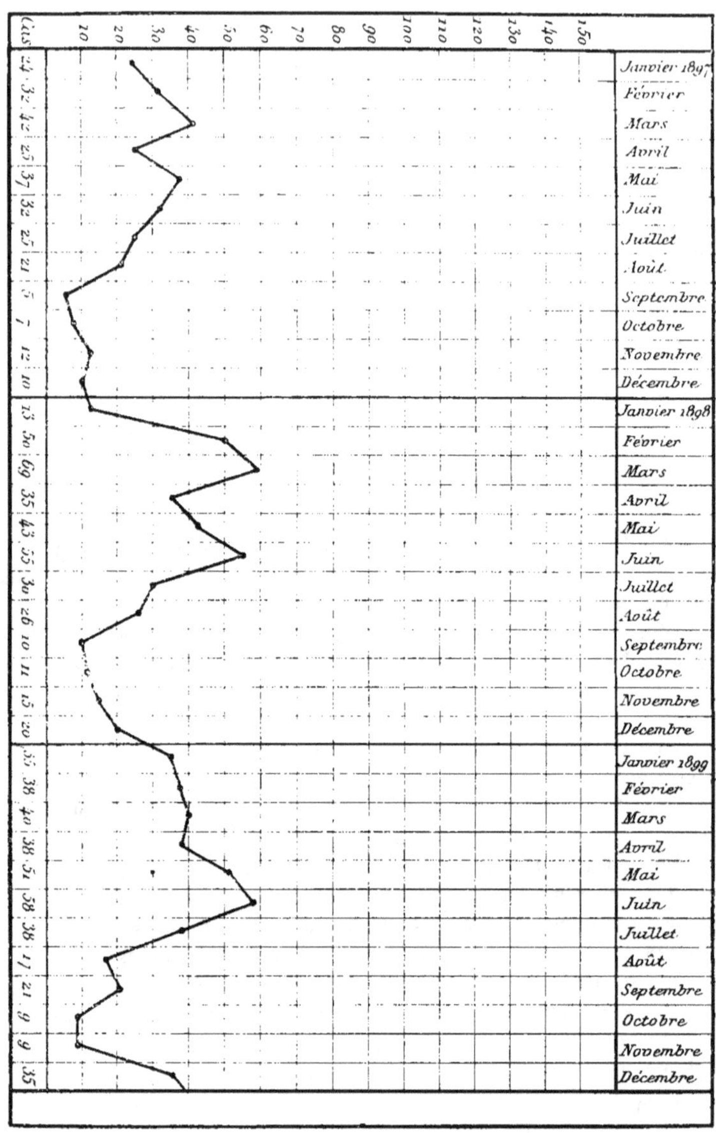

par des oscillations et des irrégularités manifestement indépendantes des vicissitudes atmosphériques (185).

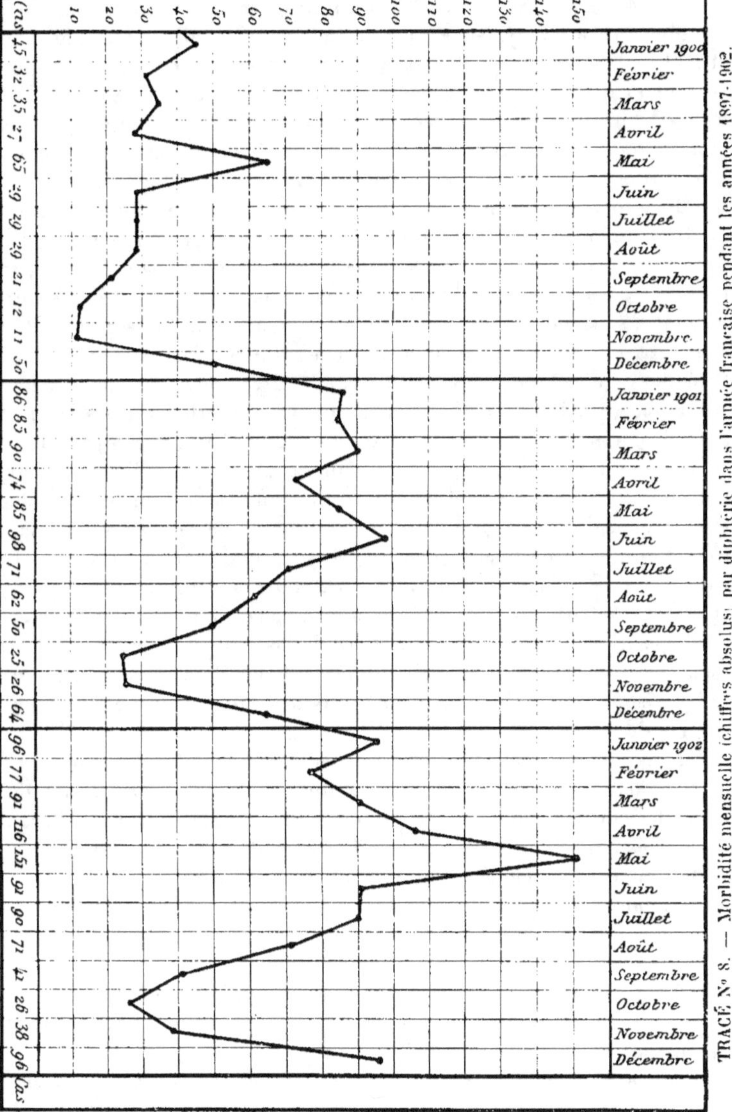

TRACÉ N° 8. — Morbidité mensuelle (chiffres absolus) par diphtérie dans l'armée française pendant les années 1897-1902.

Les épidémies naissent d'habitude de décembre à juin, mais elles peuvent surgir à toutes les époques de l'année et parcourir un cycle très long, en dépit des saisons. Nous lisons dans Hirsch que sur 124 épidémies dont la relation porte avec précision l'époque de l'année où elles ont évolué, 32 ont atteint leur acmé au printemps, 24 en été, 30 en automne et 38 en hiver : autrement dit, 70 épidémies ont eu leur apogée dans les mois froids et humides (hiver et printemps) et 54 dans les mois chauds ou tempérés (été et automne) (186). Ainsi, le point culminant des épidémies se place assez souvent au cœur de la saison chaude ; une épidémie une fois née peut se prolonger pendant un an et au delà, et accomplir régulièrement ses diverses phases comme si elle était complètement affranchie des influences saisonnières extrêmes. Les conditions météorologiques et climatériques ne sauraient être accusées d'exercer une action décisive sur une maladie qui se prolonge, sans de grandes oscillations, pendant toute une année, et qui se montre également grave en janvier et en juillet, dans les régions septentrionales et dans les climats méridionaux. Aussi conclurons-nous de toutes ces données quelque peu divergentes, que la diphtérie n'est pas une maladie saisonnière dans le sens strict du mot ; elle n'est pas comparable sous ce rapport à la dysenterie et au choléra. Mais sa prédilection, malgré tout, pour la saison froide et humide, est incontestable. Son développement et sa propagation peuvent se passer du concours de cette dernière. Mais le froid humide n'en est pas moins, à l'occasion, un auxiliaire des plus utiles pour elle. D'une part, en appelant le catarrhe sur les premières voies, il augmente la vulnérabilité de la muqueuse pharyngo-laryngée, et crée la prédisposition locale. D'autre part, en entassant les habitants dans des espaces hermétiquement fermés, il multiplie les chances de transmission, et favorise la pullulation des germes éliminés dans ces milieux chauds et saturés de miasme humain.

Les rapports académiques sur les maladies régnantes, mentionnent assez souvent la fréquence et la gravité de la diphtérie dans les terrains humides, les vallées profondément encaissées et privées de soleil, dans les localités riveraines des cours d'eau sujets à de fréquents débordements (187). Ces observations, qui dénoncent si nettement le rôle nocif du froid et de l'humidité dans l'étiologie de la diphtérie, confirment et complètent celles qui se déduisent de l'évolution saisonnière de cette maladie.

Influence du sexe. — L'influence du sexe est nulle. Il est vrai que parmi les adultes, les femmes sont plus souvent atteintes que les hommes ; mais la raison en est bien simple. Rivées au chevet des petits malades, elles restent en permanence exposées à la contagion, à laquelle échappent en partie les hommes retenus au dehors par leurs occupations durant toute la journée. Au-dessous de douze ans, les sexes se balancent. Les différences que nous avons trouvées signalées entre les garçons et les filles dans les épidémies dont l'Académie a fixé l'histoire sont insignifiantes, et inclinent indifféremment vers l'un ou l'autre sexe. Les observations faites dans d'autres pays déposent dans le même sens. Les relevés de M. SEITZ pour les épidémies de Bavière portent 8749 garçons contre 8381 fillettes enregistrées dans le même intervalle. A Florence, on a noté une légère prédominance chez celles-ci, soient 1 218 en regard de 946 garçons pour la même période. A l'hôpital des Enfants de Berlin, BAGINSKY compte sur 2 711 admissions, 1 311 garçons et 1 400 fillettes (188). Ajoutons, pour compléter cet ordre de renseignements, que la mortalité se répartit, elle aussi, à peu près également entre les deux sexes.

Influence de la nationalité et de la race. — Les races, les nationalités présentent elles des différences dans l'aptitude à contracter la diphtérie? On l'a avancé, mais rien n'est moins prouvé. L'expansion pandémique prise par celle-ci dans ces trois derniers siècles, les ravages qu'elle a causés dans presque tous les pays habités du monde, donnent peu de vraisemblance à une pareille opinion.

En opposition à une croyance ancienne qui attribuait une certaine immunité aux races noires et mongoles, HIRSCH fait valoir que les enfants des nègres du Pérou et des îles Bermudes paient un lourd tribut à la diphtérie. Et si les Chinois d'Australie ont été épargnés par l'épidémie de la colonie Victoria, leur préservation a dû tenir à une autre cause qu'à une immunité de race, car la diphtérie ne ménage pas les provinces septentrionales de la Chine ni les indigènes du Japon (189). Il n'y a point d'immunité de races. L'Européen, sous les tropiques, paraît toutefois plus sujet à la diphtérie que les races autochtones (190).

Des divergences d'opinion se sont produites également au sujet de l'aptitude de la race juive à prendre la diphtérie. Les uns ont attribué aux Israélites une immunité relative, d'autres une disposition toute spéciale à l'égard de cette maladie (191). Il est vraisemblable que ces deux opinions sont également éloignées de la vérité. La misère, compagne inséparable de l'oppression que les juifs ont eu à subir dans tous les temps et dans tous les lieux, a dû naguère les mettre à la merci de toutes les maladies épidémiques, y compris la diphtérie ; on était ainsi exposé à prendre le change, et à attribuer à leur race ce qui revenait logiquement à leur état social. Il est certain — c'est du moins l'impression qui se dégage de l'observation quotidienne — que dans les milieux où nous vivons, on n'observe ni plus ni moins de diphtériques dans les familles israélites que dans celles qui appartiennent aux autres confessions.

Association entre la diphtérie et d'autres maladies. — La diphtérie est susceptible de s'associer à toutes les maladies infectieuse, et inversement celles-ci peuvent toutes la compliquer. C'est avec la rougeole, la scarlatine. la varicelle et la coqueluche qu'elle se combine le plus fréquemment chez les enfants, avec la pneumonie et la fièvre typhoïde chez les adultes.

L'union diphtéro-morbilleuse est habituellement très grave. Les manifestations propres de chaque maladie apparaissent à des moments variables de leur évolution respective. C'est tantôt la diphtérie, tantôt la rougeole qui marque la phase initiale du processus mixte, la deuxième composante n'entrant en scène qu'à une période plus ou moins avancée de l'évolution de l'autre. Quelquefois les deux maladies sont complètement disjointes, l'une se déclarant dans la convalescence de sa congénère; d'autrefois, au contraire, elles sont assez exactement superposées et marchent parallèlement l'une à l'autre en s'influençant mutuellement d'une façon plus ou moins apparente. La participation si active du tractus muqueux respiratoire au processus morbilleux le prépare merveilleusement à l'ensemencement du bacille de Loeffler, et entraîne presque fatalement l'extension de la diphtérie pharyngée au larynx et même aux bronches. C'est ce qui fait de cette association morbide une des plus redoutables de la clinique. Elle est signalée dans de nombreuses épidémies de diphtérie, notamment dans celles qui ont régné en France en 1883, et auxquelles elle a imprimé un cachet tout spécial (192).

La combinaison de la diphtérie avec la scarlatine a été naguère l'objet de nombreuses controverses. On sait, en effet, que l'angine scarlatineuse s'accompagne parfois d'une exsudation pseudo-membraneuse qui lui impose à première vue la physionomie d'une angine diphtéritique. Les cliniciens expérimentés ne s'y trompent guère. Déjà Bretonneau, pour mettre en garde contre la confusion, avait fait valoir que le caractère différentiel le plus important entre la phlegmasie scarlatineuse du pharynx et l'angine diphtéritique consistait en ce que la première n'avait « aucune tendance à se propager dans les canaux aérifères » (193). La bactériologie a confirmé ce jugement en montrant que dans la grande majorité des cas, les angines membraneuses de la scarlatine n'avaient de commun avec l'angine diphtéritique vraie que les apparences extérieures ; mais en même temps, elle nous a appris qu'on trouvait le bacille de Loeffler dans nombre d'entre elles, ce qui établit la réalité des associations diphtéro-scarlatineuses.

L'union de la scarlatine à la diphtérie imprime en général à celle-ci un caractère grave, car elle entraîne l'invasion des microbes phlogogènes et pyogènes qui jouent un rôle si prépondérant dans cette fièvre éruptive. Tandis que le bacille de Loeffler s'efface peu à peu, on voit apparaître à sa place dans les fausses membranes d'innombrables colonies de streptocoques, en même temps qu'il se développe des symptômes généraux de nature septique, et des suppurations dans les organes situés au voisinage du pharynx,

tels que les ganglions cervicaux, la trompe d'Eustache, l'oreille moyenne,
les cellules mastoïdiennes. La sérothérapie n'a sans doute aucune action
sur ces complications ; mais si elle est appliquée en temps opportun, elle
n'en reste pas moins maîtresse du virus diphtérique et de la fausse membrane dont elle empêche l'extension au larynx, écartant du moins ce danger
dans ce complexus symptomatique déjà si grave par lui-même.

L'affinité entre la diphtérie et la scarlatine s'affirme non seulement dans
leur association fréquente en clinique ; elle apparaît dans leur histoire
tout entière. Les deux affections ont pris leur essor au xvii siècle, et ont
progressé simultanément et parallèlement dans les grands États de l'Europe.
Leur coïncidence épidémique n'est pas moins commune que leur union
en clinique, et toutes les deux ont pour les localités rurales une prédilection qui a été signalée partout. De part et d'autre, les épidémies ont une
évolution lente, irrégulière et oscillante, il semble que leur marche respective soit calquée l'une sur l'autre. On relève la même similitude dans l'évolution multiannuelle des deux maladies. La scarlatine et la diphtérie ont
présenté des périodes plus ou moins longues de répit ou d'atténuation pendant lesquelles elles ont passé à l'arrière-plan des maladies populaires,
pour redevenir, à un moment donné, graves et expansives et contraster
d'une manière saisissante avec les allures et la physionomie sous lesquelles
elles étaient observées jusqu'alors. Enfin, les attributs des deux contages
sont à peu près identiques ; l'un et l'autre sont remarquables par la ténacité,
la longue durée, la résistance aux agents destructeurs naturels. Bref, les
affinités entre les deux maladies ont paru tellement étroites, que certains
médecins n'ont pas craint de conclure à l'identité de leur nature (194).
Pour Archambault, la diphtérie ne serait qu'une déviation de la scarlatine
(195). Ces opinions excessives n'ont jamais compté beaucoup d'adhérents, et
elles n'en trouvent plus guère à l'heure actuelle. Elles témoignent du moins
des rapports multiples et intimes qui existent entre les deux affections,
et constituent un des traits les plus saillants de leur histoire.

L'union entre la diphtérie et la coqueluche est assez souvent observée
chez les enfants. C'est ordinairement la première qui survient dans le
décours de la seconde ; mais en cas de guérison, c'est celle-ci qui survit
à celle-là. Les deux congénères renforcent mutuellement leur gravité respective ; mais le danger est porté à son comble lorsque la diphtérie attaque
le larynx, parce qu'alors l'association multiplie les crises de toux convulsive
ainsi que les chances de complications pulmonaires.

La combinaison entre la fièvre typhoïde et la diphtérie est en général
grave. La première de ces affections, qui ouvre fatalement la porte aux
infections secondaires, imprime d'ordinaire à la seconde un caractère
septique et gangréneux, et favorise par ses localisations broncho-pulmo-

naires son extension à l'appareil respiratoire tout entier. Inversement, la diphtérie s'ensemence facilement chez les typhoïdiques sur les téguments dépourvus de leur épiderme, notamment à la surface des escarres. Enfin, les deux processus se renforcent mutuellement dans leurs effets plus ou moins éloignés sur le cœur et le système nerveux, si bien que la diphtérie est justement considérée comme la complication la plus redoutable de la fièvre typhoïde.

M. le professeur Teissier, s'en rapportant à des observations personnelles relevées à Lyon, et à d'autres recueillies ailleurs, notamment à Paris par M. le docteur Chappert et dans un certain nombre de villes d'Écosse par M. le docteur Turschefield, croit à l'existence d'un certain antagonisme entre la fièvre typhoïde et la diphtérie (196). Mais si l'on a vu parfois les deux maladies osciller en sens inverse l'une de l'autre, il s'en faut que l'on puisse attribuer à cette observation une portée générale. C'est en vain, du moins, que nous avons cherché dans les annales de l'épidémiologie la confirmation de l'opinion exprimée par l'éminent professeur de Lyon. Nous pourrions même lui opposer le témoignage de notre expérience personnelle. Médecin des ambulances de la Goulette, en 1881-1882, nous y avons vu une grave épidémie de diphtérie s'associer à la fièvre typhoïde qui, à cette époque, sévissait sur tout le corps expéditionnaire de la Tunisie. Cet épisode, bien qu'isolé, suffit cependant pour montrer que les deux affections ne se repoussent point sur le terrain épidémique, et qu'on ne saurait accepter qu'avec une extrême réserve la notion de leur antagonisme.

La diphtérie s'en prend volontiers aux constitutions amoindries. Déjà M. Sanné avait rendu attentif à la prédisposition créée à son égard par la tuberculose (197). M. Baginsky a été frappé également de la fréquence de la combinaison des deux maladies, et il a fait ressortir que la diphtérie toujours secondaire dans ce cas, a une marche longue et traînante, que les pseudo-membranes prennent un aspect sale, qu'elles se détachent difficilement, qu'en tombant elles laissent derrière elles des pertes de substance plus ou moins profondes, qu'enfin les enfants ne se remettent point, et tombent facilement dans l'hecticité (198).

Pour compléter ce chapitre, il convient de rappeler que les infections septiques secondaires tiennent une place qui est loin d'être insignifiante dans l'histoire de la diphtérie. L'imprégnation de l'organisme par la toxine du bacille de Loeffler en facilite l'accès aux agents divers, moteurs habituels des phlegmasies graves qui compliquent les maladies infectieuses. Ces associations microbiennes bien connues, et auxquelles MM. Barbier et Tollemer ont naguère consacré un travail des plus documentés (199), impriment à la physionomie de la diphtérie des modalités variables, en rapport avec leur nature et leurs localisations. Elles en rehaussent généra-

lement la gravité, et sont d'autant plus redoutables qu'elles échappent à
l'action salutaire de la sérothérapie.

LA CAUSE PREMIÈRE DE LA DIPHTÉRIE

Le bacille de KLEBS-LOEFFLER. — Les premières tentatives faites en vue
de découvrir le moteur pathogène de la diphtérie, datent de plus de trente
ans. Aucun des observateurs qui s'employèrent alors à cette tâche, ne
réussit à isoler des fausses membranes un microorganisme toujours semblable à lui-même, et capable de produire les symptômes et les lésions
caractéristiques de la diphtérie. La stérilité de ces efforts tient en grande
partie à l'insuffisance des méthodes d'investigation usitées à cette époque.
C'est vers 1882 que KLEBS, utilisant les progrès réalisés alors dans la technique microbiologique, soumit les fausses membranes diphtéritiques à un
examen approfondi.

Il y trouva un bacille qu'il décrivit devant le congrès réuni à Wiesbaden
dans la même année, comme l'agent microbien de la diphtérie. Sa communication ne fut accueillie qu'avec beaucoup de réserve, et non sans sou-
lever de vives discussions contradictoires.

Mais la découverte qu'elle annonçait fut confirmée deux ans après par
M. LOEFFLER dans un travail qui fait époque dans l'histoire de la diphtérie.
comme le travail de KOCH dans celle de la tuberculose (200). Il y exposa
qu'il avait étudié 25 cas de diphtérie, et trouvé chez la plupart d'entre
eux le bacille de KLEBS à l'examen microscopique de la fausse membrane.
Six fois il parvint à l'isoler et à le cultiver à l'état de pureté. En badigeonnant avec ces cultures la muqueuse excoriée de la conjonctive, de la
trachée, du pharynx et du vagin, il a pu reproduire la fausse membrane
diphtérique chez les pigeons, les poules, les lapins et les cobayes. Il fit connaître en outre les effets de leur inoculation sous-cutanée et intra-veineuse
chez un certain nombre d'espèces animales.

Dans une deuxième communication, LOEFFLER rapporte qu'il a trouvé
le bacille de KLEBS dans dix nouveaux cas de diphtérie, et il mentionne
en outre qu'on rencontre parfois dans les fausses membranes, à côté de
lui. un microbe qui lui ressemble beaucoup morphologiquement, mais
qui en diffère en ce que son inoculation n'est suivie d'aucun effet nocif (201).
Dans aucun de ces faits nouveaux, l'agent pathogène ne fut trouvé ni
dans le sang. ni dans les viscères des sujets en observation ou des animaux en expérience. LOEFFLER en conclut que la cause des symptômes généraux et de la mort devait être attribuée non au germe lui-même, mais à un
poison élaboré par lui au foyer d'inoculation, et résorbé au fur et à

mesure de sa production. Cette substance toxique ne se formerait jamais dans le sang, car de fortes doses de culture pure du bacille introduites directement dans la circulation seraient impuissantes à troubler la santé de l'animal ; notion erronée, soit dit en passant, comme le démontrèrent ultérieurement les résultats des injections intra-veineuses de MM. Roux et Yersin.

Malgré la haute portée de ses recherches, M. Loeffler, à la fois prudent et hardi dans la voie nouvelle, ne se crut pas encore autorisé à conclure à la spécificité diphtérique du bacille de Klebs. Il basa sa réserve sur l'absence de paralysie chez les animaux qui ne succombèrent pas à l'inoculation, — lacune qui était bien de nature à le faire hésiter, car il est possible de provoquer avec des microbes très divers des fausses membranes analogues à celles de la diphtérie, — sur la constatation d'un bacille identique à celui de Klebs dans la bouche d'un enfant sain, et enfin sur l'impossibilité de déceler ce microorganisme dans certains cas types de cette maladie.

Il était réservé à MM. Roux et Yersin de fixer la science sur cette importante question. Poursuivant les recherches inaugurées par Loeffler, ils parvinrent à établir définitivement que le microorganisme mis en lumière par Klebs était bien le moteur pathogène de la diphtérie (202).

Dans leur premier mémoire, ils firent connaître qu'ils l'avaient trouvé chez les onze malades qui furent l'objet de leur examen, qu'avec ses cultures pures, ils avaient, comme Loeffler, déterminé des fausses membranes sur les muqueuses préalablement excoriées des animaux ; qu'enfin, plus heureux que leur prédécesseur, ils avaient réussi à provoquer chez ces derniers, par des inoculations de culture pure, des paralysies tout à fait semblables à celles que l'on observe à la suite de la diphtérie, paralysies qu'ils ont démontré ressortir non pas au microbe lui-même qu'on ne trouve qu'exceptionnellement dans le sang et dans les viscères (203), mais aux poisons sécrétés par lui dans les fausses membranes des muqueuses atteintes. Bref, les importantes et décisives contributions ajoutées par l'école de Pasteur à l'œuvre de Loeffler, ont dissipé les doutes qui planaient encore sur ses conclusions. En établissant la présence à peu près constante du bacille de Klebs dans les fausses membranes de la diphtérie, et en déterminant expérimentalement avec lui les symptômes essentiels de cette maladie, MM. Roux et Yersin ont montré qu'il satisfaisait aux conditions essentielles exigées d'un microbe pour pouvoir être érigé en moteur pathogène d'une affection déterminée, et qu'il devait être considéré comme la cause spécifique de la diphtérie.

C'est une notion qui est aujourd'hui fondamentale dans l'histoire de cette maladie, si bien que le diagnostic clinique de celle-ci hésite à s'affirmer sans la constatation du bacille de Klebs-Loeffler. Et il est certain qu'on le rencontre, soit à l'état de culture pure, soit associé à d'autres microorga-

nismes, notamment au streptocoque et au staphylocoque, dans la grande
majorité des cas auxquels la clinique reconnaît les principaux traits de la
maladie de BRETONNEAU. BAGINSKY, entre autres, l'a constaté 97 fois sur 100
dans les milliers de faits que lui et ses assistants ont analysés à l'hôpital
des enfants à Berlin (204). Mais tous les observateurs ne sont pas arrivés à
un pourcentage aussi élevé. Ainsi, M. WELSH a fait connaître que 5.340 cas
de diphtérie reconnus comme tels par la clinique, et contrôlés dans les
stations d'examen bactériologique créées dans les grandes villes de l'Amérique, telles que New-York, Boston, Philadelphie, n'ont donné que 67 constatations positives sur 100 (205). On estime que les résultats négatifs sont
imputables à l'imperfection des méthodes de recherches, aux erreurs d'observation, à l'insuffisance des examens, etc... Cette interprétation est très
plausible, mais néanmoins elle ne satisfait pas entièrement l'esprit.

On fait valoir encore que les faits dans lesquels des examens multiples
et soigneux n'ont pas abouti à la démonstration de l'agent spécifique dans
les fausses membranes, où celles-ci ont paru être élaborées par des microbes
vulgaires, streptocoques, staphylocoques et pneumocoques, etc., ces faits
se sont écartés de la diphtérie vraie par la bénignité de leurs allures et leur
terminaison heureuse. Si bien qu'il est devenu de règle, de modifier le
diagnostic de diphtérie porté dans le principe au lit du malade, si l'examen
bactériologique ultérieur ne découvre point le bacille de LOEFFLER dans les
fausses membranes.

C'est ainsi qu'il arrive souvent que parmi les petits malades atteints
d'angine membraneuse et envoyés après un examen clinique consciencieux dans un service de diphtériques, les uns sont reconnus ultérieurement
porteurs, les autres non du bacille spécifique. Ceux-ci sont dès lors séparés
de leurs camarades, la bactériologie déclare que la clinique s'est trompée
à leur égard, elle les considère comme atteints d'angine membraneuse
simple, et de fait celle-ci évolue sans incident, et aboutit d'ordinaire, non
constamment toutefois, à la guérison. Mais dans le groupe des bacillifères,
il en est aussi un certain nombre chez qui elle se termine heureusement,
après avoir présenté des symptômes qui ne se distinguent guère de ceux
des malades abacillaires. En vérité, quelle différence y a-t-il cliniquement
entre ceux-ci et ceux-là ? Quoi qu'il en soit, la substitution de la conception
bactériologique à la conception clinique de la diphtérie est de nature à
mettre en garde contre l'argumentation tirée des pourcentages en faveur de
la spécificité du bacille. Si, en effet, la nosographie n'admet plus la diphtérie que là où la bactériologie lui montre le microorganisme de LOEFFLER,
elle s'enlève le droit, sous peine de commettre une pétition de principe, de
fonder la spécificité de celui-ci sur sa constance dans celle-là.

Il s'est trouvé des médecins qui se sont refusés à distraire de la diphtérie vraie des angines membraneuses bénignes. bien qu'elles ne portassent point le cachet microbiologique KLEBS-LOEFFLER. Ils font valoir qu'il y a certainement des formes frustes et légères de cette maladie, comme il y a des typhoïdettes et des varioloïdes ; et ils estiment que l'observation clinique doit rester le fondement principal de sa nosographie. Aussi, la signification théorique et pratique du bacille de LOEFFLER a-t-elle donné lieu à de vives controverses qui ne sont pas encore éteintes, et auxquelles nous consacrerons plus loin un paragraphe spécial.

En attendant, nous nous bornerons à marquer que certains esprits ont hésité à reconnaître sa spécificité, moins parce qu'on ne le découvre pas dans tous les faits qui imposent à la clinique le diagnostic de diphtérie, que parce qu'on trouve souvent à côté de lui un autre bacille qui, morphologiquement, lui ressemble beaucoup, mais qui en diffère par l'aspect microscopique de ses cultures, et surtout par son innocuité pour les cobayes auxquels on l'inocule : il est avirulent.

Signalé tout d'abord par M. LOEFFLER, qui le trouva 3 fois sur 30 sujets non diphtériques (206), il fut étudié plus spécialement quatre ans après, par M. HOFFMANN-WELLENHOF (207), qui lui donna le nom de pseudo-bacille de la diphtérie, et un peu plus tard par M. LOEFFLER lui-même (208), par MM. ROUX et YERSIN (209) et enfin par M. ESCHERICH (210).

On le découvrit dans les membranes diphtériques, mélangé aux microbes spécifiques, dans les angines scarlatineuse, rubéolique, syphilitique et simple. dans les vulvites des petites filles, et enfin dans les cavités naso-buccales de personnes bien portantes.

MM. ROUX et YERSIN l'ont constaté dans la bouche de 15 petits malades sur 45 admis à l'hôpital des enfants pour des affections diverses, et chez 15 élèves bien portants, appartenant à l'école d'un village très salubre, situé sur les bords de la mer, et où depuis longtemps aucun cas de diphtérie n'avait été signalé (211). Ils l'ont trouvé en outre chez des enfants atteints d'angine simple 2 fois sur 6.

Depuis ces premières recherches, le pseudo-bacille et le bacille plus ou moins virulent ont été rencontrés maintes fois chez des sujets sains, et leur signification a été diversement interprétée. La littérature médicale abonde en observations de ce genre. Nous croyons devoir en rappeler quelques-unes pour donner une idée approximative de la proportion des sujets bacillifères sans symptômes diphtériques. Déjà dans son grand travail de 1884, LOEFFLER rapporte qu'il a constaté le microbe virulent dans le mucus pharyngé d'un individu sur 30 examinés, dont 20 enfants et 10 adultes, soit 3,3 p. 100. ZARNIKO (212) l'a trouvé 18 fois sur 130 enfants bien portants. MAX BECK a pu isoler le pseudo-bacille 22 fois dans des groupes sains et 14 fois chez des sujets atteints d'angine. MM. LEVREY et

Piatot, internes de M. Variot, ont fait de la même façon 63 observations positives sur 149 enfants pris au hasard dans l'hôpital (213).

Du 1ᵉʳ décembre 1895 au 1ᵉʳ juin 1896, M. Gross a ensemencé sur le sérum, en prenant à tâche de renouveler l'opération de semaine en semaine, le mucus nasal et pharyngé de tous les petits malades admis à l'hôpital des Enfants de Boston. Vingt-quatre sur 74, soient 7,9 p. 100 hébergeaient le bacille de la diphtérie, sans être aucunement atteints de cette affection. Un petit garçon portait pendant deux mois et demi dans le nez des bacilles virulents qu'on ne découvrit qu'après plusieurs examens; il n'y en avait point dans le pharynx (214).

Dans la clinique de M. Heubner, M. Muller rechercha le bacille de Klebs chez 100 petites filles exemptes de tout symptôme diphtéritique. Il le trouva, par le procédé des cultures, chez 24 d'entre elles, dont 4 étaient déjà en traitement lorsque les examens furent commencés, et les 20 autres furent admises pendant leur exécution. Six de ces dernières présentaient le bacille dès la première épreuve, c'est-à-dire qu'elles le portaient déjà au moment de leur entrée, tandis que les 14 autres le prirent à l'hôpital même. Des 6 enfants bacillifères à leur admission, une seule provenait d'un foyer infecté : elle appartenait à une famille où la diphtérie avait fait invasion quelques semaines auparavant, sans qu'elle-même en fût atteinte. Le microbe persista dans la bouche des bacillifères pendant plusieurs semaines, jusqu'à deux mois et demi. L'auteur l'inocula 12 fois avec succès aux animaux : dans 6 épreuves il se montra très virulent, et dans 6 autres sa virulence fut trouvée faible (215).

Il semble, c'est une opinion fondée sur mainte observation, que les sujets bacillifères sont moins clairsemés dans les foyers endémiques ou épidémiques que dans les milieux épargnés par la diphtérie. C'est ainsi qu'on trouve assez fréquemment le bacille de Lœffler dans la gorge d'enfants en traitement dans un hôpital où sont soignés d'autre part des diphtériques. A l'hôpital des Enfants de Bâle, où plusieurs salles avaient reçu depuis quelque temps des diphtéries membraneuses, Feer explora systématiquement pendant quelque temps les gorges des petits malades traités dans ces locaux pour des affections diverses. Sur 30 examens, il trouva 3 fois des bacilles virulents, dont une fois dans une angine érythémateuse, accompagnée de troubles généraux, et 2 fois chez des sujets présentant à peine un peu de rougeur de la gorge, sans réaction générale (216).

Au cours d'une épidémie qui régna à Greifswald en 1894, MM. Loeffler et Abel examinèrent la gorge de 160 enfants fréquentant l'école; ils trouvèrent chez quatre d'entre eux le bacille virulent et chez onze autres le pseudo-bacille. Les quatre premiers donnèrent lieu aux observations suivantes : chez l'un, la diphtérie se déclara ultérieurement, le deuxième en était déjà atteint au moment de l'examen, mais n'en éprouvant aucun malaise, il vivait librement au milieu de ses camarades ; le troisième avait une légère inflammation amygdalienne, sans troubles subjectifs, et le quatrième était tout à fait sain (217).

En 1895, à l'occasion de deux cas de diphtérie survenus dans une salle de l'hôpital de Christiania, le D' Vogt examina les 25 enfants de cette pièce et trouva que 3 d'entre eux étaient porteurs du bacille de Loeffler. L'un d'eux prit ultérieurement la diphtérie, les autres demeurèrent indemnes (218).

En juin 1894, une petite épidémie de diphtérie se déclara dans le quartier de cavalerie de Christiania. Comme elle poursuivait son cours, malgré toutes les mesures de désinfection qui furent employées contre elle dès le début, le docteur Aaser eut l'idée d'examiner le mucus pharyngé de tous les militaires, au nombre de 89, casernés dans ce bâtiment. Dix-sept d'entre eux, soit 19 p. 100, furent reconnus porteurs d'un bacille virulent ; ils furent isolés, et pendant leur séquestration, la diphtérie se déclara chez l'un d'eux et une légère angine chez deux autres (219).

Dans l'année 1894-1895, une série de 25 cas de diphtérie s'étant manifestés successivement dans la garde du corps à Stockholm, et le docteur Hellström n'étant point parvenu à enrayer cette petite épidémie malgré le prompt envoi des malades à l'hôpital et la désinfection réitérée des locaux, procéda à l'examen bactériologique de la gorge des 786 hommes dont se composait ce corps. Il en trouva 151, soit 19.21 p. 100 qui y hébergeaient un bacille Klebs-Loeffler très virulent. Tous ces individus furent soumis à un isolement rigoureux, et cette mesure suffit à mettre fin à la maladie régnante. Un seul de ces bacillifères en fut atteint ultérieurement (220).

A la clinique de l'Université de Christiania, M. Johannessen découvrit le microbe de Loeffler chez 3 enfants sur 26 dont la gorge était exempte de toute apparence morbide (221).

M. Fibiger fait connaître qu'à l'occasion d'une épidémie qui se manifesta à l'hôpital de Blegdam (Copenhague), il trouva le bacille virulent chez 3 fonctionnaires bien portants qui avaient été épargnés par la maladie régnante, et qui n'avaient jamais eu la diphtérie auparavant (222).

Le même médecin, incité par des atteintes réitérées d'affections diphtériques qui se succédaient au gymnase de Herlufsholm (île de Seelang), scruta le pharynx de tous les élèves de cet établissement, et sur 134 sujets sains, en découvrit 10 infectés du bacille de Loeffler (223).

Au cours de l'épidémie qui sévit à la caserne de la Part-Dieu de Lyon, dans l'hiver de 1896-97, MM. Benoît et Simonin trouvèrent le bacille de Loeffler chez environ 20 p. 100 des militaires bien portants de ce casernement, tandis que des recherches similaires effectuées parallèlement dans un milieu non infecté ne leur donnèrent que 5 p. 100 de faits positifs (224).

En 1899, M. Kober a réuni dans un mémoire très documenté les principales données éparses dans la littérature médicale sur la fréquence respective du bacille de Loeffler chez les sujets sains ayant vécu dans un foyer diphtérique, et chez ceux qui n'avaient jamais été exposés à la contagion. Il se trouva, d'après l'ensemble des résultats, que la proportion des bacillifères était respectivement de 17,8 et de 7 p. 100 des individus examinés dans le premier et dans le deuxième groupe. D'autre part, des recherches personnelles, entreprises avec des méthodes perfectionnées, lui ont fait découvrir l'agent pathogène chez 10 sujets sur 123 pris au hasard dans l'entourage des malades, soit chez 8 p. 100 seulement, et chez 15 sur 600 individus n'ayant jamais eu de contact avec des malades, c'est-à-dire chez 2 1/2 p. 100. Une enquête semblable, faite à peu près en même temps par M. F. Denny, de Boston, a fourni à ce médecin des conclusions qui ne s'écartent guère de celles de M. Kober (225).

Nous sommes loin des affirmations de Schanz, d'après lequel les diverses variétés de bacilles de Loeffler se trouveraient chez la moitié des sujets bien portants (226). Et pourtant, nous y sommes ramené par les conclusions de M. Lesieur de Lyon qui nous a fait connaître que d'après ses recherches, le pseudo-bacille se rencontrerait chez 36 p. 100 des sujets vivant au voisinage des diphtériques, et chez 31 p. 100 de ceux qui restent à l'abri de tout contact suspect (227).

Ce n'est pas seulement la bouche des sujets bien portants qui héberge éventuellement le microbe pathogène. On le trouve également dans les cavités voisines, et en particulier dans les fosses nasales. MM. les professeurs Stooss et Tavel ont démontré sa fréquence dans le rhume de cerveau et la rhinite chronique des enfants (228). Il ressort des patientes recherches de M. Lesieur de Lyon, que le pseudo-bacille ou le bacille virulent se rencontreraient à l'état normal 15 fois plus souvent au moins dans le nez que dans la gorge (229). Leur prédilection pour les cavités nasales avait déjà été signalée par MM. Barbier et Uhlmann en 1893 (230), Tézenas du Montcel en 1894 (231), Sevestre et Méry en 1895 (232), Legendre et Pocuon dans la même année (233), Belfanti et Della Vedova en 1896 (234), enfin par MM. Richardière-Tollemer (235) et de Simoni en 1899 (236). Ce dernier observateur estime que les pseudo-bacilles se rencontrent très communément à la surface de la muqueuse nasale, notamment lorsqu'elle est atteinte de lésions chroniques et envahie par une flore microbienne variée; ils ne s'observeraient au contraire qu'exceptionnellement dans les cas où celle-ci serait réduite à une seule espèce.

D'une façon générale, le bacille de Loeffler se constate plus fréquemment chez les personnes dont la muqueuse naso-pharyngée est malade que chez celles dont ces cavités sont normales. La proportion des bacillifères s'élèverait à 78 p. 100 chez les premières, et à 18 p. 100 chez les secondes, d'après les protocoles de la station diphtérique de Breslau (237). M. le professeur Landouzy en a compté 364 sur 860 cas d'angine examinés dans son laboratoire (238). Tous les bacillifères, notamment ceux qui ont une tare naso-pharyngée, sont exposés à devenir diphtériques. Mais ils passent pour être surtout dangereux vis-à-vis de leur entourage. Flügge (239), Kober (240), et nombre de bactériologistes qui voient dans l'homme le véhicule à peu près exclusif du bacille de Loeffler, considèrent les porteurs sains de ce dernier comme bien plus dangereux que les malades eux-mêmes. Protégés contre ses agressions par des moyens de défense suffisants, ils continuent à vivre de leur vie habituelle, souillant de leurs lèvres contaminées les ustensiles d'un usage commun, tels que la vaisselle de table. Que si l'agent pathogène est ultérieurement introduit par ces intermédiaires dans la bouche d'un individu dont la muqueuse pharyngée est lésée et le sang dépourvu d'anticorps, il réalisera à coup sûr ses effets morbides habituels, après être resté inoffensif chez l'hôte dont il provient (241).

Cette pathogénie, faite entièrement des suggestions du laboratoire, est assurément très séduisante. Mais elle ne force point la conviction, elle commande plutôt une certaine réserve, car il s'en faut qu'elle puisse se réclamer de l'autorité des faits observés, et c'est avec raison que Zbinden a pu écrire « que des témoignages positifs en faveur de cette sorte de transmission doivent être rares » (242). Nous la retrouverons plus loin, aux paragraphes consacrés à l'épidémiologie et à la prophylaxie, car il est des médecins convaincus qui ne demandent rien moins que la séquestration des bacillifères non malades, au même titre que celle des diphtériques avérés.

Pour le moment, il nous reste à compléter ce paragraphe, en fixant l'attention sur quelques problèmes d'un intérêt théorique et pratique de premier ordre que soulèvent les notions qui s'y trouvent consignées.

Bacilles virulents et pseudo-bacilles. — Et tout d'abord, que sont l'un vis-à-vis de l'autre le pseudo-bacille et le vrai bacille de Loeffler? Quelle est leur signification réciproque ? Cette question est controversée depuis plus de vingt ans, et elle divise encore actuellement bon nombre de microbiologistes. M. Loeffler, ainsi que l'indique le nom qu'il lui a donné, considère le pseudo-bacille comme absolument distinct du moteur pathogène de la diphtérie de Bretonneau. Bien que lui ressemblant morphologiquement, il n'en procéderait point et serait incapable d'acquérir ses propriétés. Effectivement, M. Bernheim chercha en vain à le rendre virulent en le combinant avec le streptocoque et le staphylocoque, et M. Escherich ne fut pas plus heureux que lui (243). Cette manière de voir fut acceptée par MM. Babès, Ortmann, Zarniko, Paltauf et Kolisko, Beck, Feer, etc. M. Goldscheider essaya, sans succès, d'introduire une solution intermédiaire en présentant le pseudo-bacille comme l'agent des angines graves autres que celles de la diphtérie (244).

La question fut examinée et résolue dans un sens tout opposé par MM. Roux et Yersin. Dans une argumentation des plus serrées, et appuyée sur des faits précis, ils firent ressortir les affinités étroites qui unissent entre eux les deux bacilles, et n'hésitèrent pas à conclure à leur unité originelle, c'est-à-dire à leur identité (245). Cette conception prévalut à partir de ce moment. Elle fut défendue entre autres par MM. Marcel (246), Martin (247) et Koplick (248). Ce dernier a vu chez un diphtérique des bacilles non virulents succéder au bout d'un certain temps aux vrais bacilles, ou, comme il s'exprime, ceux-ci se transformer en ceux-là. Des observations semblables furent ensuite produites par MM. Gerber et Podack (249), et la notion de l'identité des deux microorganismes semblait acquise.

Des travaux publiés ultérieurement en Allemagne ont tout remis en question. M. de Martini, ayant constaté que le pseudo-bacille se développait aussi bien sur le sérum antidiphtérique que sur le sérum ordinaire, en déduit qu'il ne pouvait être considéré comme identique de sa nature au bacille vrai, qui ne se cultive point sur le sérum de Roux (250). M. Neisser tire la même conclusion de certaines propriétés physico-chimiques qui, selon lui, seraient spéciales au microorganisme de Loeffler : celui-ci présente, en effet, à ses extrémités, des granulations polaires qui prennent le bleu par le procédé de la double coloration, caractère qui manque à son congénère (251). M. Spronck enfin, ayant trouvé des pseudo-bacilles pathogènes pour le cobaye, c'est-à-dire lui occasionnant encore de l'œdème au point d'insertion sous-cutanée de la culture, les inocula à quelques-uns de ces animaux préalablement immunisés par des injections de fortes doses de sérum. On sait que dans ces conditions, ils sont réfractaires aux inoculations du bacille vrai ; or, ils se montrèrent au contraire très sensibles au microorganisme en expérience, et l'auteur en inféra que celui-ci n'avait rien de commun avec l'autre (252).

Ces différences dans les caractères chimiques ou biologiques ont paru suffisantes à quelques-uns. MM. Fränkel (253) et Baginsky (254) entre autres, pour revenir à la séparation établie primitivement entre les deux microorganismes. A notre humble avis, elles ne sauraient prévaloir contre les hautes considérations sur lesquelles MM. Roux et Yersin ont fondé l'opinion opposée. Nous ne saurions mieux faire que de les rappeler ici : « D'une part, écrivent-ils, la présence du bacille pseudo-diphtérique dans la bouche de personnes saines et de celles qui ont des angines manifestement non diphtériques, semble éloigner toute idée de parenté entre eux (les deux bacilles). D'autre part, si on considère que le bacille non virulent est très rare dans les diphtéries mortelles, qu'il est plus abondant dans les diphtéries bénignes, qu'il devient plus commun à mesure que les diphtéries sévères marchent vers la guérison, et qu'enfin il y en a bien plus chez ceux qui viennent d'avoir la diphtérie que chez les personnes saines, on acceptera difficilement l'idée que ces deux microbes sont absolument étrangers l'un à l'autre. Les différences morphologiques que l'on a relevées entre eux sont si faibles, qu'elles ne prouvent rien. Ces organismes ne peuvent être distingués que par leur action sur les animaux. Mais la différence de virulence ne comporte nullement la différence d'origine. Au point de vue de la forme, de l'aspect des cultures, le bacille diphtérique et le bacille pseudo-diphtérique diffèrent moins entre eux que le charbon virulent et le charbon très atténué, qui viennent cependant d'une même souche. D'ailleurs, la distinction nette que nous faisons entre les bacilles virulents et les non virulents est arbitraire : elle repose sur la réceptivité des cobayes. Si nous inoculions des animaux plus sensibles, il est des bacilles pseudo-diphtériques que nous rangerions parmi les virulents, et si au contraire, nous remplacions, dans nos essais, les cobayes par les lapins, il est des bacilles diphtériques que nous appellerions pseudo-diphtériques. Dans les expériences, on ne rencontre pas seulement un bacille très virulent et un bacille non virulent ; entre ces deux extrêmes, il y a des bacilles à tous les degrés de virulence. Parmi ceux qui sont vraiment diphtériques, les uns tuent en trois et quatre heures, d'autres en soixante heures, d'autres en trois à quatre jours, d'autres après un temps plus long encore ; il ne viendra cependant à l'idée de personne de soutenir que ces microbes d'activités diverses n'appartiennent pas à la même espèce. Pourquoi alors séparer ceux qui ne diffèrent que par une virulence moindre encore? Où ferons-nous commencer le pseudo-diphtérique ? Au bacille qui ne donne plus d'œdème chez le cobaye, ou à celui qui en produit un peu ? La nature nous présente tous les intermédiaires entre le bacille diphtérique vrai et le pseudo-diphtérique ; les relations qui existent entre eux sont très probablement du même ordre que celles qui existent entre la bactéridie virulente et la bactéridie très atténuée. Nous disons : très probablement, car pour fournir une démonstration sans réplique, il faudrait produire artificiellement le bacille pseudo-diphtérique en partant du bacille vrai, ou inversement, le diphtérique vrai en partant du pseudo-diphtérique. Si on réalisait ces deux preuves, on aurait montré jusqu'à l'évidence que les deux microbes sont une même espèce. » (255).

Ces quelques lignes posent et résolvent le problème de la signification réciproque des deux microorganismes en cause avec un sens pratique et une intuition nosographique qui forcent la conviction. Les faits d'observation qui y sont invoqués et les arguments qui y sont développés sont autrement décisifs que les différences dans les propriétés physico-chimiques ou biologiques que la bactériologie est arrivée péniblement à saisir entre les deux microbes. L'identité de ces derniers, si magistralement établie par nos éminents compatriotes, est acceptée généralement en France depuis la publication de leur travail ; et bien que les auteurs classiques allemands. tels que MM. Baginski (256) et Fränkel (257) enseignent toujours la doctrine de la dualité, l'opinion contraire est cependant partagée par bien des médecins étrangers. Elle est affirmée entre autres par M. Salter, qui s'est assuré de la réceptivité des différentes espèces d'oiseaux pour le bacille d'Hoffmann, et qui pense être parvenu à transformer celui-ci en bacille de Loeffler 258). En Allemagne même, elle compte des adhérents : tels sont notamment MM. Schanz qui n'accepte aucunement la valeur des caractères différentiels relevés entre les deux microbes par les méthodes de coloration ou de culture (259), Behring (260) qui ne trouve pas ces caractères suffisants pour séparer les deux bacilles dans les classifications botaniques, enfin Spraig qui, dans une petite épidémie de maison, a vu chez les mêmes malades des microbes doués de tous les degrés de virulence, depuis le pseudo-bacille jusqu'au bacille de Loeffler classique (261). Cette étroite union que l'épidémiologie dénonce entre les deux microorganismes est assurément plus suggestive que les différences plus ou moins artificielles établies entre eux sur la foi de quelques réactions chimiques ou biologiques. Les deux apparences du bacille de Klebs rappellent les deux modalités similaires du bacille d'Eberth, et n'ont vraisemblablement pas une signification différente. Les recherches de notre jeune collègue de l'armée, M. Sacquépée ont eu effet démontré que certains bacilles dits « éberthiformes » qui ont tous les attributs du bacille d'Eberth, moins l'aptitude agglutinative, sont succeptibles d'acquérir celle-ci, et de passer éventuellement du rang d'éberthiformes à celui d'éberthiques parfaits (262).

Les considérations qui précèdent nous laissent la conviction que les liens qui unissent entre eux les deux microorganismes en présence dans la diphtérie sont des plus étroits. Il est sans doute intéressant pour l'histoire naturelle des microbes, de découvrir entre ces deux bacilles des caractères différentiels chimiques ou biologiques plus ou moins élégants. Mais ces distinctions sont-elles suffisantes pour les séparer dans la pathogénie de la diphtérie ? Nous ne le croyons pas. Il est hors de doute que si certains bactériologistes, au lieu de chercher uniquement le critérium de l'identité ou de la distinction spécifique des deux microbes dans leurs propriétés physico-chimiques ou biologiques respectives, eussent eu en même temps recours aux enseignements de l'observation, ils y auraient trouvé un guide précieux pour la solution du problème posé. L'épidémiologie en effet nous enseigne. par d'innombrables témoignages, que la diphtérie, bien qu'empruntant à la contagion son principal moyen d'extension, est susceptible cependant de se développer sans contagion d'origine. Sans doute, la ténacité de son virus, l'aptitude de celui-ci à se conserver indéfiniment sur les personnes et les choses, assurent à sa propagation des voies qui, pour n'être point mystérieuses, se dérobent cependant souvent à l'enquête la mieux conduite. Mais il n'en reste pas moins acquis qu'elle naît fréquemment sans avoir été communiquée ni directement ni indirectement par des produits muco-membraneux humides ou desséchés. Il n'y a que les médecins qui ignorent l'histoire de ses épidémies, ou qui l'oublient pour ne s'inspirer que des découvertes du laboratoire, qui puissent douter de ce mode de développement. Peut-être, suffirait-il pour les en convaincre, de rappeler l'explosion en quelque sorte simultanée de cette maladie sur tous les points de la France en 1857 et 1858, et les enseignements qu'ils ont inspirés à Trousseau relativement à son origine. Où en trouver le point de départ, si ce n'est dans un microbe demeuré jusqu'alors saprophyte ? N'est-ce point ainsi que naquit la méningite cérébro-spinale, vingt ans auparavant ? Cette autogenèse, dont nous voyons tous les jours des exemples, ne dénonce-t-elle pas la complicité du pseudo-bacille dans le développement de la diphtérie ? Elle est assurément plus suggestive que l'épreuve fragile de l'agglutination ou les indications décevantes de la double coloration de Neisser.

Longtemps avant la découverte de Loeffler, nous enseignions dans la chaire d'épidémiologie du Val-de-Grâce, que pour comprendre le développement éventuel de la diphtérie sans contagion originelle, il fallait de toute nécessité admettre que nous portions en nous le moteur pathogène de cette maladie, comme nous portons celui de la pneumonie, de l'érysipèle, de la fièvre typhoïde, etc.; qu'inoffensif à l'état ordinaire, il pouvait devenir pathogène, virulent, à la faveur d'influences individuelles ou générales, ainsi qu'il en arrive pour les germes de la plupart des autres maladies infectieuses. C'est précisément de cette façon que MM. Roux et Yersin ont compris le rôle du pseudo-bacille. Que si ce n'est pas lui qui est en cause, c'est un autre microorganisme, d'une signification pathogénique équivalente, un agent diphtérogène, capable de perdre et de récupérer alternativement sa virulence. L'opinion contraire ne saurait prévaloir contre les suggestions de l'épidémiologie ni contre celles du laboratoire lui-même. Que nous enseigne en effet ce dernier ? C'est qu'on peut faire varier expérimentalement la virulence du microbe de Loeffler comme elle varie dans la nature elle-même. En cultivant un bacille très actif dans un courant d'air et à une température de 39°, MM. Roux et Yersin en ont fait un microorganisme dépourvu de toute virulence, tout à fait semblable aux bacilles atténués qui provoquent les angines diphtériques bénignes ou que l'on rencontre dans la bouche de certaines personnes en bonne santé. « Ce microbe, artificiellement préparé se confond avec le pseudo-diphtérique ; comme lui, il pousse plus abondamment et à une température plus basse ; il rend le bouillon plus rapidement alcalin, il croît très peu dans le vide (263) ». Ces observateurs ont établi en outre que la propriété toxigène, qui est la caractéristique du bacille virulent, va en s'affaiblissant à mesure que la virulence des microbes diminue. Elle est au minimum dans les bacilles très atténués et dans les bacilles pseudo-diphtériques. Cependant, les animaux qui reçoivent de grandes quantités de la culture filtrée de ces bacilles sans virulence ou de ces pseudo-bacilles maigrissent, et quelques-uns finissent par succomber. Ces faits établissent une analogie de plus entre le bacille diphtérique atténué et le pseudo-bacille (264).

Et nous ne sommes pas au bout de cette argumentation. Puisque la bouche contient souvent des bacilles non virulents, et qu'il importe à l'étiologie de connaître s'ils peuvent devenir pathogènes, il était intéressant de réaliser la transformation inverse de celle de l'atténuation, c'est-à-dire d'élever artificiellement à la virulence des bacilles qui en sont dépourvus. MM. Roux et Yersin y sont parvenus en associant à la culture de ces derniers une culture de streptocoques. Le mélange des deux milieux liquides, inoculé aux cobayes, a déterminé leur mort en moins de quarante-huit heures, avec toutes les lésions caractéristiques de la diphtérie. Le retour à la virulence du bacille fut marqué par le retour de la propriété toxigène, laquelle était tout à fait minime dans le microbe qui avait servi de point de départ (265). MM. Roux et Yersin ont vainement tenté de rendre pathogène le pseudo-bacille. Mais ils n'ont pas réussi davantage à renforcer la virulence du bacille artificiellement très atténué. Quand celui-ci était amené à un degré d'affaiblissement tel qu'il ne produisait presque plus de réaction locale au point d'inoculation, il leur était impossible de lui restituer son pouvoir pathogène, et par conséquent de le distinguer du pseudo-bacille. Leurs essais infructueux pour rendre celui-ci virulent, loin d'être contraires à leur thèse, sont donc plutôt en sa faveur, puisqu'ils établissent un trait d'analogie de plus entre les deux bacilles de Loeffler et de Hoffmann.

Du moment que le bacille de Loeffler est susceptible d'être atténué au point de ne pouvoir plus être distingué du pseudo-bacille, on ne peut se refuser à admettre que celui-ci tient de celui-là, et la pensée qu'il est actionné dans la genèse de ces explosions de diphtérie qu'aucun lien ne rattache à une atteinte antérieure s'impose, ou du moins elle devient des plus légitimes. Sans doute, nous ne connaissons pas les procédés dont se sert la nature pour élever à la virulence ces bacilles inertes qui végètent normalement sur la muqueuse des premières voies. Il est probable que les modifications imprimées à cette dernière par les phlegmasies de toute nature, ou l'influence exercée par les autres microorganismes qui sont les hôtes habituels des cavités naso-pharyngées, sont les facteurs actifs de cette transformation. Mais peu importe. Cette ignorance n'affaiblit pas les liens établis par l'expérimentation entre les deux microbes, et elle ne porte aucunement préjudice aux déductions pratiques que nous sommes autorisé à tirer de cette affinité.

C'est avec raison que MM. Roux et Yersin rappellent, au sujet de ces deux microorganismes en présence, les considérations élevées que la découverte de l'atténuation des virus a suggérées à Pasteur. L'idée qu'un microbe pathogène peut sortir d'un saprophyte fut, à cette occasion, introduite par lui dans la science et servit, dans ses communications à l'Institut, à l'interprétation des questions les plus élevées de la pathologie générale, telles que celles qui se rapportent au réveil et à l'extinction alternatifs des maladies populaires, à la notion si troublante des maladies éteintes et des maladies nouvelles, à l'autogenèse enfin qui tient une place si importante dans le développement des affections infectieuses. Les mémorables notes de Pasteur à l'Institut sur les rapports qui lient entre eux les microbes saprophytes et les microbes virulents, nous ont fait comprendre le mystère de la génération spontanée, et d'autres difficultés non moins ardues de l'épidémiologie. Combien l'immortel novateur laisse derrière lui les microbiâtres qui, méconnaissant les enseignements de cette dernière et la portée des questions qu'elle soulève, se flattent de dissiper toutes les obscurités de l'étiologie avec les indications d'un réactif colorant ou d'un milieu de culture plus ou moins complaisant! Supposer qu'un microorganisme pathogène conserve ses fonctions virulentes sans discontinuité, et que toute atteinte de la maladie dont il est le moteur procède toujours de sa transmission plus ou moins directe d'un contagifère à un sujet sain, comme le proclame l'école de Koch, c'est avoir de l'étiologie une conception bien trop étroite, et accorder un rôle abusif et décevant à la contagion.

Pasteur, en laissant entrevoir par ses lumineuses révélations sur l'atténuation des virus, qu'aux divers microbes pathogènes correspondent vraisemblablement dans la nature des représentants saprophytes qui vivent dans les milieux ambiants, dont ils procèdent, et auxquels ils peuvent faire retour, Pasteur nous a permis de saisir la raison intime de maints faits de l'épidémiologie, que la notion de la contagion ne suffit pas à expliquer. C'est de ces hauts enseignements que s'est inspiré le travail de MM. Roux et Yersin. Au lieu de chercher à séparer le bacille d'Hoffmann de celui de Loeffler, ces deux savants se sont efforcés de saisir les liens qui les rattachent l'un à l'autre, et ils y ont réussi en s'appuyant à la fois sur l'expérimentation et sur les enseignements de la pathologie générale. Ils nous ont mis ainsi à même de comprendre l'épidémiologie de la diphtérie. Et c'est pourquoi leur œuvre est restée la plus complète qui ait été écrite sur cette maladie depuis celle de Loeffler. Les nombreuses publications parues depuis 1890 n'y ont rien ajouté d'essentiel, et n'ont point ébranlé les données fondamentales qui y sont établies. Au contraire, M. Levin a réussi tout récemment à transformer, dans une double série d'expériences, les bacilles courts ou pseudo-bacilles, en bacilles longs, très virulents pour les cobayes. Il cultiva d'abord ces microorganismes sur le sérum de veau, puis sur le sérum de Loeffler, les ensemença ensuite dans le bouillon alcalinisé de Spronck, et vit peu à peu la virulence du microbe augmenter au point que ses toxines tuèrent un cobaye en quarante heures, à la dose d'un cinquième de goutte (267). Au reste, M. Lesieur de Lyon vient de mettre en relief, sur le terrain même de la bactériologie, la fragilité des preuves sur lesquelles l'école allemande fonde la doctrine opposée à celle des disciples de Pasteur. Le distingué chef des travaux de la Faculté de Lyon les examine une à une et en fait ressortir clairement l'insuffisance. La morphologie s'est montrée dans ses recherches impuissante à différencier les deux microorganismes entre eux. La réaction d'Escherich ne lui a donné des résultats positifs que dans 22,5 p. 100 des cas de bacilles de Loeffler, et jusque dans 20 p. 100 des cas de pseudo-bacilles. L'épreuve de Spronck a répondu positivement dans 35 p. 100 des cas de bacilles de Loeffler, alors qu'elle n'a déterminé aucune réaction dans 40 p. 100 de pseudo-bacilles. Enfin la réaction de Neisser ne s'est montrée positive que dans 80 p. 100 de bacilles vrais, et elle le fut dans 20 p. 100 de bacilles d'Hoffmann ; elle est donc loin d'être infaillible et n'a qu'une valeur relative dans la distinction des deux microorganismes.

M. Lesieur montra en outre que l'agglutination s'obtient également bien avec les deux sortes de culture, et que la toxicité diphtéritique s'observe dans certains bacilles dépourvus de virulence ; enfin il a réussi non seulement à transformer des bacilles de Loeffler en bacilles d'Hoffmann, mais à réaliser également la métamorphose inverse. Bref, il conclut de ses longues et laborieuses recherches que dans l'immense majorité des cas, les prétendus pseudo-bacilles ne sont en réalité que des vrais bacilles de Loeffler atténués (268).

Mais il est dans la microbiologie de la diphtérie une autre difficulté non moins troublante que celle qui vient d'être discutée, et dont la solution n'intéresse pas moins la doctrine que la pratique. Nous avons exposé plus haut qu'on trouvait souvent chez les convalescents et chez les personnes tout à fait bien portantes non seulement le pseudo-bacille, mais le bacille virulent lui-même, seul ou associé à son congénère. Qu'il n'y ait point, en pareille occurrence, de réinfection chez les convalescents, on ne saurait s'en étonner ; ils jouissent, en vertu de l'atteinte qu'ils viennent de subir, une immunité au moins temporaire, et demeurent naturellement indemnes.

Mais pourquoi les individus qui n'ont jamais eu la diphtérie, sont-ils réfractaires à la graine virulente dont ils sont porteurs ? Il serait facile de trancher la question en faisant valoir que la nocuité d'un bacille löfflerien à l'égard du cobaye n'implique pas nécessairement qu'il est pathogène pour l'homme. Sans doute, on observe communément que les microorganismes qui proviennent d'une diphtérie grave ou bénigne sont respectivement très virulents ou légèrement pathogènes pour l'animal. Mais, ce rapport est loin d'être constant ; il n'y a pas de parallélisme rigoureux entre les effets pathologiques provoqués par un bacille chez l'homme et ceux qu'il fait naître chez l'animal. Aussi, la véritable cause de l'immunité dans l'espèce résiderait, ainsi que l'ont établi les travaux de l'école microbiologique que nous avons rappelés plus haut, d'une part dans l'intégrité du revêtement épithélial du naso-pharynx, et d'autre part dans la présence des anticorps dans le sang des sujets réfractaires. Ces anticorps, on s'en souvient, sont élaborés non seulement par les convalescents de diphtérie, mais aussi par des sujets qui n'ont jamais été atteints de cette maladie. Et c'est ainsi que l'on se représente aisément que les uns et les autres peuvent porter sans préjudice le bacille pathogène dans la bouche. Ces moyens de protection ont sans doute une limite. La solidité de la barrière épithéliale des premières voies peut être compromise éventuellement par une maladie intercurrente, et l'élaboration des anticorps être ralentie par une cause quelconque ou débordée par l'introduction dans le sang d'un excès de toxine. Aussi voit-on çà et là des bacillifères prendre la diphtérie après avoir hébergé impunément jusqu'alors l'agent pathogène, cause de cette éclosion.

Cette interprétation est très ingénieuse. Mais entièrement théorique, elle n'a pas empêché certains esprits d'être troublés par les faits qu'elle vise. La présence, en effet, du bacille de Loeffler dans la bouche de maint individu bien portant a fait mettre en doute sa spécificité : il s'est trouvé des médecins qui lui ont contesté le rôle exclusif qui lui a été attribué dans la pathogénie de la maladie de Bretonneau. Nous nous faisons un devoir d'exposer les arguments sur lesquels a été fondée cette opposition : il peut y avoir quelque profit à examiner contradictoirement une doctrine, quelque solides que puissent être les assises sur lesquelles elle repose.

Spécificité du bacille de Loeffler. Sa valeur en clinique et en nosographie. —Jusqu'à il y a une vingtaine d'années, le symptôme et la lésion étaient à peu près exclusivement exploités dans le diagnostic de la diphtérie. Cette conception anatomo-clinique de la maladie a suffi pendant trois quarts de siècle à sa nosographie. Les études microbiologiques ont changé l'orientation de celle-ci. *A la diphtérie ne doivent être attribuées que les* *affections qui sont déterminées par le microorganisme de* LOEFFLER, *quels que soient les symptômes et les lésions sous lesquels elles se présentent, d'où il résulte que la bactériologie seule est apte à en établir le diagnostic.* Tel est le dogme qui a été proclamé au congrès de Buda-Pesth en 1894 par les comités français et allemand. Il est devenu classique.

On peut se faire une idée de la distance qui sépare le présent du passé, si l'on considère que sur 100 malades diphtériques, triés d'après l'image clinique tracée par BRETONNEAU et dont les fausses membranes sont explorées dans les stations d'examen des grands centres comme Paris, Berlin, New-York, 60 seulement sont reconnus comme tels par la bactériologie, parce qu'elle découvre chez eux le bacille de LOEFFLER, tandis que les 40 autres, chez qui celui-ci fait défaut, sont considérés par elle comme de faux diphtériques, bien qu'ils ne se différencient point cliniquement de leurs congénères. Elle les déclare atteints de pseudo-diphtérie, ou de diphtéroïde, la terminaison *oïde* impliquant une ressemblance avec la vraie diphtérie, et non une atténuation de cette affection (269).

On s'est demandé, et quelques médecins se demandent encore si la maladie si admirablement décrite par BRETONNEAU et TROUSSEAU reconnaît toujours et exclusivement pour cause première le microorganisme découvert par LOEFFLER, s'il faut subordonner le syndrome du médecin de Tours, sanctionné par soixante-dix ans d'observation au lit du malade, à l'orientation microbienne et substituer totalement la conception bactériologique à la conception clinique de la maladie. Il y a des médecins, surtout des médecins praticiens, qui se refusent à souscrire sans réserve à ce changement dans les idées. MM. HANSEMANN (270), WEISS (271), KASSOWITZ (272) et HENNIG (273) combattirent dès le début la conception nouvelle. Et il faut reconnaître que les objections qui lui furent opposées sont loin d'être dénuées de toute valeur. Nous allons les passer en revue, non point parce que nous entendons leur donner notre adhésion, mais parce que cette enquête nous amènera à formuler une opinion personnelle, qui, sans s'écarter du fond des idées généralement accréditées, est cependant moins exclusive qu'elles, et plus conciliante vis-à-vis des enseignements traditionnels.

Une des premières conditions que l'école exige avec raison d'un microbe avant de le considérer comme moteur pathogène d'une maladie, est la constance de sa présence dans cette dernière. Or, le bacille de LOEFFLER remplit-il cette condition ? Il s'en faut de beaucoup.

D'après un tableau dressé en 1895 par M. HANSEMANN, comprenant les observations de MM. LOEFFLER, ROUX et YERSIN, CHAILLOU et MARTIN, BAGINSKY, RITTER et PARK, soient 5725 cas de diphtérie clinique, la bactériologie a constaté le bacille de LOEFFLER chez 3854 malades, c'est-à-dire dans environ

67 p. 100 des cas (274). Toutes les statistiques postérieures à ce travail donnent des pourcentages analogues. Le docteur Hennig rapporte dans un consciencieux mémoire 43 observations de diphtérie cliniquement authentiques, c'est-à-dire entièrement conformes au type de Bretonneau, choisies en un mot avec le soin le plus scrupuleux, et dans lesquelles le bacille de Loeffler ne fut découvert, malgré les recherches les plus minutieuses, effectuées par le professeur v. Esmarch et le docteur Czaplewski que 16 fois, soit 47 fois sur 100. Et, dans les faits positifs, on ne le constata que 5 fois à l'état de culture pure; dans tous les autres, l'analyse révélait à côté de lui, au sein des fausses membranes, des colonies de streptocoques, de staphylocoques ou d'autres microorganismes (275). Dans 8 de ces observations, où le microbe spécifique fut cherché en vain par tous les procédés techniques usuels, on vit survenir des paralysies plus ou moins graves, soit dans le décours, soit après la terminaison de la maladie.

Le bacille de Loeffler faisait défaut dans 20 sur 234 échantillons de pseudo-membranes étudiées par MM. de Blasi et Russo-Travali; elles avaient été prélevées sur des sujets considérés comme diphtériques. La flore microbienne de ces faits négatifs se composait uniquement du streptocoque, du staphylocoque, du pneumocoque de Fränkel et du bacille-coli. Dans 102 cas, le bacille Klebs-Loeffler fut trouvé en culture pure, dans 76 associé au staphylocoque pyogène, dans 20 au coli-bacille (276).

Dans 102 cas d'angine membraneuse provenant de sujets atteints de diphtérie d'après l'appareil symptomatique, M. Spronck n'a trouvé le microorganisme spécifique que 75 fois, c'est-à-dire dans la proportion de 73,5 p. 100 (277).

Sur 295 enfants admis dans le service de M. Wyss, et chez lesquels on diagnostiqua cliniquement la diphtérie de Bretonneau, 26 n'avaient point de bacilles de Loeffler, mais des streptocoques, et pourtant trois d'entre eux succombèrent (278).

M. Villecmier fait connaître que sur 120 individus atteints de diphtérie ou d'angine suspecte qui furent examinés à l'hôpital cantonal de Lausanne, de février à août 1898, 86 présentaient nettement les traits de la diphtérie. Pourtant 5 d'entre eux n'avaient que des angines cocciennes, des strepto-diphtéries (279).

Il nous paraît inutile de multiplier ces citations : elles déposent toutes dans le même sens. On affirme souvent dans les discussions ou dans les publications la constance du bacille de Klebs-Loeffler dans la vraie diphtérie. Mais quand on passe à l'examen des faits, on est tout étonné de trouver qu'il manque dans le 1/5, voire même dans le 1/4 des cas qualifiés diphtérie par une pratique expérimentée et consciencieuse. Parmi les résultats négatifs, il en est sans doute qui ressortissent à des erreurs d'observation. Mais il serait difficile de les mettre tous sur le compte de ces dernières, car ils entachent toutes les statistiques, même celles qui émanent des bactériologistes les plus compétents et les plus autorisés. A vrai dire, c'est ainsi du moins que s'exprime M. Hansemann, le Congrès de Buda-Pesth ayant décrété avec une sorte d'autorité conciliaire que le bacille de Klebs-Loeffler était l'agent spécifique exclusif de la diphtérie, que toutes les affections rattachées par la clinique à cette maladie sans pouvoir justifier de ce critérium bactériologique, étaient essentiellement distinctes d'elle, représentaient des pseudo-diphtéries ou des diphtéroïdes qu'il fallait en séparer, on s'est donné le droit d'affirmer la constance du bacille dans la vraie diphtérie, mais en vertu d'une pétition de principes, d'un cercle vicieux où l'on admet tout d'abord ce qu'il faudrait démontrer.

« Sur 878 affections ressemblant à la diphtérie, écrit Loeffler, les divers observateurs réunis en ont trouvé 316 qui n'avaient rien de commun avec la diphtérie (c'est-à-dire sans bacille de Klebs-Loeffler). Sans examen bactériologique, ils se seraient trompés une fois sur trois dans leur diagnostic »... Et en effet, quelques lignes plus haut, l'auteur avait décidé que « le moteur pathogène de la diphtérie est le bacille de Klebs. Mais comme il y a des affections des premières voies qui ressemblent cliniquement à la diphtérie et où ce dernier fait défaut, il faut les séparer de celle-ci, comme quelque chose de tout à fait hétérogène. Car là où est le bacille, là seulement est la diphtérie (280). » Argumenter de la sorte, ajoute M. Hansemann, auquel nous empruntons ce passage de Loeffler, ce n'est point fonder la spécificité diphtérique du bacille de Klebs sur la démonstration scientifique, c'est l'imposer en vertu d'une autorité en quelque sorte dictatoriale (281).

D'autre part, le bacille de Loeffler a été trouvé, et parfois même avec des propriétés très virulentes, dans des affections disparates qui n'ont rien de commun avec la maladie de Bretonneau, telles que les catarrhes simples des voies respiratoires et de la conjonctive (282), l'angine lacunaire et la pharyngite banale (283). Il paraît actionné également dans cette affection bénigne décrite sous le nom de rhinite fibrineuse, et jusque dans certains abcès de la peau (284). Todd et Sörensen, cités par Kassowitz, l'ont constaté, et avec des aptitudes nettement pathogènes, chez 51 sur 326 scarlatineux : et cependant la diphtérie ne se manifesta chez aucun de ces bacillifères (285).

Enfin, le microorgarnisme de Loeffler, virulent ou non, a été rencontré maintes fois sur la muqueuse buccale de sujets sains, qu'ils eussent eu des rapports avec des diphtéritiques, ou qu'ils ne se fussent jamais trouvés en contact avec de pareils malades. L'on se rappelle que c'est cette constatation qui a tout d'abord empêché M. Loeffler de reconnaître sa spécificité. Pour accorder avec les idées régnantes ces données contradictoires, notamment celle de la présence du bacille pleinement virulent chez l'homme bien portant, on a admis que l'innocuité de l'agent pathogène tenait au défaut de réceptivité du porteur à son égard (v. p. 350). Cette interprétation est très plausible, mais comme elle se fonde sur une hypothèse, elle n'a point eu raison de toutes les hésitations. Il est vrai que la doctrine classique fait valoir en outre que ce sujet bacillifère sans être malade, ce diphtérique bien portant (Hansemann) est apte à répandre la contagion autour de lui. Mais ses adversaires soutiennent qu'on ne saurait citer un seul fait à l'appui de cette assertion. Ils lui opposent souvent l'observation contradictoire de Tobiesen, qui a suivi 23 enfants convalescents de diphtérie et porteurs de bacilles de Loeffler, et qui n'en a pas vu un seul communiquer la maladie à son entourage (286). M. Escherich lui-même, qui regrette de ne pouvoir séquestrer tous les sujets sains affligés de la tare bacillaire, avoue cependant qu'il ne connaît qu'un seul cas, et encore lui paraît-il douteux, où un enfant bacillifère aurait été une cause de contagion (287).

L'inconstance du bacille de Loeffler dans les faits attribués à la diphtérie, et sa présence éventuelle dans les maladies qui sont étrangères à celle-ci, constituent des arguments sérieux sous la plume des adversaires de la doctrine courante. La nosographie bactériologique s'est départie depuis longtemps de la rigueur des trois postulata auxquels devait, d'après ses décisions d'autrefois, satisfaire un microbe pour pouvoir être considéré comme le moteur pathogène d'une maladie. Mais la constance de sa présence dans cette dernière, et uniquement dans cette dernière, a toujours été considérée comme la condition fondamentale qu'il devait remplir. Si, en effet, nous acceptons de confiance la plasmodie de Laveran et le spirille d'Obermeyer comme les agents microbiens respectifs de la malaria et de la fièvre récurrente, bien que nous n'ayons pu ni isoler ni cultiver ces microorganismes, ni reproduire avec eux ces deux pyrexies, c'est parce que nous les trouvons invariablement et exclusivement rivées à leurs manifestations.

La bactériologie s'empare du bloc des affections auxquelles la clinique applique l'épithète de diphtérie, et en élimine tous les faits abacillaires sous le nom de pseudo-diphtérie, car prononce-t-elle avec autorité, la vraie diphtérie n'est que là où se trouve actionné le bacille de Loeffler. Dès lors on se demande avec raison si les faits attribués à la pseudo-diphtérie correspondent à des états morbides qui se distinguent réellement par quelque trait spécial des autres? Il serait difficile de le soutenir. Aucun clinicien, ayant constitué, à l'aide de son expérience et de son sens pratique, un groupe de diphtériques, ne pourrait pressentir quels sont les sujets dont le diagnostic sera sanctionné ou infirmé ultérieurement par la bactériologie. Si, en effet, l'on confronte ensemble rien que les faits positifs, on relève entre eux les mêmes différences d'aspect, les mêmes nuances, les mêmes gradations symp-

tomatiques qu'entre les divers malades du groupe tout entier. De part et
d'autre, les manifestations locales et générales oscillent entre les mêmes
limites et obéissent aux mêmes variations. Dès 1894, Concetti faisait ressortir que la diphtérie avait des moteurs pathogènes multiples, et que les types
morbides suscités par le bacille de Loeffler ne se différenciaient ni cliniquement ni anatomiquement de ceux qui étaient produits par le streptocoque (288). On a fait valoir (Heubner, Kossel, Escherich, Baginsky, etc.) en
faveur de la spécificité de la diphtérie löfflerienne, que son évolution était
plus grave que celle de ses congénères. Il s'en faut de beaucoup que cette
proposition soit rigoureusement d'accord avec l'observation. Celle-ci nous
enseigne chaque jour que des microorganismes autres que le bacille de
Loeffler sont aptes à engendrer des angines ou des croups qui évoluent
avec le syndrome complet de la diphtérie de Bretonneau, qui se confondent
avec elle, non seulement par la physionomie clinique, mais aussi par la
gravité et l'éventualité d'une terminaison fatale. MM. Chaillou et Martin
exposent dans leur étude clinique et bactériologique de la diphtérie, que
parmi les 29 angines blanches diagnostiquées diphtérie et reconnues abacillaires par eux (coccus en diplocoque, streptocoque, pneumocoque, coli-
bacille, staphylocoque), il s'en est trouvé qui ont eu des allures sévères,
marquées par de l'hyperthermie, de l'abattement, de l'engorgement ganglionnaire, enfin par l'extension des fausses membranes aux fosses nasales,
avec coryza et jetage. « Ces angines non diphtériques, concluent les auteurs,
ont donc provoqué des complications qui étaient regardées autrefois comme
appartenant en propre à l'angine diphtérique vraie.... Elles se sont pré-
sentées comme des angines graves, rappelant dans les premiers jours une
angine diphtérique très sérieuse ; elles s'améliorèrent rapidement et guérirent dans l'espace de 8 jours » (289).

De pareils témoignages se rencontrent à chaque pas dans l'histoire de
la diphtérie de ces vingt dernières années. C'est ainsi, pour ne citer que
quelques-uns entre beaucoup d'autres, que M. Gougenheim a communiqué
à la Société médicale des hôpitaux l'observation d'une angine membraneuse grave à streptocoque, ayant présenté tous les caractères de la diphtérie (290). M. Lemoine fait valoir dans la conclusion de son étude sur les
angines non diphtériques, que le streptocoque peut être la cause d'angines
extrèmement graves, et qu'à côté de la diphtérie à bacilles de Loeffler, il se
rencontre une diphtérie à streptocoques, empruntant à la première son
tableau symptomatique et ses dangers (291). Il fut témoin d'un cas de
croup évoluant avec la physionomie clinique de la diphtérie laryngée, et qui
était déterminé par le streptocoque et l'association coli-streptococcique.
MM. Wyss, Kassowitz, Villeumier, Hennig, ainsi que nous l'avons marqué plus
haut, ont également observé des angines membraneuses graves, véritables

angines de Bretonneau, qui se sont terminées par la paralysie (Hennig) ou par la mort (Wyss), et où les examens les plus minutieux n'ont fait découvrir que des streptocoques. Ces soi-disant pseudo-diphtéries paraissent d'ailleurs transmissibles comme les autres (292).

Inversement, l'observation est à même d'opposer à ces faits des angines membraneuses tout à fait bénignes, et même des angines simples où le bacille de Loeffler a été constaté seul ou en symbiose avec d'autres microbes. Sur 44 angines diphtériques pures (c'est-à-dire sans autre micro-organisme que le bacille de Loeffler), mentionnées dans le mémoire de MM. Chaillou et Martin, 34 ont guéri, après avoir évolué comme une angine couenneuse simple (293). Les amygdalites lacunaires, les rhinites et les conjonctivites fibrineuses se terminent toujours favorablement malgré le bacille de Loeffler qu'on y trouve souvent très abondant et très virulent, seul ou en symbiose avec d'autres microbes. M. Hermann Biggs, examinant le mucus pharyngé de 42 malades atteints d'angine en apparence simple, découvrit chez tous le bacille de Loeffler. Cependant, chez 25 seulement d'entre eux, on vit se développer ultérieurement les manifestations de la diphtérie ; les 17 autres guérirent n'ayant présenté d'autres symptômes que ceux d'une angine ordinaire ; la virulence du bacille fut pourtant démontrée par l'inoculation aux animaux (294).

D'autre part, il n'y a pas de corrélation étroite ni constante entre la virulence du bacille de Loeffler et la forme et la gravité de la diphtérie dont il procède. M. Bernheim, entre autres, a fait ressortir qu'on trouve souvent, dans les cas légers, des bacilles aussi virulents que ceux qu'on récolte dans les formes graves (295). Inversement, MM. Chaillou et Martin, ayant inoculé séparément aux cobayes des cultures de bacilles de Loeffler et de streptocoques, associés ensemble dans une série de cas d'angine mortelle, ont trouvé ces deux microorganismes peu virulents (296).

En un mot, tous les degrés de gravité se rencontrent, en proportion inégale il est vrai, dans les affections pseudo-membraneuses bacillaires et abacillaires. C'est ce qui ressort nettement des observations faites par MM. Neisser et Heymann à la station d'examen de Breslau. Leurs statistiques répartissent les cas légers, moyens et graves de la façon suivante, dans les deux groupes d'observations positives et négatives au point de vue de la recherche des bacilles :

	AVEC BACILLE DIPHTÉRIQUE	SANS BACILLE DIPHTÉRIQUE
Cas légers	40 p. 100	50 p. 100
Cas moyens.	38 —	42 —
Cas graves	22 —	8 —

Ce tableau montre sans doute que les cas légers prédominent dans la catégorie des pseudo-diphtériques et les cas graves dans celle des malades bacillaires. Mais on y voit d'autre part que les cas moyens se répartissent à peu près également entre les deux groupes, ensuite que la diphtérie vraie compte un grand nombre d'atteintes légères et la pseudo-diphtérie passablement d'atteintes graves (297).

La pseudo-diphtérie est donc susceptible de mettre la vie en danger, et même d'entraîner la mort, comme la diphtérie vraie : et inversement celle-ci évolue souvent avec la bénignité d'allures de sa congénère. La différence de leur gravité respective ne constitue pas un critérium suffisant pour séparer l'une de l'autre. Si, d'après la doctrine classique, le diagnostic de la clinique est souvent en défaut à l'égard de ces faits, son pronostic en revanche l'emporte ici en certitude sur celui du laboratoire ; car l'observation au lit du malade est à même d'affirmer une angine bénigne, bien que la bactériologie dénonce un bacille long de LOEFFLER, soit seul, soit associé au streptocoque ; ou inversement, une angine grave, bien que le laboratoire proclame qu'il ne s'agit pas de la vraie diphtérie (298).

Par leur décours et leur mode de terminaison, autant que par leur physionomie clinique, nombre de diphtéries et de soi-disant pseudo-diphtéries se superposent très exactement. Si bien que plus d'un médecin a été invinciblement amené à se demander si les unes et les autres ne sont pas dues à une cause unique qu'il reste à découvrir (HANSEMANN, HENNIG), ou à des agents multiples, variables et connus, mais doués d'un pouvoir pathogénique équivalent.

On oppose à la doctrine classique d'autres objections, qui n'ont pas la même portée que les précédentes, mais qui méritent cependant d'être relevées. C'est ainsi que d'après les observations de MM. FEER et PARCK (299), on voit parfois au cours d'une même épidémie, et notamment dans une même famille, côte à côte, plusieurs atteintes de la maladie régnante dont les unes se présentent avec et les autres sans bacille loefflerien, comme si celui-ci n'était point la cause nécessaire, mais seulement contingente de celle-là.

On objecte d'autre part que la maladie réalisée par l'inoculation chez l'animal s'éloigne, à certains égards, de la diphtérie humaine. La fausse membrane entre autres, écrit-on, n'y est point extensive, envahissante, comme dans cette dernière, elle se localise à la surface d'application de la culture virulente. Le processus est moins superficiel qu'interstitiel, il se caractérise surtout par une infiltration œdémateuse de la sous-muqueuse, semblable à celle de l'inoculation sous-cutanée. On se refuse même à reconnaître la similitude des paralysies cliniques et expérimentales, en faisant valoir que chez l'homme elles débutent en général dans le voisinage de l'affection locale et se propagent de là de proche en proche, tandis que chez l'animal, elles se manifestent à peu près constamment dans les extrémités inférieures (300).

En s'ingéniant de la sorte, la critique trouverait peut-être encore d'autres dissemblances. Quelles qu'elles puissent être, elles ne sont pas telles qu'elles autorisent les adversaires de la doctrine classique à repousser l'identité entre la diphtérie humaine et la diphtérie réalisée expérimentalement. On a d'ailleurs fait remarquer qu'elles tiennent sans doute à la différence des modes de réaction d'une espèce à l'autre. M. HANSEMANN objecte, il est vrai, à cette considération que les animaux de basse-cour sont précisément sujets à une maladie qui reproduit l'image fidèle de la diphtérie humaine, transmissible d'ailleurs à l'homme, et que si l'affection inoculée s'écarte par certains traits de cette dernière, c'est qu'elle pourrait bien ne pas être la vraie diphtérie (301). Que serait-elle donc alors? On se le demande en vain.

L'efficacité du sérum anti-diphtérique est assurément un argument de premier ordre à faire valoir en faveur de la doctrine classique. De nombreuses et brillantes statistiques ont mis en relief les bienfaits inappréciables de la découverte de BEHRING-ROUX. L'année 1894, écrit M. BAGNEUX, divise l'histoire de la diphtérie, au point de vue de la thérapeutique, en deux périodes distinctes : la première antérieure à cette date, où 55 p. 100 des malades succombaient, et la deuxième, comprenant les dix dernières années écoulées, où cette mortalité s'est abaissée à 16 p. 100 grâce à l'emploi de l'antitoxine. Ce dernier chiffre est fourni par la réunion de plus de 200.000 observations provenant de tous les pays de l'Europe (302).

Cette statistique comparative est certes saisissante. Toutefois, l'appréciation globale des résultats thérapeutiques antérieurs et postérieurs à 1894 a paru, à certains observateurs, justiciable de quelques réserves. On a fait valoir que les faibles chiffres de mortalité attribués à la sérothérapie n'étaient pas inconnus avant 1894, et qu'on avait observé autrefois dans les oscillations de la mortalité diphtérique des grands centres, des écarts aussi considérables que ceux qui ont été relevés par la statistique comparative des deux périodes antérieure et postérieure à cette date. Ainsi, tandis que la mortalité relative moyenne par diphtérie était en Allemagne de 28,8 p. 100 pour la période décennale de 1883-1893, elle s'élevait à peine à 10-15 p. 100 pendant la même période environ dans certaines villes telles que Bonn. Tubingue, Hambourg, Munich (303). Quatre mille cas de diphtérie observés à Bonn de 1875 à 1891 comportèrent une mortalité annuelle moyenne de 12 p. 100, mais dans certaines années, le chiffre des décès s'abaissait à 6,2 p. 100, dans d'autres il s'élevait à 34.6 p. 100, décrivant ainsi des écarts non moins considérables que ceux qui séparent les résultats thérapeutiques d'avant et d'après 1894 (304).

On a reproché en outre à ces derniers de s'appliquer à une période trop courte pour pouvoir être opposés aux autres, de n'être pas entièrement comparables à eux, attendu qu'ils comprennent des affections bénignes qui autrefois étaient écartées de la diphtérie et qui lui sont rapportées aujourd'hui parce que la bactériologie y découvre le bacille de Loeffler. On objecte encore que les statistiques les plus heureuses portent surtout sur les diphtéries loefflériennes pures, qui sont d'ordinaire moins sévères que les diphtéries dues aux associations microbiennes, les diphtéries septiques contre lesquelles le sérum se montre précisément moins efficace. Enfin, on a fait valoir l'influence éventuelle, dans l'espèce, des changements de fréquence et de gravité de la diphtérie suivant les temps, l'influence des variations de son génie épidémique, comme on s'exprimait autrefois. Ce mot n'est plus guère employé dans le langage médical actuel, mais les changements de caractère auxquels il s'appliquait naguère sont restés dans les attributs des maladies populaires ; et peut-être n'est-il pas inutile de s'en souvenir dans cet examen critique. La diphtérie, comme la plupart de ces dernières, est soumise, au cours des années, à des oscillations périodiques, qui élèvent et abaissent alternativement le nombre et la gravité de ses atteintes, chaque recrudescence constituant un cycle épidémique. Sa mortalité est non seulement sous la dépendance de la thérapeutique, mais aussi sous celle de son évolution multiannuelle. La médication nouvelle ne saurait être jugée dans sa valeur exacte sans être examinée dans ses rapports avec cette dernière. Or, les intéressantes recherches épidémiologiques de M. DE MAURANS (voir notre Historique, p. 307) sur l'évolution de la diphtérie au cours de ces dernières années dans les principales villes de l'Europe, montrent que dans les unes la mortalité diphtérique avait atteint son niveau le plus bas avant l'introduction de la sérothérapie, que dans d'autres le déclin du cycle épidémique était en voie d'accomplissement et déjà plus ou moins avancé au moment où fut appliquée la nouvelle méthode, qu'enfin dans certaines villes, l'endémie ayant inauguré sa phase d'augment en 1894, avait poursuivi son mouvement ascensionnel malgré la pratique des injections antitoxiques. Il semble, conclut M. DE MAURANS, que dans aucun cas, la régularité de cette évolution ait été sensiblement troublée par l'intervention thérapeutique (305). Cette conclusion n'est peut-être pas absolument rigoureuse, car la thérapeutique nouvelle a pu favoriser le déclin ou contrarier dans une certaine mesure l'ascension des cycles épidémiques envisagés, sans troubler d'une manière appréciable le sens général de leur évolution.

Quoi qu'il puisse en être, il paraît cependant certain que la mortalité par diphtérie a augmenté au cours de ces dernières années, dans quelques grandes villes du moins, malgré l'action salutaire des injections de sérum, comme le montre le tableau ci-dessous concernant la ville de Paris.

NOMBRE ANNUEL, POUR PARIS (INTRA-MUROS), DES CAS DE DIPHTÉRIE DÉCLARÉS ET DES MORTS PAR CETTE AFFECTION DE 1895 A 1902.

ANNÉES	CAS DÉCLARÉS	DÉCÈS	PROPORTION POUR 100	OBSERVATIONS
1895. .	4 327	435	10,05	Ces chiffres sont empruntés à la statistique municipale de Paris. La proportion des décès aux cas déclarés est donnée sous toutes réserves, en raison du doute qui plane sur l'exactitude de ces derniers. Mais, il nous a semblé que le pourcentage, à défaut de valeur absolue, conservait toujours une valeur relative qui pouvait être comparée à elle-même d'une époque à une autre.
1896. .	3 741	444	11.8	
1897. .	2 768	298	10.7	
1898. .	2 551	259	10.15	
1899. .	2 996	339	11.3	
1900. .	2 967	294	9.9	
1901. .	4 878	736	15.1	
1902. .	5 630	709	12.6	

A Paris donc, on a observé, à partir de 1899, que non seulement la mortalité totale due à la diphtérie était en progression, mais que la proportion des décès vis-à-vis des cas déclarés augmentait également d'une façon inquiétante. Ainsi, l'année 1895, qui fut particulièrement favorable à la sérothérapie, donne une mortalité relative de 10,05 p. 100, tandis que ce chiffre s'élève à 15.1 pour l'année 1901, et à 12,6 pour l'année 1902. On pensa que cet état de choses devait être mis à la charge des médecins qui, retenus par la crainte des accidents provoqués parfois par le sérum, hésitaient à instituer le traitement spécifique, ou y avaient recours trop tard. On vit même paraître à cette occasion une circulaire ministérielle, leur prescrivant de ne différer sous aucun prétexte l'injection sérothérapique. Or, nous estimons que c'était moins aux médecins qu'à la diphtérie elle-même qu'il fallait s'en prendre de cette recrudescence de sa gravité et de sa léthalité, car, ce changement dans ses allures était signalé ailleurs qu'à Paris, en dépit de l'application rigoureuse de la thérapeutique nouvelle. Ainsi, à Berlin, la mortalité relative ayant été de 15,7 p. 100 en 1895, s'est abaissée à 12,3 p. 100 en 1896 ; mais elle est remontée à 13,9 p. 100 en 1897, à 14,2 p. 100 en 1898, à 15.9 p. 100 en 1899, à 17,2 p. 100 enfin en 1900 : elle a donc suivi dans ces cinq ans une progression régulière et constante (306). Les statistiques publiées par M. Lotz en 1898 pour la ville de Bâle montrent que la diphtérie y avait subi également un accroissement notable au cours des dernières années (307). A Saint-Pétersbourg enfin, la moyenne annuelle de sa morbidité et de sa mortalité clinique fut, pour la période 1886-1896 respectivement de 1221.4 et 408,6 p. 100, et pour la période 1895-1898, de 4889,5 et de 1184.5 p. 100 ; c'est-à-dire que sa morbidité a quadruplé et sa mortalité proportionnelle triplé dans cette deuxième période (308). Il est donc vraisemblable que si la mortalité clinique a subi çà et là un accroissement plus

ou moins marqué, malgré l'emploi de la médication antitoxique, c'est que
ses oscillations ne sont pas uniquement fonction de cette dernière, mais
aussi des changements qui se produisent d'une époque à l'autre dans
l'énergie et les autres propriétés de l'agent pathogène, autrement dit du
génie de la maladie, variable suivant les temps et les lieux.

Les cycles d'évolution multiannuelle de la diphtérie sont ordinairement
établis avec les chiffres de la mortalité brute, la seule que puissent donner
généralement les grandes villes, en raison de l'irrégularité des déclarations
des maladies épidémiques. Or, c'est la mortalité relative, ou clinique qui
est en cause dans ce débat. Elle se réglerait assez exactement sur l'autre,
qui, pense-t-on, peut être considérée comme son miroir fidèle, et en tenir
au besoin lieu. Nous n'y contredisons point. Il serait cependant possible de
serrer de plus près la vérité, si l'on avait sous les yeux des tracés compara-
tifs de la morbidité avec la mortalité qui y correspond pour une collectivité
déterminée et un temps suffisamment long. Ces tracés étant généralement
parallèles entre eux, leur écartement brusque, l'abaissement soudain et le
maintien à un niveau bas de la ligne de mortalité à partir de 1894 donne-
raient la démonstration formelle et en même temps la mesure de la puissance du sérum antitoxique. M. GOTTSTEIN, cité par M. DE MAURANS, a constitué ces tracés pour Berlin, Hambourg et Munich : les deux courbes
s'abaissent simultanément dès 1893, sans cesser de rester parallèles entre
elles, ce qui incite l'auteur à penser que le déclin de la mortalité par diphtérie constaté depuis quelques années ressortit avant tout à celui de la
morbidité, et traduit en définitive la périodicité des épidémies de diphtérie
(309).

Les milieux militaires, où les malades sont comptés avec la même rigueur
que les morts, se prêtent plus aisément que les populations à ces supputations comparatives. Les deux tracés suivants donnent l'évolution de
la diphtérie dans les armées française et allemande au cours de ces vingt
dernières années.

Le graphique de l'armée française nous montre d'une manière très
saisissante la puissante efficacité du traitement antitoxique. C'est dans
les derniers mois de 1894 que celui-ci est devenu d'usage courant. Or, la
moyenne de la mortalité clinique qui, dans la période de 1888 à 1894
était de 11.0, est tombée à 5,6 dans la période 1895-1902. Nous voyons
sur le tracé 9 que dès 1893, la diphtérie a inauguré un mouvement de
décroissance qui s'est continué jusqu'en 1897. Toutefois, de 1894 à 1895,
la ligne de morbidité ne fléchit guère, celle de la mortalité proportionnelle
s'abaisse au contraire brusquement à un niveau très bas. Ultérieurement
les deux lignes se rapprochent et tendent à redevenir parallèles, mais celle
de la mortalité s'élève assez haut (7,7), elle dénonce une influence diri-

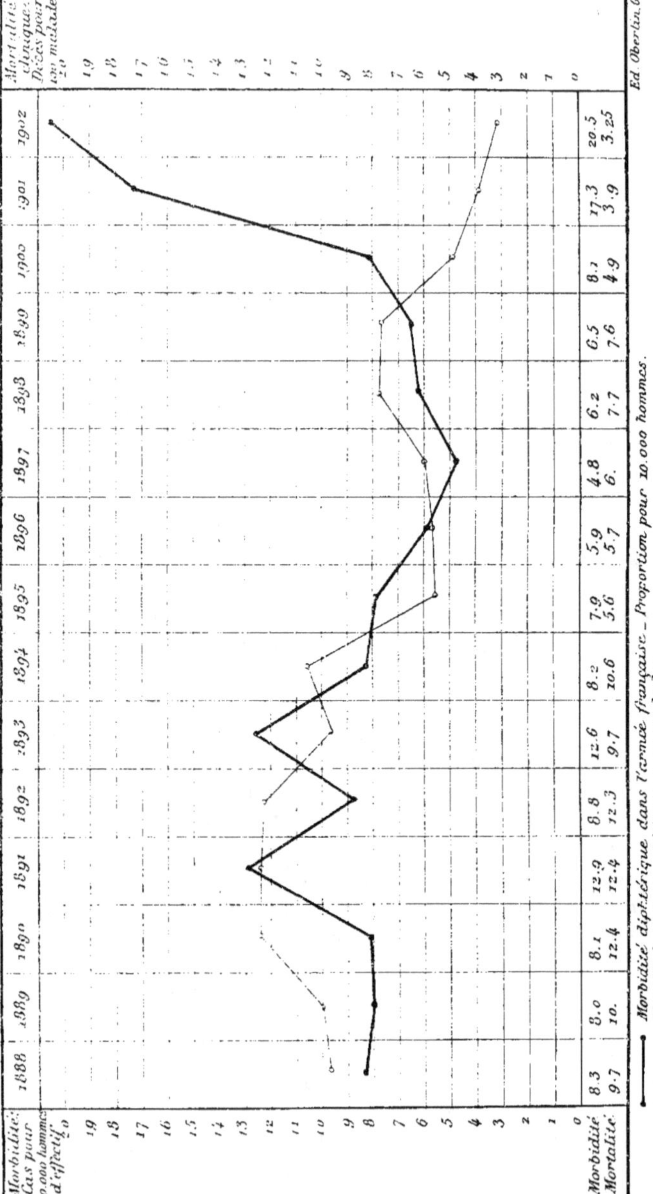

TRACÉ N° 9.

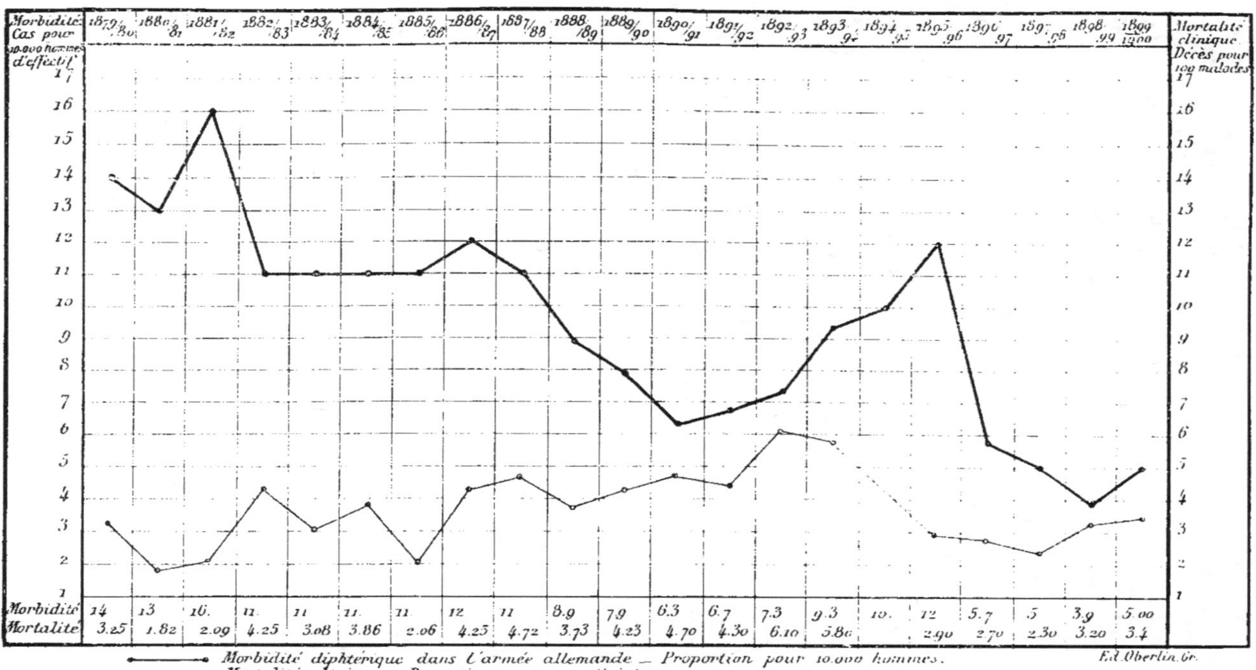

TRACÉ N° 10.

mante de l'action du sérum, vraisemblablement une augmentation de l'énergie du virus, car il n'est guère admissible que les injections anti-toxiques aient été pratiquées avec moins de rigueur de 1897 à 1899 que de 1894 à 1896. En 1900 enfin, les deux courbes s'écartent brusquement : celle de la morbidité s'élève à une hauteur qu'elle n'avait pas atteinte depuis de longues années, et celle de la mortalité tombe à un niveau inférieur même à celui de 1895 et 1896. L'action du sérum se manifeste ici d'une manière frappante. Est-elle exclusive, ou convient-il d'admettre qu'elle a été secondée par la faible énergie de l'agent pathogène, car le nombre des atteintes déterminé par celui-ci, autrement dit son pouvoir expansif n'est pas toujours proportionnel à son pouvoir virulent? On ne saurait se prononcer. Toujours est-il que les variations indiquées par notre tracé dans la mortalité clinique depuis 1895, accusent l'intervention, dans l'es-pèce, d'un facteur susceptible de contrarier ou de favoriser l'action du sérum, et ce facteur ne saurait guère être cherché ailleurs que dans les oscillations de l'énergie du moteur pathogène.

Quant au tracé allemand n° 10, il fait ressortir comme le nôtre, la réduc-tion de la mortalité proportionnelle depuis 1895. Toutefois, on y constate qu'avant cette date, elle s'était abaissée plusieurs fois aux bas niveaux auxquels elle s'est maintenue entre 1895 et 1900.

Quoi qu'il en soit de ces observations, et sans méconnaître l'influence que l'épidémiologie se croit autorisée à attribuer à l'évolution propre de la diphtérie dans la diminution de sa mortalité, nous demeurons con-vaincu que le principal honneur de cet heureux changement doit reve-nir à la thérapeutique nouvelle. On ne saurait penser différemment devant son action locale si manifestement salutaire, et devant les beaux résultats qui ont suivi immédiatement sa mise en œuvre dans les hôpitaux de la plupart des grands centres de l'Europe et de l'Amérique. La prompte réduction de la mortalité à la moitié (310) de ce qu'elle y était avant 1894, porte le témoignage irrécusable, malgré quelques statistiques discor-dantes, de sa merveilleuse efficacité, si elle ne donne pas la mesure exacte de sa puissance.

Mais sa vertu curative réside-t-elle dans un pouvoir antitoxique, autre-ment dit spécifique du sérum, ou simplement dans une action médicatrice générale? Peu importe sans doute à la pratique. Mais la question n'est pas indifférente, tant s'en faut, à la doctrine, celle de la spécificité du bacille de Loeffler, qui est précisément l'objet, ne l'oublions pas, de cet examen critique. Si elle est tranchée par l'affirmative, celle-ci aura le droit de se prévaloir de cette décision, et s'en trouvera fortifiée. Or, ses adversaires, s'appuyant sur des observations diverses, ont avancé que tous les sérums artificiels ou autres, surajoutés au sang, exerçaient une

action favorable sur les fausses membranes de la diphtérie par la stimulation puissante qu'ils impriment à l'organisme, que le sérum de Behring-
Roux possédait cette propriété au plus haut degré, cela est certain, mais
qu'on n'était pas autorisé à la qualifier de spécifique, puisqu'il la parta-
geait, avec une supériorité incontestable il est vrai, avec des sérums
hétérogènes (312). Et comme contre-épreuve de cette affirmation, on invo-
que les effets relativement satisfaisants que son emploi a fait paraître
dans des maladies autres que la diphtérie. M. Indica a guéri huit enfants
atteints de coqueluche avec les injections antidiphtériques, et croit, avec
d'autres observateurs, que le sérum fortifie la résistance des leucocytes
contre les toxines (313). M. Talamon a eu l'idée d'employer ce dernier dans
la pneumonie aiguë. Depuis la fin de décembre 1899, jusqu'en février 1901,
il a soumis aux injections antitoxiques, à l'hôpital Bichat, cinquante
pneumoniques, sur lesquels il n'a compté que 7 morts, soit une mortalité
de 14 p. 100. Ce résultat peut être considéré comme très avantageux si
on le compare à la léthalité de 37 p. 100 que lui avait donnée la pneumonie dans le même hôpital l'année précédente. Il le paraîtra d'autant plus
que l'élément jeune (seize à trente ans), représente à peine un quart des
sujets traités par l'auteur, et que parmi ces derniers il ne s'en est trouvé
que 8 qui ne fussent plus ou moins adonnés aux habitudes alcooliques.
Or, on sait de quel poids l'âge et l'intempérance pèsent sur la mortalité
des pneumoniques (314).

Ces heureux résultats ont incité le docteur Chapiro (de Némiror) à faire
l'essai du sérum Behring-Roux dans un cas d'érysipèle traumatique grave,
rebelle aux moyens habituels. Deux injections hypodermiques de 10 centimètres cubes du précieux liquide amenèrent une amélioration rapide
qui ne tarda pas à être suivie d'une guérison complète. Un autre confrère
russe, le docteur Tzviétaïev, médecin de l'infirmerie de la station Ilaïskaïa
du chemin de fer transsibérien, a également employé avec succès les injections sous-cutanées de sérum antidiphtérique dans deux cas d'érysipèle
(315), et il a parfois donné un résultat aussi heureux dans la strepto-diph-
térie (316).

Il y a quelques années, un médecin italien, M. Sangiovanni (de Vasto) a
publié une observation de stomatite aphteuse qui, après avoir résisté aux
moyens thérapeutiques usuels, guérit complètement à la suite d'une
atteinte de diphtérie traitée par le sérum antitoxique. D'autre part,
MM. les docteurs Gaspardi et Santi (de Gualdo Cattaneo) employèrent
avec succès le même moyen dans un cas de maladie de Riga.

Encouragé par ces exemples, M. le docteur Del Monaco (de Palmodi),
appelé à donner ses soins à une fillette d'un an, atteinte de stomatite
aphteuse grave avec cachexie très prononcée, se décida à pratiquer une

injection de sérum antidiphtérique. Cette médication amena rapidement une amélioration sensible de l'état général et la disparition de la tuméfaction sublinguale, qui avait cependant résisté aux badigeonnages avec des solutions de permanganate de potasse et de nitrate d'argent (317).

On peut rapprocher de ces faits les observations relevées par l'expérimentation et la clinique, où le sérum de chevaux neufs n'ayant jamais reçu de toxine, avait manifesté un pouvoir antitoxique réel. Des cobayes, auxquels MM. Roux et Martin inoculèrent une culture du bacille diphtérique, après leur avoir injecté du sérum de cheval non immunisé, eurent une survie de quelques jours sur des témoins inoculés sans avoir été soumis à cette injection préalable (318). M. le professeur Ferré, de Bordeaux, constata également la résistance plus grande de ces animaux à l'épreuve du bacille de Loeffler, après qu'ils eurent été traités par le sérum équin normal (319). M. Sevestre inocula ce dernier à quatre enfants atteints d'angine blanche, non diphtérique il est vrai, sans constater d'effet appréciable dans leur état local (320). Enfin, M. Bertin de Nantes ayant traité de même six sujets atteints de diphtérie vraie cette fois, sans complication, obtint chez trois d'entre eux une guérison aussi rapide qu'avec le sérum de Roux [1] (321).

Ces observations sont trop peu nombreuses et pas assez décisives, il s'en faut de beaucoup, pour ébranler sérieusement la conception classique du mode d'action du sérum de Roux. Elles témoignent sans doute qu'il peut être utilisé dans d'autres maladies que la diphtérie et être suppléé dans certains cas par des sérums ordinaires. Mais il laisse ceux-ci bien loin derrière lui, son incontestable puissance le met hors de pair et suffit à assurer à son action médicatrice au moins la qualification de spéciale, si ce n'est de spécifique.

Tel est l'exposé sommaire des objections qui ont été formulées à l'égard du dogme proclamé au congrès de Buda-Pesth, et sur lequel repose notre conception actuelle de la diphtérie. Il en est qui ne laissent pas d'être troublantes. Quand on voit le domaine de la diphtérie profondément bouleversé par la nosographie nouvelle, dépossédé de types cliniques qui jus-

[1] Rappelons que tout récemment M. le Dr Wieland, s'appuyant sur des observations recueillies à la clinique pédiatrique de M. le professeur Hagenbach-Burckhardt, de Bâle, est allé jusqu'à contester au sérum de Roux toute action directe sur les poisons diphtériques. Il coupe court à leur élaboration, il en tarit la source en activant la régression et en arrêtant l'extension des fausses membranes; mais rien ne prouve, selon ce médecin, qu'il les détruit comme il le fait *in vitro* et dans l'organisme animal. La sérothérapie ne ferait qu'empêcher la production des toxines, mais elle ne contribuerait guère à rendre inoffensives celles qui sont déjà élaborées et qui sont appelées à être neutralisées surtout par les défenses de l'organisme. (Le sérum antidiphtérique, son mode d'action et les limites de son activité dans les sténoses laryngées exigeant une intervention opératoire, par E. Wieland, *Semaine médicale*, 29 juillet 1903, p. 251.)

qu'alors semblaient à tous caractéristiques de la maladie de Bretonneau, et agrandi d'autre part de diverses affections que l'on ne songeait guère autrefois à lui attribuer ; quand on apprend que son moteur pathogène ne se rencontre pas d'une façon constante dans les faits qui en imposent légitimement pour de la diphtérie, qu'on le constate dans d'autres maladies qu'elles, et même chez les sujets bien portants, on sent le doute, ou du moins l'hésitation naître dans l'esprit, malgré la foi dans la conception accréditée depuis dix ans. Loin de nous l'intention de nous élever contre cette dernière. Nous nous permettrons simplement d'avancer qu'il est difficile de s'abandonner à elle sans condition. Elle consacre, dans l'espèce, la subordination absolue de la nosographie clinique à la bactériologie. Ce n'est pas la première fois que nous voyons une des branches des sciences médicales prendre cette prépondérance sur toutes les autres. L'anatomie pathologique a précédé immédiatement la microbiologie dans cette voie. Il y a quelque trente ans, elle se flattait de lire dans les caractères de la lésion l'essence et la cause des maladies. Médecins et chirurgiens avaient recours à ses décisions avec la confiance qu'ils accordent aujourd'hui à la bactériologie. Qui ne se souvient de l'empressement avec lequel ils l'interrogeaient pour être fixés sur la nature et le pronostic des tumeurs ? Mais on se souvient aussi qu'il lui est arrivé plus d'une fois, ce qui se produit aujourd'hui pour la bactériologie à l'égard des angines, d'être en désaccord avec l'observation, de formuler des diagnostics et des pronostics démentis par la clinique. C'est à ce sujet que Velpeau émit jadis à la tribune académique cette proposition qui mérite d'être rappelée, non sans réserve toutefois, dans le débat que nous soulevons ici. « On ne part pas de l'anatomie pathologique, on y arrive » (322).

La bactériologie nous a révélé que dans la diphtérie de Bretonneau, ainsi que dans la méningite cérébro-spinale et la pneumonie, se trouvent actionnés des microorganismes divers agissant seuls ou associés entre eux. C'est une notion très précieuse assurément pour la pathogénie. Mais pourquoi ne pas reconnaître à ces agents une signification pathogénique égale ou du moins équivalente et parallèle ? Les troubles morbides qu'ils suscitent ne sont-ils pas sensiblement pareils ? Pourquoi attribuer à l'un d'entre eux, à l'exclusion des autres, le monopole de la diphtérie ? Pourquoi couper celle-ci en deux tronçons qu'on appellera la vraie et la fausse diphtérie, suivant que ce microbe sera présent ou non, toutes choses demeurant à peu près égales d'ailleurs ? Quand dans une épidémie rurale ou familiale on trouve le bacille de Klebs chez certains enfants malades et point chez d'autres, comme nous en avons rapporté des exemples, y a-t-il lieu d'en conclure que deux affections différentes sévissent dans les deux groupes ? L'identité de la maladie régnante n'est-elle pas largement signée par la similitude des symptômes observés de part et d'autre, et le groupement de ses atteintes en un seul faisceau épidémique ? Si cette dichotomie classique ne devait consacrer qu'une notion doctrinale, son examen critique n'aurait qu'un intérêt spéculatif. Mais il n'en est pas ainsi. Transportée dans la pratique, elle laisse les angines membraneuses même graves sans déclaration, sans isolement et sans désinfection, si le bacille de Loeffler est étranger à leur genèse, et d'autre part, elle devra logiquement appliquer ces diverses mesures à toutes les diphtéries bénignes, même aux bacillifères bien portants. Wassermann n'écrit-il pas que la prophylaxie de cette maladie doit être réglée d'après les indications du laboratoire, c'est-à-dire que l'isolement comprendra non seulement les malades, mais toutes les personnes même bien portantes, dont la bouche héberge le bacille de Klebs-Loeffler (323) ! Nous hésiterions, dans l'espèce, à subordonner nos déterminations exclusivement aux indications de la bactériologie. La forme, les allures, la gravité clinique de l'affection membraneuse seraient pour nous non moins décisives que ces dernières ; et il nous arriverait sans doute de déclarer conformément à la loi et d'isoler suivant les règles de la prophylaxie la pseudo-diphtérie qui évolue avec une physionomie sévère, et de négliger parfois ces mesures — au moins la première — à l'égard de diphtéries bactériologiquement vraies, mais cliniquement frustes ou non avérées.

C'est, en somme, pour réhabiliter la clinique et non pour porter atteinte aux décisions du congrès de Buda-Pesth — il nous manque d'ailleurs l'autorité scientifique qui conviendrait à une pareille prétention, — que nous avons ouvert ce chapitre, et c'est sous l'empire de cette préoccupation que nous y ajouterons encore quelques considérations sur le diagnostic de la diphtérie, et finalement sur sa conception nosographique.

Faut-il, dans la pratique, renoncer totalement aux traditions classiques, et concevoir la diphtérie bactériologiquement, c'est-à-dire substituer au diagnostic à faire au lit du malade celui qui sera fait au laboratoire ? Des médecins du plus haut mérite, entraînés par leur enthousiasme pour la conception et les méthodes nouvelles, n'ont pas craint de répondre par l'affirmative, et de proclamer que la clinique, réduite à ses seules ressources, était impuissante à reconnaître avec certitude la diphtérie, qu'innombrables étaient les méprises commises par elle dans cette voie, et que la bactériologie était seule capable de les redresser. N'est-ce point se montrer bien sévère pour l'observation qui, après tout, s'est suffi à elle-même pour fonder la nosographie de la diphtérie ? L'œuvre tout entière de Bretonneau ne porte-t-elle point témoignage contre des décisions aussi excessives ? Elles sont à vrai dire nées précisément de cette dichotomie que la bactériologie

a introduite dans la nosographie de la diphtérie. et qui subordonne le jugement de la clinique à celui du laboratoire. Mais, ainsi que nous l'avons
déjà marqué à plusieurs reprises, cette doctrine est justiciable de restric-
tions, si ce n'est en théorie du moins dans la pratique. Celle ci se trouve
journellement en face d'angines membraneuses sévères, mortelles même,
auxquelles le microbe réputé spécifique reste étranger, et d'angines bénignes avec ou sans exsudat. où le bacille de Loeffler se trouve seul actionné.
Elle consentira volontiers à admettre ces dernières dans le cadre de la
diphtérie, mais elle se résignera difficilement à en écarter les autres, à voir
deux processus absolument distincts dans deux affections aussi étroitement
unies par le lien symptomatique et épidémiologique qu'une angine loefflerienne d'intensité moyenne, et une angine streptococcienne plus ou moins
sévère, en un mot à se soumettre sans condition aux décisions du microscope.

La clinique, sans doute. n'est pas à l'abri de l'erreur. Mais la bactériologie
est-elle si sûre d'elle-même pour se croire autorisée à lui promettre un concours toujours infaillible, et à exiger d'elle qu'elle abdique entièrement entre
ses mains le droit et le pouvoir de formuler le diagnostic ? Nous ne le
pensons pas, même en nous plaçant strictement au point de vue de la doctrine régnante. Elle a, comme la clinique, ses incertitudes, ses points
faibles ; ses décisions ne forcent pas toujours la conviction, et ne peuvent
prétendre à être sans appel. A côté du bacille long, enchevêtré de Loeffler,
dont la nature diphtéritique est admise sans conteste, et dont la présence
coïncide généralement avec des diphtéries cliniquement signées, les examens nous révèlent souvent des bacilles courts et moyens sur la signification desquels les bactériologistes sont encore divisés, les uns les considérant
comme diphtérogènes, les autres leur déniant cette signification. Par le
fait, ils paraissent tantôt doués, tantôt dépourvus de toute aptitude pathogène (Lemoine); cette incertitude qui plane sur leur nature n'est point faite
pour affermir la précision du diagnostic bactériologique, et le professeur
Spronck d'Utrecht, a précisément consacré un article très documenté aux
difficultés causées à ce dernier par ces bacilles pseudo-diphtériques (324.
Sans doute, les angines à bacilles courts et moyens. sans bacilles longs sont
rares. Mais les faits où les premiers. par leur abondance dans les fausses
membranes, gènent la recherche de ces derniers relativement peu nombreux,
sont assez communs. Il faut, pour déceler, dans ces conditions, la présence
du bacille long. recourir aux cultures. Dès lors, l'examen bactériologique
n'est plus rapide, et n'étant pas rapide, il n'est pas pratique. il devient
inutile.

En vérité. tout en nous sentant pénétré d'admiration et de reconnaissance
pour les précieuses acquisitions dont la bactériologie a enrichi le domaine
de la diphtérie. nous demeurons convaincu que la conception de cette

maladie doit rester malgré tout clinique. De même que la méningite cérébro-spinale épidémique reconnaît comme moteurs pathogènes des agents phlogogènes divers, sans cesser d'être pour la nosographie une entité morbide une et indivisible, parce que telle nous la montrent la clinique et l'épidémiologie, de même la diphtérie de Bretonneau nous apparaît comme une maladie redevable de sa genèse à des microbes différents dans leur essence, mais formant un groupe naturel par l'analogie de leurs fonctions biologiques, microbes susceptibles de produire par leur action isolée ou combinée, des localisations morbides et des troubles généraux similaires. Tels sont le streptocoque, le staphylocoque, le pneumocoque, des cocci isolés ou associés deux à deux, des bacilles coliformes, le bacille de Vincent, le coccus de Brisou et enfin le bacille de Loeffler. Les innombrables analyses bactériologiques poursuivies depuis près de vingt ans, ne nous révèlent-elles pas en effet la pluralité des microbes dans les fausses membranes ? Ne dénoncent-elles pas l'association fréquente, presque constante de ces divers microorganismes, notamment du streptocoque, au germe réputé seul spécifique ? L'observation, d'autre part, fait connaître que ce ne sont point généralement les cas où ce dernier se trouve à l'état de culture pure dans les fausses membranes qui sont les plus graves, mais les états morbides qui ressortissent à son union à d'autres germes, comme si les effets de ceux-ci étaient susceptibles de s'ajouter aux siens, ce qui n'est pas pour confirmer la spécificité de sa fonction. Le bacille de Loeffler tient une place importante dans ce groupe : il est peut-être doué d'un pouvoir pathogène supérieur à celui de ses congénères. Mais comme il est presque toujours renforcé, et parfois suppléé par eux dans la production des redoutables effets qui lui sont attribués, il est permis de faire des réserves au sujet de la spécificité exclusive d'un mode d'action qu'il partage avec eux.

La clinique a fait valoir dès le principe, ou du moins a considéré comme très plausible l'opinion que l'image caractéristique de la diphtérie humaine n'était réalisée que par l'action combinée du bacille de Loeffler avec celle des autres microbes phlogogènes de la gorge, notamment du streptocoque. Elle attribue à tous ces microorganismes un pouvoir pathogène si ce n'est égal, du moins similaire : et en effet, ne sont-ils pas tous aptes à faire naître l'angine, la fausse membrane, ainsi que des troubles généraux plus ou moins identiques ? Tel n'est point, il est vrai, le sentiment des bactériologistes, notamment de MM. Loeffler et Behring. Fascinés par les merveilleux effets du sérum sur les toxines du bacille de Klebs, ils ne conçoivent point la spécificité causale en dehors de ce dernier, dénient à ses congénères toute signification dans la pathogénie de la diphtérie proprement dite, et avancent qu'ils remplissent dans cette maladie le rôle secondaire qui leur est dévolu dans la fièvre typhoïde et la variole, c'est-à-dire celui d'agents septiques vulgaires (325).

On comprend que ces deux éminents médecins aient été amenés d'instinct à faire graviter l'histoire de la diphtérie autour des deux découvertes dont nous leur sommes en partie redevables. Moins exclusive, notre interprétation pathogénique attribue une part effective dans la genèse des troubles caractéristiques de la diphtérie à chacun des microbes que l'examen découvre dans les fausses membranes, parce que l'observation a démontré qu'individuellement ils sont tous aptes à les produire plus ou moins au complet. Ils se renforcent ou se suppléent mutuellement dans ce processus qui n'est le monopole exclusif d'aucun d'entre eux, qui ressortit à une causalité générique, sans cesser pour cela d'être spécifique, qui admet des variétés, des formes, des gradations diverses, mais non des types faux à opposer aux manifestations légitimes de la maladie.

Que l'on prenne ces considérations de nosographie générale pour ce qu'elles valent, peu importe. Il en ressort du moins que la conception et surtout le diagnostic de la diphtérie doivent s'appuyer avant tout sur l'observation clinique. L'aspect, la consistance, le degré d'adhérence, le mode d'extension, de localisation des exsudats, le retentissement sur les ganglions voisins, le mode de réaction générale, fournissent des indications séméiotiques de premier ordre qui, le plus souvent, ont une valeur aussi décisive que les constatations microbiennes. La clinique reste encore notre meilleur guide pour reconnaître la diphtérie et en apprécier la gravité (326). Lorsque la maladie est sévère ou d'intensité moyenne, sa nature n'est généralement point douteuse (RENDU). M. LEMOINE écrit que dans presque toutes ses observations où le bacille de LOEFFLER virulent a été retiré des fausses membranes, la clinique eût suffi à assurer le diagnostic ; on a peu de chance de se tromper en s'inspirant de ses enseignements, le doute ne peut guère naître qu'à l'occasion des cas légers, à bacilles courts. Toute angine membraneuse doit être considérée comme suspecte de diphtérie ; le praticien exercé n'hésitera pas longtemps à discerner sa véritable nature, et il est bien rare que la bactériologie inflige un démenti à son diagnostic. Et que si la clinique affirme la diphtérie, et que le laboratoire se trouve en désaccord avec elle, c'est aux suggestions de la première qu'il faut obéir dans les déterminations thérapeutique et prophylactique à prendre. Nous nous garderons bien d'avancer, paraphrasant l'aphorisme de VELPEAU, « qu'on arrive à la microbiologie, qu'on n'en part pas ». Non, certes. Elle ne doit être ni un point de départ ni un but, mais un des moyens à employer pour arriver à la connaissance des maladies, elle ne doit passer ni avant ni après les autres, mais marcher de front avec eux. Ici, comme en tant d'autres sujets, elle a complété, perfectionné le diagnostic au lit du malade ;

elle signale le danger inhérent à certains convalescents chez qui la cause pathogène survit à la maladie, mais elle ne saurait émettre la prétention de se substituer à la séméiotique. Il faut aujourd'hui être clinicien et bactériologiste, mais avant tout clinicien. Que le médecin étudie attentivement son malade comme par les temps passés, et que si son sens clinique lui fait pressentir la diphtérie, qu'il se hâte de pratiquer les injections curatives et les mesures prophylactiques appropriées avant tout examen bactériologique. Ainsi le veulent d'ailleurs la prudence et la sagesse. Croirait-on que certains enthousiastes de la méthode nouvelle ont avancé que l'examen des colonies développées sur sérum ne permet pas de porter le diagnostic de diphtérie avec une certitude absolue, que pour y arriver, l'inoculation des cultures à l'animal est indispensable ? Autant déconseiller tout recours au laboratoire, car le temps consacré à ces pratiques est perdu pour la thérapeutique dont les chances de succès sont d'autant plus grandes que le moment de son intervention a été moins différé. C'est ce qu'ont très bien compris les médecins qui ne pratiquent point au milieu ou à proximité des centres pourvus de station d'examen microbiologique. Ils ont peu à peu abandonné le diagnostic bactériologique pour gouverner leur thérapeutique uniquement d'après le diagnostic porté au lit du malade.

Ces principes sont ceux de l'école clinique de Paris, qui tout en donnant une large place dans ses procédés d'investigation aux méthodes nouvelles, reste fidèle aux grandes et fécondes traditions auxquelles elle doit son illustration et sa puissante influence sur le mouvement scientifique moderne. Ils ont été magistralement développés dans une belle leçon de M. le professeur GRANCHER (327). ainsi que dans un ouvrage essentiellement pratique dû à M. le docteur VARIOT (328). Ils émergent, malgré quelques divergences d'opinion superficielles, des intéressantes discussions soulevées par cette question à la Société médicale des hôpitaux, à l'occasion des communications de MM. LEMOINE, SEVESTRE, BARBIER et MARFAN. Enfin ces idées se sont fait jour dans ces dernières années en pays étranger, et dans les milieux où la bactériologie est le plus en honneur. BEHRING, ainsi que nous le verrons tout à l'heure, s'est efforcé de réhabiliter le rôle de la clinique vis-à-vis de celui de la bactériologie dans le diagnostic de la diphtérie. VILLEUMIER opine que les recherches du laboratoire sont utiles à ce dernier, mais que celui-ci doit s'appuyer avant tout sur les signes classiques tracés par BRETONNEAU (329).

Dans la 68e réunion annuelle de la « Britisch medical association », le docteur ANDREW fait valoir que le diagnostic bactériologique rapide de la diphtérie, tel que le réclame la pratique, ne saurait être complètement sûr. La découverte du bacille dans les fausses membranes a sans doute une signification décisive, mais il y a lieu, ajoute-t-il, de se méfier des examens négatifs, et en tout état de choses, de ne jamais abandonner le diagnostic à la bactériologie seule (330). M. Donkin, s'associant aux observations de M. Andrew, soutient les mêmes conclusions. Il est d'avis que dans tous les cas qui sont caractérisés par le syndrome de Bretonneau, il y a lieu de recourir à la médication spécifique, sans attendre les résultats de l'investigation bactériologique. Les injections de sérum, selon lui, devront encore être pratiquées, quand les signes cliniques de la diphtérie étant incomplets, l'examen bactériologique révèle dans l'exsudat le *corpus delicti*, de même que, inversement, quand le diagnostic clinique étant positif, on ne découvre rien dans les fausses membranes. Enfin il ajoute que la présence de bacilles non virulents dans la bouche de l'homme sain est une donnée d'importance secondaire, qui peut être négligée dans la pratique (331).

Ces considérations nous amènent, pour terminer, à nous poser une question qui paraîtra singulière au premier abord, et qui pourtant s'y rattache étroitement. Que faut-il entendre exactement par diphtérie? « Elle est, répondent MM. Roux et Yersin, une intoxication causée par un poison très actif, formé par le microbe dans le lieu restreint où il se développe. » C'est une définition nette et concise si l'on se place au point de vue pathogénique, mais qui ne saurait suffire à la nosographie pour circonscrire avec précision le domaine de cette maladie. Il semble pourtant qu'avec le bacille de Klebs-Loeffler, ce critérium que la bactériologie a mis à sa disposition, cette délimitation ne doit offrir aucune difficulté. Il n'en est rien. On pourrait même avancer, sans forcer la vérité, qu'à l'heure actuelle les médecins s'entendent beaucoup moins qu'autrefois sur les états morbides auxquels convient l'étiquette de diphtérie. C'est ainsi que le plus grand nombre, MM. Neisser et Heymann entre autres, comprennent dans cette affection tous les faits, quels qu'ils soient, où la bactériologie décèle le microorganisme spécifique, et en écartent systématiquement tous ceux qui lui sont rapportés par la clinique, lorsque les investigations microscopiques tentées en vue d'y découvrir ce dernier sont restées infructueuses. C'est se conformer rigoureusement à la doctrine, mais ne se sent-on pas mal à l'aise pour accorder ce jugement avec l'observation? Il est des médecins qui se refusent à attribuer au bacille de Loeffler une signification aussi absolue. « Faut-il, écrit un bacté-
« riologiste autorisé, appliquer la rubrique de diphtérie ou bien celle de
« scarlatine, à tous les processus mixtes où cette fièvre éruptive est com-
« pliquée d'une angine loefflerienne ? Convient-il d'attribuer à la diphtérie
« la conjonctivite et la vulvite diphtéro-bacillaires ? Devons-nous com-
« prendre dans la statistique de cette affection les rhinites chroniques dont
« les sécrétions contiennent le bacille de Loeffler ? Et ces affections pharyn-
« gées à évolution rapide et bénigne (angines catarrhale, lacunaire et folli-
« culaire), allons-nous, parce que nous trouvons chez elles le microorga-

« nisme spécifique (ce qui n'est pas rare chez les adultes), et contraire-
« ment à toute tradition clinique, leur appliquer l'épithète de diphtérie
« dans le sens de BRETONNEAU, alors que nous savons pertinemment que ce
« microbe se rencontre aussi dans la gorge de personnes saines ! Pour ma
« part, je réponds « non » à ces questions. Selon moi, la conception de la
« diphtérie de BRETONNEAU est avant tout clinique ; à cette conception
« sont liés, d'une façon indissoluble, certains critériums symptomato-
« logiques, tels que l'angine avec dépôts membraneux, des manifestations
« morbides d'ordre général, et une évolution clinique qui, sans l'inter-
« vention de la thérapeutique spécifique, comporte généralement un pro-
« nostic douteux (332). » Celui qui parle ainsi n'est autre que BEHRING,
dont il nous plaît de citer l'opinion, parce que bien qu'occupant un rang
des plus éminents dans l'école bactériologique, il est resté, au fond, fidèle
aux enseignements de BRETONNEAU dans sa conception de la diphtérie. Conformément à ces principes, et s'orientant plus spécialement vers la pratique
et la tradition, il écarte de cette maladie les déterminations pseudo-membraneuses loefflériennes qui se manifestent sur d'autres points que la gorge
et le larynx, tels que le nez (rhinite fibrineuse chronique et certaines formes
d'ozène), la conjonctive, l'oreille, la vulve, les plaies du tégument externe,
localisations auxquelles il convient de joindre certains abcès et eczémas
impétigineux (333). Tous ces états morbides sont englobés par nombre de
médecins, surtout en Allemagne, dans la diphtérie, parce qu'on y découvre
le microorganisme spécifique. Groupés d'après des principes si divergents,
les faits cessent d'être comparables entre eux, et ce n'est pas sans raison,
comme nous l'avons marqué plus haut, qu'on a pu le reprocher au parallélisme établi entre les statistiques antérieures et postérieures à 1894.

Mais les dissidences ne portent pas seulement sur ces diphtéries hétérogènes ou atypiques. Les angines membraneuses non loefflériennes, où se
trouvent actionnés le streptocoque, le staphylocoque, le pneumocoque, le
petit coccus BRISOU, le coli-bacille, le bacille fusiforme de VINCENT seul ou
en symbiose avec le spirille ou d'autres microbes (334), ces angines sont
exclues, comme chacun sait, du domaine de la diphtérie sous le vocable de
pseudo-diphtéries ou celui de diphtéroïdes, expression qui détournée de sa
signification première, implique dans le langage actuel une simple ressemblance extérieure[1], et non pas l'identité de nature entre ces affections
et la diphtérie. Mais il arrive parfois, surtout chez les adultes, que les membranes de ces diphtéroïdes recèlent le bacille de LOEFFLER. Dès lors, les uns,
avec NEISSER et HEYMANN rangent celles-ci dans la diphtérie vraie (335) ;
d'autres, notamment BEHRING, estimant que dans ces cas le microorganisme

---

[1] Cette épithète, très employée en Allemagne, était appliquée autrefois par LASÈGUE aux
manifestations légères ou douteuses de la diphtérie.

spécifique fait simplement acte de présence et non pas acte d'agent pathogène, se refusent à porter à l'actif de la maladie de BRETONNEAU ces diphtéroïdes bacillaires (336), ce qui ne laisse pas de nous surprendre, car on se demande en quoi celles-ci diffèrent des angines diphtériques vraies et bénignes. Ainsi donc, on ne s'entend guère sur la place qu'il convient d'assigner aux diphtéries atypiques, non plus que sur celles qu'il y a lieu de réserver aux diphtéroïdes bacillaires, ces deux groupes de faits étant séparés par les uns de la diphtérie et confondus avec elle par les autres. Nous étions dès lors autorisé à avancer que la sanction bacillaire elle-même ne suffisait pas à mettre en toute circonstance les nosographes d'accord.

Il est une autre question qui les divise, question agitée depuis de nombreuses années, et à laquelle la doctrine de la spécificité exclusive du bacille de LOEFFLER a contribué à donner une solution qui, n'étant pas conforme aux enseignements de l'observation, demande à être revisée. Il s'agit de la diphtérie aviaire et de ses rapports avec la diphtérie humaine. Ce sujet s'impose à notre examen non seulement en raison de son intérêt scientifique, mais aussi à cause de sa haute importance dans l'étiologie et la prophylaxie de cette dernière.

LA DIPHTÉRIE AVIAIRE. — SES RAPPORTS
AVEC LA DIPHTÉRIE HUMAINE.

Historique. — Des affections plus ou moins semblables à la diphtérie humaine se rencontrent chez plusieurs espèces animales, plus particulièrement dans les races ornithologiques, chez les volailles, les pigeons, les poules, les oiseaux, mais aussi chez les ruminants, notamment les veaux, puis les porcs, les chiens, les lapins, les chats, etc. Des médecins très autorisés ont cru reconnaître une parenté étroite entre ces états morbides et la diphtérie de l'homme ; quelques-uns n'ont pas craint de conclure à l'identité entre celle-ci et ceux-là, et d'avancer que la maladie ne laisse pas que de passer parfois des animaux domestiques à notre espèce.

Cette doctrine, abordée par M. le professeur TEISSIER au congrès de Vienne, et dont M. le docteur DELTHIL a été de nos jours un des défenseurs les plus convaincus 337), n'est pas nouvelle. Elle date du commencement du siècle dernier. Dès cette époque, la question fut posée devant l'Académie qui la prit en considération. Elle nomma une commission, dont faisait partie LEBLANC père, qui fut chargée d'aller en Sologne pour y étudier comparativement la diphtérie humaine et aviaire. Cette commission se montra favorable à l'opinion de l'identité. et émit l'avis que la maladie pouvait se transmettre des oiseaux à l'homme (338).

Plus tard, les observations de DUPONT et les recherches de MM. ARLOING et

Tripier, complétées par celles de M. Balbiani, apportèrent un appoint sérieux à cette conception (339). D'autres contributions lui vinrent de l'épidémiologie et de l'expérimentation. Dans l'année 1878-1879, la diphtérie subit une recrudescence sévère à Marseille, en même temps qu'une épizootie de diphtérie de poules et de pigeons se déclara dans trois quartiers de la ville. M. Nicati fut frappé de cette coïncidence qu'il considéra comme un témoignage d'autant plus probable en faveur de l'identité des deux maladies régnantes, qu'il parvint à inoculer celle des poules à d'autres oiseaux et au lapin (340). Peu de temps après, en 1882, Friedberger, Trendelenburg et Oertel, faisant un pas de plus dans la voie expérimentale, réussirent à communiquer la diphtérie aux volailles et aux lapins en inoculant sur leurs muqueuses des fausses membranes humaines.

Mais la doctrine de l'identité fut mise en échec par les essais infructueux que tentèrent Raynal, Bouley, Peter, Homolle et d'autres pour lui donner une sanction expérimentale définitive. Aussi, depuis plus de vingt ans, cette question, malgré le grand intérêt qu'elle présente au point de vue de l'hygiène publique, est-elle toujours controversée, résolue tantôt dans un sens, tantôt dans l'autre. Parmi les défenseurs de l'identité nous trouvons MM. Klebs (341), Nicati (342), Emmerich (343), Thoinot (344), Teissier (345), Longuet (346), et enfin M. Delthil (347). Au rang de ses adversaires figurent le regretté Straus, MM. Cornil (348), Babès et Puscariu (349), Loeffler (350), Pfeiffer (351), Mégnin (352), Nocard (353), et Saint-Yves Ménard (354).

Au lendemain de la publication des mémorables recherches de Roux et Yersin, le regretté Nocard écrivait « que ces travaux renversaient et d'une « façon définitive, il faut l'espérer, la théorie de l'origine aviaire de la diph- « térie de l'homme : ces deux affections sont tout à fait distinctes et n'ont « rien de commun ». C'est en vain que nous avons cherché les éléments de cette conclusion dans l'œuvre de Roux-Yersin. Aussi, ne pouvons-nous, à notre regret, partager le sentiment de l'éminent professeur d'Alfort, et estimons-nous qu'après comme avant les travaux des deux disciples de Pasteur, la question reste toujours ouverte ; c'est ce qui justifiera les développements dans lesquels nous allons entrer à son sujet.

Symptomatologie de la diphtérie des oiseaux et autres animaux domestiques. — Il convient tout d'abord de fixer les idées et les choses, et de s'entendre sur ce que la médecine vétérinaire désigne actuellement du nom de diphtérie. C'est probablement à tort que cette dénomination a été appliquée parfois à une maladie qui, d'ailleurs, a reçu des noms divers : epithelioma gregarinosum (Bollinger), epithelioma contagiosum (Pfeiffer), car les différences qui la séparent des affections membraneuses proprement dites des animaux de basse-cour sont grandes. Elle est caractérisée par des végétations cutanées, sortes de tubercules qui se recouvrent d'une croûte sale, jaunâtre ou brunâtre. C'est cette croûte qui a été prise à tort pour une fausse membrane. Elle n'est pas constituée par de la fibrine, mais par des cellules épithéliales contenant un corps arrondi qui remplit plus de la moitié de leur cavité. Ce corps réfringent, que l'on pourrait prendre pour un noyau hypertrophié, est une grégarine. C'est tout aussi indûment qu'on s'est servi de la rubrique diphtérie pour désigner le mycosis aspergilleux des pigeons, la tuberculose des perroquets, et les angines flagellées parasitaires, affections qui sont souvent combinées à la diphtérie.

La diphtérie aviaire proprement dite, celle que nous avons en vue, qui s'observe communément chez les poules, les pigeons, les dindons, les faisans, les perdrix et quelques oiseaux sauvages, est une affection membraneuse d'origine microbienne et essentiellement transmissible. Avant d'aborder l'étude de ses rapports avec la diphtérie humaine, il ne nous paraît pas superflu d'esquisser son image clinique, d'après les descriptions classiques de la médecine vétérinaire. On y verra qu'elle est unie à sa congénère par d'étroites affinités symptomatiques, justifiant les tendances unicistes qui se sont affirmées dès le jour où la question de ses relations éventuelles avec cette dernière s'est posée. Son appareil symptomatique varie suivant que les fausses membranes se développent ou prédominent sur la langue, la bouche, l'arrière-bouche, le pharynx, le tube intestinal, la pituitaire, la conjonctive, le sac lacrymal, la trachée et les grosses bronches; mais au fond, elle est toujours semblable à elle-même. Après une période généralement assez courte de prodromes caractérisés par de la tristesse, de l'abattement, de l'inappétence, la muqueuse buccale s'hypérémie par places, puis les surfaces rouges se recouvrent d'un exsudat blanchâtre constitué par de la fibrine comme celui des fausses membranes humaines. Cet enduit gagne rapidement en largeur et en épaisseur, se transforme en une croûte jaune et brunâtre, et s'étend successivement au palais, à la gorge, à la pituitaire, pour se propager ensuite jusqu'à la trachée, l'œsophage et même les intestins. Il apparaît souvent aussi à la surface de l'œil, dans les cella infra-oculaires et le jabot. Chez les pigeons, la maladie se localise volontiers sur le fond de la langue, la muqueuse palatine, les commissures de la bouche, tandis que chez les poules elle s'attaque plutôt au palais, à la langue, aux cavités nasales, aux sacs conjonctivaux et au larynx. Les surfaces buccales non envahies par l'exsudat sécrètent un mucus visqueux et filant qui s'échappe incessamment de la bouche. Si la muqueuse nasale est prise, il s'écoule par les narines une sérosité jaune, glaireuse qui, au contact de l'air, se transforme en une croûte épaisse, oblitère les vaisseaux et oblige l'animal à respirer le bec ouvert (355). La poule atteinte cesse de manger, elle se tient à l'écart et

laisse tomber ses ailes ; ses plumes se hérissent, son chant devient rauque
et voilé. Elle secoue convulsivement la tête comme pour se débarrasser de
quelque chose qui l'étrangle et l'empêche de respirer. Enfin la crête, au
lieu de cette coloration rouge écarlate, signe de bonne santé, devient vio-
lacée, pour passer ensuite à la coloration pâle puis blanc sale (356).

La maladie évolue lentement, en 2 ou 3 septenaires ; mais elle peut
revêtir aussi des allures chroniques, durer plusieurs mois avec des alternatives de guérison apparente et de récidives, entraîner des paralysies
partielles (357), pour aboutir à la guérison ou à la mort. Cette dernière
terminaison est la plus habituelle. D'après M. LOEFFLER (358), la mortalité
serait de 80 p. 100 environ chez les poules, un peu inférieure à ce chiffre
chez les pigeons.

A l'autopsie on trouve souvent, indépendamment des lésions constatées
pendant la vie, des exsudats jaunes tapissant ou obstruant complètement
les canaux aériens, et des nodules de fibrine granuleuse ou fibrillaire dis-
séminés dans le tissu conjonctif du cou, dans la paroi intestinale, et dans
l'épaisseur du foie, des poumons et des muscles. La prédominance, dans
certains cas, de ces nodules parmi les lésions pathologiques, a déterminé
M. MÉGNIN à décrire une forme tuberculo-diphtérique de la maladie, à côté
de la forme pseudo-membraneuse (359).

La maladie peut se confiner à la muqueuse du bec ou de la gorge. Parmi
ces localisations, on en distingue deux, assez communes dans les basses-
cours, la roupie ou diphtérie nasale, très contagieuse et généralement
grave, et la pépie caractérisée par la formation d'une membrane fibrineuse
qui engaine pour ainsi dire l'extrémité de la langue. Bien que cet exsudat
ne gêne point mécaniquement la respiration, les animaux sont inquiets,
anxieux, et assez souvent ne tardent pas à succomber aux progrès de l'intoxication (360). M. DELTHIL fait remarquer que les paysans donnent parfois
le nom de pépie à une glossite qui ne paraît avoir rien de commun avec
l'autre, et estime que cette confusion est une des causes qui ont tenu en
échec la notion de l'identité entre la diphtérie humaine et aviaire (361).

Les veaux sont également sujets à une affection très contagieuse décrite
sous le nom de diphtérie. Elle sévit parfois épidémiquement parmi eux, et
cause de grands ravages dans les étables. Selon M. LOEFFLER, elle aurait
été décrite pour la première fois par M. DAMMAN, directeur de l'École vétérinaire du Hanovre, d'après des observations recueillies par lui au cours
d'une épizootie dont il fut témoin dans l'hiver de 1874-1875. La maladie
est caractérisée par la formation, sur la muqueuse buccale, d'un dépôt
plus ou moins ferme et jaunâtre, de 1 à 1 1/2 millimètre d'épaisseur, qui
s'enfonce, par des prolongements multiples dans la profondeur des tissus.
Cet exsudat s'étend fréquemment aux cavités nasale et laryngée, et quel-

quefois il s'observe dans la fente du sabot des pieds de devant. L'animal marque de la tristesse et de l'abattement ; sa bouche laisse écouler de la salive en abondance et ses narines un liquide jaunâtre et visqueux. Il a de l'inappétence, de la toux et de la diarrhée, et ne tarde pas à tomber dans un état d'épuisement et de faiblesse extrèmes. La maladie dure de quelques jours à quelques semaines, et aboutit généralement à la mort. L'autopsie révèle, indépendamment du processus diphtéritique des premières voies, des exsudats jaunâtres à la surface du gros intestin, des noyaux d'induration pneumonique avec ramollissement purulent au centre, et une pleurite fibrineuse ou fibrino-purulente en rapport avec les foyers de pneumonie sous-pleuraux (362).

C'est probablement cette même affection que STREBEL a observée chez 5 bovidés, et décrite sous le nom de *Pseudo-diphtérie*. Les animaux présentaient des ulcères nécrotiques arrondis sur les bords du voile du palais, sur les ailes du nez, et surtout dans la fente du sabot. Les lésions du voile du palais ressemblaient tout à fait, dit-il, à celles de la diphtérie humaine (363).

Les inoculations pratiquées par DAMMAN lui ont démontré que la diphtérie du veau était transmissible aux individus de la même espèce et aux agneaux. Ceux-ci d'ailleurs sont naturellement sujets à une affection qui aurait les plus grandes analogies symptomatiques avec elle (364). M. DAMMAN croit à son identité avec la diphtérie humaine, car peu de temps avant l'explosion de l'épidémie qu'il a décrite, un enfant de la ferme où elle se déroula était mort d'angine couenneuse, et toutes les personnes qui donnèrent des soins aux veaux malades furent attaquées d'un violent catarrhe pharyngé ; l'une d'elles présenta même des fausses membranes caractéristiques dans la gorge (365). M. LOEFFLER toutefois s'élève contre cette opinion : il pense avoir démontré que la diphtérie des veaux était déterminée par une bactérie très voisine des streptotrix, désignée par BANG et JENSEN du nom de « Necrosebacillus ». En dehors du corps de l'animal, ce microorganisme ne pousse qu'en culture anaérobie, notamment sur le sérum sanguin, et à des températures de 30-40° C. Il tue la souris et le lapin, mais il est sans action sur le cobaye, le chien, le chat et la poule (366).

Nous avons marqué au début qu'il était probable que d'autres animaux encore que les volailles et le veau étaient sujets aux affections diphtériques. Chez le chien, et surtout chez le porc, les angines diphtériques ne seraient point rares. M. DELTHIL en a rapporté quelques observations empruntées aux docteurs BOSSI et SANDERSON (367). M. BARELLA a rappelé à l'Académie de médecine de Belgique que d'après certains faits communiqués par M. DUMONT (de Mons-en-Barœul) et quelques médecins anglais, il serait avéré que les chats sont susceptibles de contracter la diphtérie, et de la communiquer à d'autres individus de l'espèce féline et canine ainsi qu'aux

enfants (368). M. Klein y a du reste trouvé le bacille de Loeffler ; par contre,
M. Ritter l'a cherché en vain chez un animal qui avait pris la diphtérie
dans une chambre où étaient soignés des enfants atteints de cette affection.
MM. Grey et Symes ont également étudié une diphtérie du chat qui semblait
avoir été produite par un autre microorganisme que le bacille de Loeffler.
Enfin M. Cobbet a trouvé dans l'excrétion nasale d'un poney des bacilles
typiques et très virulents : il croit que le cheval est susceptible de prendre
la diphtérie humaine (369).

Il est inutile d'insister davantage. Nous n'avons, en effet, à retenir de
ces observations que celles qui se rapportent à la diphtérie des volailles de
basse-cour. C'est cette dernière qui a été surtout en cause dans les controverses suscitées par la question de l'identité ou de la dualité des diphtéries
animale et humaine, c'est elle que nous envisagerons uniquement dans
l'examen critique qui va suivre. Cet examen portera successivement sur la
bactériologie et l'épidémiologie de la diphtérie aviaire. C'est aux enseignements puisés à ces deux sources que nous demanderons la solution de cette
importante question.

Bactériologie de la diphtérie aviaire. — La microbiologie de la diphtérie
aviaire a été exposée d'une façon très complète, il y a quelques années, par
M. le professeur Bruno Galli-Valerio (370), dans un substantiel article que
nous avons pris pour guide et dont nous reproduisons les indications
essentielles dans ce paragraphe [1].

Les premières recherches bactériologiques remontent à une vingtaine
d'années. Dès 1879, Friedberger trouva dans les fausses membranes des
poulets et des pigeons des coques et des bacilles divers. L'année suivante,
Rivolta affirma l'existence chez les oiseaux de deux sortes de diphtéries :
l'une due à un végétal : l'*epitheliomyces croupogenus*, que l'on trouve dans
les nodules de l'épithéliome contagieux et les laryngites et rhinites croupales qui les accompagnent, et l'autre plus spéciale aux jeunes poulets et
pigeons, déterminée par un cilié, le *cercomonas gallinæ*, parasite déjà
observé par Davaine. La première forme ne paraît être autre que l'épithélioma gregarinosum, attribué par divers observateurs, notamment par
Bollinger, à des sporozoaires ; il est caractérisé par la production d'hyper-
plasies nodulaires de la peau, et des exsudations membraneuses sur les
muqueuses de la bouche, du palais, du nez, du larynx, de la conjonctive
et de l'intestin.

En 1884, parut le travail classique de Loeffler (371), où cet auteur consacre un chapitre spécial à l'exposé de ses recherches sur la diphtérie du

<hr>

[1] Nous nous sommes borné à donner dans ce paragraphe les indications bibliographiques des
travaux que nous avons pu consulter : on trouvera les autres dans l'article de M. Galli-Valerio.

pigeon et du veau. Il trouva dans les fausses membranes de la première des microcoques et bâtonnets à bouts arrondis qui se développaient en colonies blanchâtres sur gélatine et en couche grise sur sérum. L'inoculation des cultures aux pigeons reproduisait les fausses membranes, tandis qu'elle ne donnait chez les poulets que de toutes petites taches. Elles tuaient les moineaux en 3 jours, provoquaient des ulcères chez les cobayes, des nécroses chez les rats et seulement une rougeur locale chez les chiens. Ces observations ont été confirmées peu de temps après par MM. Cornil et Mégnin (372). La même année, M. Emmerich, dans une communication au congrès d'hygiène de la Haye, fit connaître qu'il avait trouvé dans la diphtérie des pigeons un bacille identique à celui de la diphtérie de l'homme, et il appuya cette proposition sur des dessins et des cultures qu'il fit circuler dans l'assistance (373). Chicoli en 1884, Perroncito et Krajewski en 1887, trouvèrent dans les fausses membranes du poulet et des pigeons des microcoques et de petits bacilles réunis en amas, et ayant quelque ressemblance avec ceux de la tuberculose.

En 1889, M. Pfeiffer avança qu'on trouvait chez les poulets et les pigeons atteints de diphtérie et d'épithélioma contagieux, tantôt des grégarines, tantôt des corps flagellés (374). L'année suivante, MM. Babès et Pescariu rencontrèrent, dans les mêmes conditions, des trichomonas, et à côté de ceux-ci, chez le pigeon, un bacille identique à celui qui fut décrit chez ce volatile par Loeffler, bacille dont les cultures inoculées reproduisirent la maladie d'origine (375). Ils considèrent les trichomonas comme des hôtes normaux du pharynx des pigeons. La production de lésions sur la muqueuse de ceux qui en étaient porteurs, n'était point suivie de diphtérie : celle-ci se manifestait seulement quand on déposait en même temps sur la surface lésée des cultures du bacille associé au parasite. Il se pourrait, ajoutent les auteurs, que l'irritation exercée par les flagellés sur la muqueuse agît comme cause favorisante de l'action pathogène du microbe spécifique.

En 1894, MM. Loir et Ducloux observèrent en Tunisie une épizootie de diphtérie qui sévissait sur les poulets, les canards, les moineaux, les pigeons et les dindons. Chez tous les sujets examinés, ils constatèrent et purent isoler un bacille tout à fait différent de celui de la diphtérie classique : il est mobile, indifféremment aérobie et anaérobie, se colore facilement par les méthodes ordinaires, mais non pas par la méthode de Gram, se cultive facilement dans tous les milieux, enfin tue les poules, les pigeons, les dindons, les canards, les moineaux, les lapins, etc., après avoir déterminé chez eux une diphtérie caractéristique (376).

Au cours de la même année, MM. Piana et Galli-Valerio trouvèrent dans une diphtérie de pigeons des corpuscules réfringents, dont quelques-uns à mouvements amiboïdes, que les auteurs considèrent comme des protozoaires ; M. Eberlein, d'autre part, isola des fausses membranes de la diphtérie de la perdrix un bacille de 2,5 µ de long, fréquemment disposé en chaînettes.

A la même époque, M. Stephan Artault de Vevey communiqua à la Société de biologie l'observation de deux coqs diphtéritiques chez lesquels l'analyse bactériologique révéla le bacille typique de Loeffler, et dont l'état fut d'ailleurs heureusement modifié par les injections de sérum de Roux (377).

Dans les fausses membranes des poulets. M. Veranus Moore observa également un bacille identique à celui décrit par Loeffler, au point de vue morphologique. mais qui en différait par ses propriétés biologiques. Inoculé aux lapins, il les tuait avec des lésions analogues à celles produites par le bacille de la swine-plague. Les poulets âgés y étaient réfractaires, tandis qu'un jeune poulet succomba à l'inoculation sans toutefois présenter de fausses membranes. Pour Veranus Moore, ce bacille ne diffère pas de celui du choléra des poules et de la swine-plague.

M. Ritter a suivi la diphtérie depuis le début jusqu'à la mort sur 106 pièces de volailles (pigeons et poules). Jamais il ne constata chez elles le vrai bacille de Loeffler, mais des bacilles analogues à ceux trouvés par ce dernier chez le veau et les oiseaux (378). Et l'auteur de conclure qu'il n'existait point de zoonose pouvant être considérée comme de la véritable diphtérie, c'est-à-dire produite par le bacille de Loeffler, que celle-ci ne se développait jamais spontanément chez les animaux de basse-cour, mais seulement à l'aide de moyens artificiels réalisés par l'expérimentation. Assertion à laquelle les faits ont infligé le démenti le plus formel.

MM. Piana et Galli-Valerio ont également observé dans la diphtérie des pigeons des flagellés décrits par d'autres observateurs ; mais à côté d'eux, se trouvaient de petits bacilles de 0,7 à 0,8 µ de long dont l'inoculation aux pigeons et aux poulets demeurait stérile, et qui leur parurent voisins du bacille de Veranus Moore.

Un peu plus tard, M. Galli-Valerio, examinant au microscope une fausse membrane de perroquet, y a trouvé un streptocoque formé par de gros coques. qui se colorait bien par le bleu de méthylène.

MM. Gratia et Liénaux ont cultivé avec la pseudo-membrane des oiseaux malades un grand nombre de microbes : colibacilles, staphylocoques, streptocoques tétragènes et divers cocco-bacilles. Jamais, dans ces recherches, ils n'ont rencontré le cocco-bacille de MM. Loir et Ducloux. Avec aucun de ces microbes, ils ne parvinrent à déterminer chez les oiseaux des affections membraneuses caractéristiques. D'autre part, régulièrement chez les pigeons, mais uniquement chez eux, les auteurs ont trouvé dans les pseudo-membranes un bacille qui morphologiquement et culturalement présente la parenté la plus étroite avec le bacille de la diphtérie humaine.

Inoculé au cobaye, il produisait de l'œdème gélatineux au niveau de l'injection, et les jours suivants. une perte sensible du poids du corps. Il se comportait comme le pseudo-bacille vis-à-vis de la méthode de coloration de Neisser. et le sérum de Roux n'exerçait aucune influence sur ses manifestations. Les auteurs pensent qu'il s'agissait d'un pseudo-bacille diphtérique ou d'un bacille diphtérique affaibli 379).

Tout autres encore furent les constatations de M. Guérin, médecin vétérinaire, chef de laboratoire à l'Institut Pasteur de Lille. Ses recherches sur la diphtérie aviaire du Nord lui ont démontré que l'agent spécifique de cette affection n'était nullement le pseudo-bacille de Loeffler, mais un coccobacille, doué de mouvements oscillatoires, ne prenant pas le Gram, ne liquéfiant pas la gélatine. ne poussant pas sur la pomme de terre. Il ne peut rentrer dans le groupe des Pasteurella de Lignières, puisqu'il est mobile, ni être confondu avec le microbe de Loir et Ducloux, puisqu'il ne se développe pas sur la pomme de terre. Ses caractères culturaux sont identiques à ceux qui ont été attribués au microorganisme de la diphtérie aviaire par Loeffler, Veranus Moore, Piana et Galli-Valerio. Les nombreux essais auxquels s'est livré M. Guérin lui ont montré que de tous les animaux de basse-cour, le pigeon est de beaucoup le plus sensible à cet agent. A l'aide de cultures virulentes, il lui a été possible de reproduire chez lui toutes les localisations graves de la diphtérie aviaire. La transmission expérimentale de celle-ci a pu être réalisée non seulement par inoculation, mais aussi par ingestion des produits virulents. et notamment des déjections des sujets malades. L'auteur a pu conférer aux animaux réceptifs une immunité solide, soit par la sérovaccination, soit par l'inoculation de virus atténué dans le péritoine (380).

Il est incontestable que la diphtérie étudiée dans le Nord par M. Guérin. n'est point déterminée par le bacille de Loeffler, non plus que celle qui l'a été à Tunis par MM. Loir et Ducloux. Mais il serait téméraire d'en inférer que la question est résolue, de conclure d'une façon générale que la preuve bactériologique est faite, et que la nosographie est autorisée à s'appuyer sur elle pour affirmer que la diphtérie aviaire et la diphtérie humaine sont deux affections essentiellement distinctes.

Cette réserve nous est suggérée par les observations citées plus haut de M. Stéphan Artault de Vevey, et par celles plus récentes de M. Faguet de Bordeaux et de M. le professeur Rappin, directeur de l'Institut Pasteur de la Loire-Inférieure. Chez une première série de poules diphtériques (exp. I. II, IV et V), M. le docteur Faguet a isolé des fausses membranes un microbe ayant tous les caractères morphologiques et biologiques du bacille coli. dont la fonction diphtérogène est aussi certaine pour cet observateur que celle du streptocoque et du pneumocoque. Dans une deuxième série de poules malades (exp. VI. VII. VIII), il a cultivé avec l'exsudat un microorganisme que l'ensemble de ses propriétés ne permettait point de distinguer de celui de Loeffler (381). Quant à M. le professeur Rappin, il a rapporté, dans le bulletin du laboratoire de bactériologie de Nantes de 1901-1902, une observation à peu près identique à celles de M. Artault de Vevey. Des fausses membranes d'un coq atteint de diphtérie grave, il a isolé, par la culture, des colonies typiques du bacille de Loeffler, avec cette restriction pourtant que des inoculations pratiquées avec ce microorganisme sur le cobaye et la poule demeurèrent stériles. Mais l'animal, traité largement par les injections de sérum de Roux guérit parfaitement. A l'occasion de ce fait, l'auteur rappelle qu'au Congrès de l'Association des Sciences, tenu à Boulogne en 1899, il avait déjà rendu compte d'une épidémie de diphtérie qu'il avait été à même d'observer parmi les poules d'une basse-cour, et dans laquelle il avait trouvé, chez quatre sujets, un bacille ayant toutes les réactions du vrai bacille de Loeffler (382).

Il résulte de cette enquête que des microbes divers ont été observés dans les productions membraneuses de la diphtérie animale. Peut-être convient-il de ne pas s'en exagérer le nombre et y a-t-il lieu, par exemple, de ne voir qu'un seul organisme dans les espèces décrites respectivement par MM. Loeffler, Veranus Moore, Piana, Galli-Valerio et Guérin. Mais cette diversité n'en est pas moins réelle. Le bacille trouvé par M. Loeffler chez le pigeon, n'est assurément pas le même que celui qui a été découvert par MM. Lois et Ducloux dans la diphtérie de Tunisie, et celui-ci ne saurait être identifié avec le microorganisme étudié par M. Guérin à Lille. Il n'y a qu'un point par lequel la plupart des descriptions s'accordent entre elles, c'est celui de l'absence expressément signalée du bacille de Loeffler dans les membranes explorées. Aussi est-ce surtout la bactériologie qui a fait opposition à la notion de l'identité des diphtéries humaine et aviaire; c'est elle qui, s'appuyant sur ses enseignements propres, sans égard pour ceux de la clinique et de l'épidémiologie, s'est cru autorisée à proclamer la dualité, l'indépendance respective de l'une et de l'autre. C'est ainsi que M. Loeffler pense avoir fourni la preuve que les épizooties rubriquées diphtérie animale sont des maladies déterminées par des moteurs pathogènes tout différents de celui qui engendre la diphtérie de l'homme, et il conteste toute relation entre celle-ci et celles-là (383). M. Behring repousse également toute espèce de parenté entre elles. Nos animaux domestiques, écrit-il, sont éprouvés par des phlegmasies membraneuses qui sont rapportées à la diphtérie, sans avoir rien de commun avec la maladie de Bretonneau (384). L'identité de ces divers processus morbides ne saurait se soutenir.

Preuves épidémiologiques en faveur de l'identité des diphtéries humaine et aviaire. — Nous ne pouvons adhérer à une semblable doctrine. Elle implique la méconnaissance de certains principes de pathologie générale dont il est dangereux de se départir en nosographie, et elle repose sur une conception réellement trop étroite de la diphtérie. Ainsi que nous avons cherché à l'établir dans un autre chapitre, les décisions de la nosographie risquent de rester incomplètes ou de faire fausse route, si, s'appuyant exclusivement sur les découvertes du laboratoire, elles ne sont point confrontées et accordées avec les enseignements de l'observation. Or, celle-ci, consultée sans parti pris, nous montre non seulement une ressemblance clinique frappante entre la diphtérie de l'homme et celle des animaux — la symptomatologie de celle-ci esquissée plus haut en fait foi — mais aussi une connexion pathogénique des plus étroites entre l'une et l'autre. Les faits invoqués en faveur de leur dépendance mutuelle sont tellement nombreux, et quelques-uns tellement saisissants qu'il est impossible d'en méconnaître la portée, et de ne pas en déduire la transmissibilité éventuelle de la diphtérie animale à l'homme, ou inversement, celle de la diphtérie humaine à l'animal.

En raison de l'importance théorique et pratique qui s'attache à cette question, nous rapporterons quelques-unes de ces observations, sans y épargner les détails nécessaires, au risque d'allonger plus que de raison ce chapitre, car le débat en vaut la peine. Il s'agit de savoir si oui ou non l'homme doit se défendre contre la diphtérie qui décime les animaux domestiques, ou s'il suffit qu'il s'efforce d'en préserver ceux-ci.

Déjà dans les anciens rapports adressés à l'Académie de Médecine au sujet des maladies épidémiques régnant annuellement en France, on trouve çà et là la mention de la coïncidence d'épidémies de diphtérie humaine et aviaire, avec l'intuition d'une relation possible entre l'une et l'autre. Voici deux épisodes qui ont été extraits de ces documents par M. Thoinot et rapportés par lui dans la *Revue d'Hygiène*.

De 1859 à 1861, une épidémie de diphtérie sévissait dans le canton de Nemours. Or, le médecin qui en fut témoin signale que dans le même temps une cruelle épizootie décimait les volailles. « L'épizootie qui, dans « ces dernières années, fit périr un si grand nombre de volailles, était « une maladie dans nos campagnes en tout semblable à notre affection « diphtérique..... toujours j'ai trouvé la base du pharynx, la glotte et la « trachée pâles et tapissées de fausses membranes très rables (?) et accom- « pagnées de petits points acuminés. »

Le deuxième fait semble calqué sur le précédent. De juin 1863 à avril 1864, une épidémie de diphtérie frappa Creil et les environs, causant 83 décès dans les différentes localités atteintes. Or, un éleveur de pigeons de la région fit connaître au médecin des épidémies qu'à la fin de 1863, et au commencement de 1864, il avait perdu tous ses jeunes animaux et que ceux-ci mouraient avec le « gosier rempli de peaux blanches » (385).

A peu près à la même époque, Rufz appelait l'attention sur une affection diphtéroïde des poules du Jardin d'Acclimatation de Paris, qui coïncida avec une recrudescence épidémique de la diphtérie parmi les enfants (386).

En 1879, ainsi que nous l'avons mentionné dans l'historique, M. Nicati a vu une épizootie de diphtérie aviaire se manifester dans trois quartiers de Marseille, pendant que cette ville se trouvait sous le coup d'une recrudescence grave du croup et de l'angine couenneuse. Cette coïncidence, ainsi que la similitude d'aspect clinique des deux affections ont conduit ce médecin à considérer leur identité comme très probable.

Menziès rapporte qu'à Pausilippo (Naples), la diphtérie se déclara parmi les enfants d'une famille qui buvait l'eau d'une terrasse où vivaient des poules et des pigeons. C'est à la boisson souillée par les déjections de ces animaux que fut attribuée cette épidémie de maison : et, en effet, sur les cinq enfants de la famille, elle en épargna un, le seul qui ne fit pas usage de l'eau incriminée (387).

L'observation suivante, rapportée par Gerhardt au congrès de Vienne en 1882, est des plus instructives. L'établissement d'élevage de Nesselhausen (Bade), où la diphtérie n'avait pas été observée depuis longtemps, reçut des environs de Vérone 2 600 poulets dont quelques-uns étaient atteints de cette affection. Elle ne tarda pas à y prendre une extension extrême. Quatorze cents sujets y succombèrent : cinq chats la contractèrent et en moururent, un perroquet en fut atteint et en guérit ; les 2/3 des journaliers employés dans l'établissement eurent de la diphtérie de la gorge, et l'un d'eux la donna à ses trois enfants ; enfin le gérant de l'établissement, badigeonnant à l'acide phénique un coq italien malade, fut mordu par celui-ci au poignet gauche et sur le dos du pied. Il fut pris de fièvre, les plaies se tuméfièrent, se couvrirent de fausses membranes et provoquèrent de la lymphagite, avec de l'adénite axillaire et inguinale. L'état général fut très grave et la guérison définitive très lente. Que manque-t-il à ce fait pour forcer la conviction ? Importation de la diphtérie par des volailles malades dans un pays où elle n'existait pas, transmission de l'affection aux chats, à un perroquet, et à la basse-cour tout entière, développement d'une épizootie des plus meurtrières, apparition de la diphtérie chez plusieurs personnes employées à l'établissement, enfin, inoculation accidentelle de celle-ci à l'homme par la morsure d'un coq qui en était atteint, voilà ce que contient cette observation qui nous semble avoir la précision d'une expérience (388).

Voici un autre épisode qui a l'ampleur et surtout la rigueur de celui de Nesselhausen. Dans l'été et l'automne de 1884, une épidémie grave de diphtérie ravagea l'île de Skiatos située au nord de la Grèce. Elle y causa 125 atteintes et 36 décès sur 4 000 habitants. Inconnue dans l'Ile, d'après les docteurs Bild et Paulinés qui y pratiquaient depuis de longues années, elle se développa peu de temps après l'importation d'un lot de dindons, envoyés de Salonique à un propriétaire de la ville. Quelques-uns souffraient déjà de la diphtérie pendant la traversée ; la maladie les atteignit tous après qu'on les eut parqués dans un jardin situé au nord de l'Ile. Sa nature n'était point douteuse : sept sujets en moururent le troisième jour, trois guérirent, et chez deux qui purent être examinés à fond, le docteur Paulinés constata sur le voile du palais et le pharynx des fausses membranes grises, peu adhérentes, reposant sur une muqueuse tuméfiée, gonflée et facilement saignante. Chez l'un d'eux, elles avaient envahi le larynx et causé du tirage et une dyspnée extrème. Enfin, détail clinique péremptoire, un des animaux guéris eut une paralysie des pattes caractéristique. C'est à cette épizootie que fut rapportée l'épidémie qui éclata dans la population pendant son décours, et cette interprétation nous paraît d'autant moins douteuse qu'elle débuta dans le quartier avoisinant le parc des dindons, et à un moment où le vent régnant soufflait de celui-ci à celui-là (389).

En 1882, le docteur Bilhaut est appelé auprès d'un malade adulte atteint d'une diphtérie sublinguale bien caractérisée. Il apprend par l'enquète que le patient, grand amateur de pigeons, en avait eu récemment quelques-uns de malades. A l'un d'entre eux, plus touché que les autres, il avait donné à manger de bouche à bec. Après une de ces opérations, il avait ressenti un jour une sensation de chaleur sur la langue et constaté que l'oiseau lui avait donné un coup de bec dans le voisinage du frein. L'animal mourut sur ces entrefaites : le médecin le réclama, l'examina avec un vétérinaire et reconnut qu'il était mort de diphtérie. Le père avait été séparé de ses enfants, mais trop tard pour qu'un petit garçon ne fût atteint d'une diphtérie qui se localisa sur les amygdales et le voile du palais ; les deux malades guérirent d'ailleurs (390).

Des faits semblables à celui de Bilhaut ont été consignés par Boixg-Merming et Hingworth. Le premier de ces médecins soignait dans une ferme une fille de dix ans atteinte de diphtérie. Ayant vu dans la basse-cour une poule malade, il crut devoir procéder à une enquète qui lui apprit que depuis six semaines la diphtérie régnait parmi les volailles, et que 6 en étaient mortes. L'enfant en avait nourri quelques-unes en introduisant leur bec dans sa bouche pleine de pain mâché. Ses trois sœurs, plus jeunes qu'elle, qui ne s'étaient point livrées à la même distraction, restèrent indemnes (391).

Dans le fait rapporté par Hingworth, la diphtérie, une forme bénigne, se déclara chez deux petits garçons qui soignaient des volailles malades. Ils transmirent leur affection à leur mère et à leur sœur, qui n'avaient eu aucun rapport avec la basse-cour, et cette fois ce fut une forme grave et toxique qui survint. La jeune fille succomba et la mère fut longtemps affligée d'albuminurie et de paralysie ambulante (392).

Au congrès de la Haye de 1884, M. Emmerich rapporta l'observation d'un individu qui, mordu au doigt par un chien atteint de diphtérie, vit bientôt la plaie se recouvrir de fausses membranes identiques à celles de la diphtérie humaine (393).

A Saint-Mihiel, en juin 1886, un maréchal-ferrant du 6ᵉ chasseurs entrait à l'hôpital pour une diphtérie pharyngée qui envahit les fosses nasales, mais respecta le larynx. Ce militaire ne s'était trouvé en contact avec aucun diphtérique, la maladie est rare dans le pays, mais il venait de soigner des poules atteintes d'une affection pseudo-membraneuse (394).

Au congrès d'Hygiène de Vienne, en 1887, M. le professeur Teissier rapporta 3 faits authentiques de transmission de la diphtérie de la volaille à l'enfant, et il fit remarquer que d'après ses observations, conformes à celles de Longuet, 40 fois sur 100 la cause de la diphtérie résidait dans les poussières émanées des dépôts de fumiers où les poules diphtériques vont disséminer des fausses membranes. Selon l'éminent médecin de Lyon, cette circonstance ne serait pas étrangère à la fréquence de la diphtérie dans les campagnes (395).

Au même Congrès, M. Chauveau reconnut que l'impression qui résultait des documents publiés sur ce sujet était entièrement favorable à l'identité de la diphtérie humaine et aviaire.

Le docteur Turner mentionne plusieurs épidémies de diphtérie humaine qui furent précédées du croup des basses-cours. Telle fut celle qui éclata au village de Branghing en 1891. La maladie des volailles qui y preluda, avait été importée d'une ferme où Turner put dépister son origine. Il fit plusieurs autopsies au cours de l'épizootie, et constata dans la gorge et la trachée des fausses membranes tout à fait semblables à celles du croup infantile. L'examen microscopique y révéla en outre, parmi d'autres microorganismes, un bacille absolument analogue à celui de Loeffler, dont l'inoculation à un lapin provoqua une paralysie de l'arrière-train de très longue durée (396).

Le docteur Wheler expose que la diphtérie fit de grands ravages dans une localité américaine à la suite de l'installation dans son voisinage d'une colonie de pigeons sauvages. Elle fit périr jusqu'à 75 enfants sur 103 qui en furent attaqués. Les habitants chassaient ces oiseaux et les consommaient sans précaution aucune. Wheler, soupçonnant ces immigrants ailés d'avoir importé la maladie dans le pays, en examina un grand nombre, et en trouva effectivement plusieurs qui étaient atteints de diphtérie membraneuse et gangréneuse. Déjà quelques années auparavant, ajoute l'auteur, un épisode semblable quant à sa cause apparente avait été observé dans cette localité : une épidémie de diphtérie plus sévère cette fois par le nombre de ses atteintes que par sa gravité, coïncida avec la fixation dans les environs d'une colonie de pigeons sauvages (397).

M. DELTHIL, dans son Traité de la diphtérie, ne cite pas moins de treize cas personnels où la contagion de la volaille à l'homme fut plus que probable. Nous lui empruntons le suivant, dont la signification ne laisse guère place au doute. Une vieille dame se blessa au vagin en y introduisant un pessaire. A ce moment la diphtérie sévissait dans sa volière. Au bout de quelques jours, elle fut atteinte elle-même de diphtérie vaginale et ne tarda pas à succomber à l'infection générale (398).

M. BARBIER raconte qu'il observa fréquemment la diphtérie chez les poulets vivant à côté du pavillon affecté au traitement de cette maladie; et qu'inversement, il la vit se développer un jour chez une femme âgée de 67 ans qui avait procédé au nettoyage d'un poulailler infecté par des volailles. parmi lesquelles cette maladie venait de sévir (399).

Nous lisons dans le rapport sur le service départemental de l'assistance médicale et de la vaccine pendant 1889, en Meurthe-et-Moselle, rapport établi par le regretté professeur POINCARRÉ, l'histoire d'une épidémie de diphtérie observée à Bonviliers par le docteur BERMOND, qui ne put être rapportée à l'importation humaine, et dont il serait impossible de récuser l'origine aviaire.

La première atteinte se déclara chez un cultivateur dont la volaille avait la pépie, et qui eut l'idée de placer ses poules malades dans le fournil où la cuisson des pommes de terre entretenait une température élevée. Son enfant venait d'avoir la scarlatine, et comme il avait été prescrit qu'on le tînt au chaud, il fut installé dans le fournil avec les volailles. Trois petits voisins également convalescents de scarlatine vinrent lui tenir compagnie : les quatre petits malheureux furent atteints de diphtérie et y succombèrent. Ce fait n'a-t-il pas la rigueur d'une expérience ? (400).

CAILLET, interne de Lyon, habitait au-dessus d'une volière où vivaient des faisans. La diphtérie s'étant déclarée parmi eux, le jeune homme suivit attentivement les volatiles malades, et l'un d'eux étant mort, il le prit entre ses mains et l'examina longuement. Quelques jours après. la diphtérie se manifesta chez lui, sans autre cause connue et l'emporta (401).

Une épizootie de diphtérie se déclara à Sebdou, à la suite d'une épidémie de diphtérie humaine, chez des poules réunies dans une basse-cour, à quelques pas de l'hôpital. Elle leur fut probablement communiquée par un infirmier qui se trouvait chargé de les nourrir en même temps qu'il était employé près des diphtériques de cet établissement. Des poules de Sebdou, transportées au cours de l'épidémie dans le poste voisin, à El-Aricha, ne tardèrent pas à y être atteintes de la maladie qui régnait à leur foyer d'origine, et quelque temps après il s'y manifesta un cas de diphtérie humaine. Enfin, à Sebdou même, la propriétaire de la basse-cour, qui visitait souvent ses volailles infectées, et ouvrait leur bec pour débarrasser la bouche de ses fausses membranes, fut atteinte au bout de quelque temps d'angine diphtérique sévère (402).

Appelé près d'une enfant de quatre ans, atteinte de toux et de dyspnée, le professeur Carrieu constata une plaque grisâtre, diphtérique, sur la luette de la petite patiente. Au sortir de la maison, il apprit de la bonne que la pépie sévissait dans le poulailler, et que la veille du jour où la fillette était tombée malade, elles étaient allées ensemble soigner une poule atteinte de la maladie régnante à laquelle elle venait de succomber (403).

Le même professeur raconte qu'il fut mandé près d'une petite fille malade depuis 3 jours, chez laquelle il constata une diphtérie pharyngée des plus graves. Sur la table de la cuisine qui, en raison de la rigueur de la saison, servait de chambre à coucher à la petite malade, gisait un pigeon mort, dit la mère, de la pépie, tandis que 2 ou 3 volatiles se promenaient autour du berceau de l'enfant. M. Carrieu enleva les fausses membranes de la gorge de ce dernier et de la bouche du pigeon. Le tout fut porté à la Faculté, où l'examen fit constater les mêmes bacilles dans les deux productions, mais les essais de culture restèrent infructueux (404).

M. Carrieu nous fait connaître encore que le 20 décembre 1888, il fut appelé près d'une petite fille de 3 ans atteinte d'angine diphtérique typique. Les parents racontent que, retenue à la chambre par un rhume depuis plusieurs jours, elle s'était amusée avec son pigeon, le seul qui lui restât d'un couple qu'un complaisant voisin lui avait donné trois semaines auparavant. L'autre était mort avec du mal dans la gorge. Le survivant d'ailleurs est malade : il se pelotonne dans un coin du petit lit, l'œil terne, les plumes hérissées, la langue sèche, le fond de la gorge dépourvu de son apparence rosée normale. Les deux volatiles habitaient un pigeonnier exigu, situé au fond de la cour, où plusieurs animaux avaient succombé dans les dernières semaines au mal de gorge (405).

Nous empruntons à la thèse de M. Haas les deux faits suivants qui ne sont pas les moins instructifs de notre collection. Le premier fut communiqué à ce confrère par M. Wassermann, en septembre 1893. Il fut observé à Thann, dans le Haut-Rhin. Depuis quelque temps, à la suite d'un achat de poulets sur les marchés, la diphtérie s'était déclarée dans plusieurs basses-cours de la commune, causant de sérieux ravages parmi les poules et les pigeons. Mais ses méfaits ne devaient point s'arrêter aux volailles. Dans cette localité, où de mémoire d'homme la diphtérie n'avait point été observée, on vit peu de temps après s'en manifester plusieurs cas. Le premier enfant qui en fut frappé et qui succomba le 7ᵉ jour, habitait précisément la maison où 8 jours auparavant la diphtérie aviaire avait fait son apparition. Puis la maladie se déclara chez un enfant de la maison voisine, enfin dans les 15 jours qui suivirent, on en compta trois autres atteintes. Le médecin, par mesure administrative, fit abattre et brûler, avec les poulaillers, toutes les volailles atteintes; les basses-cours et les maisons qui avaient eu des malades furent nettoyées et désinfectées, et la maladie disparut en peu de temps, aussi rapidement qu'elle était venue (406).

Le deuxième fait s'est passé dans un grand établissement agricole des environs de Belfort. Quelques poules, récemment introduites dans la ferme, y importèrent la diphtérie dont M. le docteur Haas put observer le début et suivre le développement. Trois poules périrent en peu de temps, puis quelques jours plus tard, cinq jeunes élèves des volières furent atteintes. Des fausses membranes d'un blanc sale recouvraient la langue, remplissaient la gorge et obstruaient les narines. A l'autopsie, on en trouvait jusque dans les intestins. Peu de temps après, trois cas de diphtérie humaine, très graves, se déclarèrent dans l'établissement : chez un enfant de 7 ans, la propre fille du propriétaire, un jeune homme de 15 et un petit garçon de 3 ans. Les deux premiers sujets faillirent périr et le troisième succomba rapidement (407).

Le 27 juillet 1896, M. le professeur Ferré est appelé près d'une enfant des environs de Bordeaux, atteinte d'amygdalite avec production de fausses membranes qui donnèrent par la culture des colonies de bacilles longs de Loeffler. Il n'y avait à ce moment aucune source de contagion dans la localité. Aucun cas de diphtérie n'y avait été signalé, ni à l'école fréquentée par l'enfant, ni dans le quartier habité par lui, ni dans le voisinage. Mais l'enquête apprit à M. Ferré qu'au fond du jardin vivaient des volailles, une poule et un coq, que ce dernier avait eu la pépie une quinzaine de jours auparavant, avec *du blanc* dans les yeux, que cette pépie avait été enlevée suivant la coutume de la région, et que comme l'animal était faible sur ses pattes, les enfants en avaient profité pour lui arracher des plumes. M. Ferré visita l'animal, le trouva effectivement parésié, et le fit transporter dans son laboratoire, où il mourut quelques jours après, complètement paralysé. Avant sa mort, on avait extrait de l'orifice laryngien des fausses membranes dont des parcelles, ensemencées sur sérum gélatinisé, donnèrent entre autres bacilles et micrococques, des colonies d'un microorganisme tout à fait semblable au bacille de Loeffler. Ce dernier, inoculé au pigeon, au cobaye, au lapin, se comporta absolument comme le bacille de Loeffler recueilli dans la diphtérie humaine (408).

A l'occasion de son rapport officiel sur les épidémies observées dans l'arrondissement de Montmédy, pendant l'année 1898, M. le docteur Spiral signale la fréquence relative de la diphtérie dans la région. Il attribue cet état de choses à l'introduction en France, par la Belgique, de très grandes quantités de poules italiennes, parmi lesquelles il s'en trouve constamment un certain nombre qui sont atteintes de diphtérie. Elles infectent les poulaillers où elles sont placées, et notre confrère est convaincu qu'elles communiquent leur maladie aux enfants qui vivent dans leur voisinage. Il exprime en conséquence le vœu qu'on s'assure de leur état sanitaire, avant de laisser franchir la frontière à ces dangereux immigrants.

M. le docteur Fernet, qui mentionne cette observation dans le rapport qu'il a rédigé, au nom de l'Académie, à l'adresse de M. le ministre de l'Intérieur, fait connaître en outre, dans le même document, et d'après le professeur Vergely, qu'une épidémie de diphtérie qui sévit en 1898 à Andernos (arrondissement de Bordeaux), parmi les enfants des écoles communales et de la crèche, avait été précédée d'une épidémie aviaire, et que les médecins qui furent témoins de ce double épisode, n'hésitèrent pas à établir un lien de causalité entre celle-ci et celle-là. Cette relation pathogénique fut du reste confirmée par les recherches expérimentales qu'entreprit à cette occasion M. le professeur Ferré. Des mesures prophylactiques furent appliquées simultanément aux poulaillers et aux chambres des petits malades : l'épizootie cessa tout d'abord, et la diphtérie des enfants ne tarda pas à s'éteindre à son tour (409).

Enfin, M. le professeur Teissier rapporte l'observation suivante empruntée à M. le docteur Foix. Un enfant vit chez ses parents à la campagne, à 15 kilomètres de la ville, dans un vaste parc où il est à l'abri de toute contagion. Un maçon qui travaillait dans la maison s'étant fait une blessure, la femme de charge va prendre dans le poulailler un récipient de porcelaine plein d'eau, qui sert à laver la plaie de l'ouvrier, mais qui souille en même temps un morceau de pain placé sur la table de la cuisine et destiné au goûter de l'enfant. Trois jours après, celui-ci a la diphtérie et y succombe, et d'autre part la plaie du maçon est recouverte de pseudo-membranes caractéristiques. Or, plusieurs poules venaient de mourir de la diphtérie dans le réduit où la cuisinière avait cherché le fatal récipient à eau qui avait servi au pansement du manouvrier (410).

Nous avons relevé dans la littérature médicale un certain nombre de faits cités comme des témoignages en faveur de la transmission inverse de la diphtérie, c'est-à-dire de son passage de l'homme aux animaux domestiques. Roth fit connaître naguère une épizootie de basse-cour que l'on vit naître parmi des poulets qui avaient avalé des fausses membranes provenant d'enfants diphtériques (411). L'année suivante, Chicoli donna la diphtérie aux poulets par l'inoculation de fausses membranes humaines, et observa en même temps l'angine couenneuse et le croup chez des enfants qui fréquentaient des basses-cours où la pépie était endémique (412). Au congrès tenu à La Haye en 1884, M. Emmerich a soutenu, preuves en main, que la diphtérie était à la fois transmissible du pigeon à l'homme et de celui-ci à celui-là. Le professeur Rossi rapporte que son chien, ayant avalé les fausses membranes d'une enfant de sa clientèle atteinte de diphtérie, présenta au bout de quelques jours les symptômes de cette maladie et y succomba. Rossi fit son autopsie et trouva la gorge tapissée de l'exsudat pseudo-membraneux caractéristique (413). A Enfield enfin, en octobre 1888, un chat fut atteint de la diphtérie après avoir lapé les vomissements d'un enfant qui en était atteint (414).

Appréciation des faits. — Tels sont les principaux faits sur lesquels s'appuie la doctrine uniciste. Nous les avons rapportés à peu près dans leur ordre chronologique, afin de montrer qu'ils se succèdent pour ainsi dire d'une façon incessante, et qu'ils ont fixé partout et de tout temps l'attention. Ils nous apparaissent nombreux et variés dans leur mode épidémique et pathogénique. Ici ce sont des cas isolés de diphtérie humaine, survenant chez un sujet, un enfant, à la suite du contact intime avec un ou quelques volatiles malades. Ailleurs, on enregistre des épidémies de maisons, de fermes, qui naissent au cours d'une épizootie dont elles suivent pas à pas le développement. Tantôt le mode de succession des faits implique le passage de la diphtérie de l'homme à l'animal; bien plus souvent, il accuse la transmission en sens inverse, de l'animal à l'homme. La coïncidence entre les diphtéries humaine et animale est si fréquente, et les relations pathogéniques qui paraissent les unir ensemble dans cette association sont si saisissantes, qu'il serait difficile de mettre celles-ci et celle-là sur le compte du hasard ou de quelque circonstance fortuite. Interpréter ainsi les innombrables documents de ce genre consignés dans la littérature médicale, serait méconnaître systématiquement les enseignements de l'observation et la logique des choses.

On leur a opposé pourtant maints témoignages contradictoires. Déjà plus haut, nous avons marqué que la bactériologie repoussait formellement toute relation entre la diphtérie humaine et celle des animaux domestiques, en raison de la stérilité de ses efforts pour découvrir le bacille de Loeffler dans cette dernière. La clinique a elle aussi élevé des objections contre leur identité. C'est ainsi que Rivolta avance que les fausses membranes des poules ne sont nullement diphtériques, mais croupales (415). Nous avouons ne pas saisir la portée de cette distinction. Selon Straus et M. Saint-Yves-Ménard, l'exsudat de la diphtérie aviaire est épais et caséo-purulent, il rappelle la matière tuberculeuse, et diffère absolument des fausses membranes de la diphtérie humaine (416). Il peut effectivement revêtir cet aspect, lorsque les tissus sur lesquels il repose se nécrosent et s'imprègnent des produits de la suppuration. C'est ainsi que M. Faguet l'a vu prendre éventuellement l'apparence et la consistance caséeuse, lorsque la maladie envahissant la conjonctive, provoquait une ophtalmie purulente avec destruction du globe de l'œil. Mais nous ne craignons pas d'affirmer que la plupart des observateurs, quelle que soit d'ailleurs leur opinion sur le fond des choses, s'accordent à admettre l'identité de structure des fausses membranes humaine et aviaire. Enfin, l'opposition à la doctrine uniciste s'est prévalue aussi d'arguments fournis par l'étiologie. La diphtérie des oiseaux, avance-t-elle, est éminemment contagieuse : or dans certaines années, elle a causé de grands ravages au Jardin d'Acclimatation sans jamais se communiquer à l'homme. Cependant des enfants y étaient souvent employés aux soins des oiseaux. M. Saint-Yves-Ménard y a vu deux faisandiers élever l'un quatre, l'autre cinq enfants au milieu de vastes volières, sans que jamais aucun de ceux-ci ne prît la maladie régnante au contact des contagifères ailés.

Voici deux autres témoignages similaires. Aux Halles Centrales, rapporte le regretté professeur Straus, un certain nombre d'hommes exercent le métier de gaveur de pigeons : ils effectuent cette opération de bouche à bouche, dans des conditions par conséquent très favorables à la transmission. Et cependant, il n'y a pas d'exemple de développement de la diphtérie parmi les individus exerçant cette profession, bien que les pigeons qu'ils traitent, ceux surtout qui sont de provenance italienne, soient souvent affligés d'une maladie connue sous le nom de chancre, qui n'est autre que la diphtérie (417).

D'autre part, dans le compte rendu qu'il consacre au travail cité plus haut de M. Guérin, de Lille, le « *Journal des Praticiens* » appuie ainsi l'opinion de ce bactériologiste : « L'élevage et l'entraînement du coq de combat « constituent pour la région du Nord un sport très goûté. Fréquemment « ces oiseaux sont atteints de diphtérie. Or, bien que déjà malades, ils « soient amenés dans la salle où toute la famille prend ses repas, que les « enfants leur donnent à manger, leur arrachent les fausses membranes « avec un crochet de fer, et disséminent celles-ci au hasard, jamais on n'a « observé d'épidémie diphtérique. Pareille promiscuité aurait toutes « chances de donner naissance à la propagation du mal, si vraiment il « était transmissible de l'animal à l'homme » (418).

On cite encore d'autres observations contradictoires. Un élève de M. Trasbot avala des fausses membranes de poulets sans contracter la diphtérie

(419). M. Mégnin ne vit jamais survenir celle-ci chez les personnes occupées aux soins des animaux de basse-cour qui s'en trouvaient atteints (420). MM. Gratia et Liénaux repoussent l'identité, parce que leurs volailles malades se sont montrées réfractaires à la sérothérapie (421), et d'autres observateurs parce qu'ils n'ont jamais constaté de paralysie chez les leurs.

En vérité, ces arguments n'ont point une portée absolue, il est bien aisé d'en montrer l'insuffisance. Ils expriment les suggestions subies respectivement par chacun dans sa sphère d'observation personnelle, mais ils se heurtent contre d'autres témoignagnes d'un sens inverse que l'on ignore ou que l'on écarte simplement du débat. On court la chance de formuler des conclusions décevantes, quand, dans la solution des questions de principe, on se détermine uniquement d'après son expérience propre.

Notre exposé de faits porte en effet que la diphtérie des oiseaux du Jardin des Plantes ne semble pas avoir été toujours aussi inoffensive envers le personnel du service ou les visiteurs que l'a constaté M. Saint-Yves-Ménard. D'autre part, plusieurs des observations citées plus haut nous ont montré des sujets qui, moins heureux que les gaveurs des Halles, contractèrent la diphtérie en nourrissant des pigeons malades de bouche à bec. Nous avons vu que la paralysie ne manquait pas d'une façon constante chez les volailles diphtériques. Celles-ci ne se montrent pas non plus toujours réfractaires aux injections de sérum de Roux. Cette médication a très favorablement modifié l'état local entre les mains de MM. Gallez, Ferré, Stephan Artault de Vevey et Rappin. M. Lang en a aussi obtenu d'excellents résultats dans la Nouvelle-Calédonie, où la diphtérie exerce de tels ravages parmi les poules, que leur élevage en est entravé dans toute l'étendue de l'Ile (422). Enfin, il convient de ne pas attacher plus d'importance qu'elle n'en mérite à l'innocuité souvent signalée du contact de l'homme avec des animaux malades. Ces faits négatifs prouvent tout simplement que la diphtérie aviaire ne se transmet pas toujours ni fatalement aux personnes qui sont à la portée de ses atteintes, ils ne sauraient prévaloir, dans tous les cas, contre les faits positifs dont le nombre est considérable.

Au premier abord, il paraît difficile de prendre position entre ces observations et ces opinions divergentes. Pour s'orienter vers une solution qui réponde exactement à l'enseignement de *tous* les faits, il convient tout d'abord de bien poser la question en litige. Se demander si en principe la diphtérie humaine est d'origine ornithologique, c'est faire dévier le problème de son véritable sens, et aller au-devant d'une fin de non-recevoir inévitable. Notre desideratum se formule autrement : nous voulons savoir si *éventuellement* cette diphtérie aviaire n'est point susceptible de passer de l'animal à l'homme. Ainsi posée, la question nous paraît justiciable d'une réponse précise et affirmative, c'est notre conviction profonde.

On ne saurait le méconnaître, quel que soit le nom qu'on lui donne, diphtérie, pépie, croup, l'affection membraneuse aviaire offre, comme nous l'avons vu plus haut, une analogie clinique incontestable avec celle de l'homme, tant par la localisation et la nature des productions morbides que par l'ensemble des troubles généraux qui surgissent dans son décours. D'autre part, sa coexistence si fréquente avec elle en impose, dès le premier abord, non moins que la similitude clinique, en faveur d'une étroite affinité entre l'une et l'autre. « Si, écrit M. GALLEZ, la médecine, « comme autrefois, était restée une science d'observation, en présence du « nombre relativement énorme de faits apportés aujourd'hui à l'appui de « cette hypothèse (l'unité), nul ne songerait à la mettre en doute, et l'iden- « tité de la diphtérie animale et de la diphtérie humaine serait un fait « acquis » (423. On ne saurait mieux dire, avec cette réserve expresse toute- fois, que la médecine est et reste toujours une science d'observation : et c'est précisément sur les enseignements accumulés par celle-ci sur ce sujet que nous nous appuyons pour combattre la doctrine dualiste généralement accréditée. Pourquoi donc cette conception a-t-elle prévalu contre l'autorité de tant de faits positifs exposés plus haut? La raison nous en paraît bien simple : c'est que la bactériologie, dont les décisions dans l'espèce sont considérées comme souveraines, a cherché maintes fois en vain le bacille de LOEFFLER dans les fausses membranes aviaires. Et comme les doctrines régnantes excluent de la diphtérie toutes les phlegmasies membraneuses qui ne sont pas engendrées par ce microorganisme, on a pu écrire que la pépie, le croup des oiseaux de basse-cour n'avaient rien de commun avec la diphtérie humaine. « La soi-disant diphtérie de certains animaux, tels « que pigeons, poules, veaux, porcs, etc., n'est pas produite par le bacille « de la diphtérie humaine, et par conséquent ne peut être redoutée en tant « que source de l'infection diphtérique pour l'homme. » Ainsi s'est exprimé M. LOEFFLER au 10⁰ congrès international des sciences médicales, tenu à Berlin en août 1890. Mais la question n'est pas seulement d'ordre bacté- riologique, elle ne saurait être tranchée sans qu'il soit fait appel aux enseignements de la clinique et de l'épidémiologie. Placé sur ce terrain, nous affirmons, en nous appuyant sur l'autorité des faits, que l'affection membraneuse des animaux de basse-cour est, dans certains cas du moins, transmissible aux personnes et vice versa, et que ce serait une dangereuse illusion que de se laisser aller à compter, avec M. LOEFFLER, sur sa cons- tante innocuité.

L'impression qui se dégage en effet de l'histoire de la diphtérie aviaire est qu'elle comprend des espèces distinctes, comme celle de l'homme, qui ont vraisemblablement des aptitudes inégales à se communiquer à ce der- nier ; et cette impression se justifie du reste par les témoignages de la bactériologie elle-même, qui y a trouvé des moteurs pathogènes variables. Indépendamment des sporozoaires (Bollinger) et des cercomonas (Rivolta) qu'on a considérés tour à tour comme la cause de la diphtérie des basses-cours, et que nous ne citons que pour mémoire, le bacillus diphteriæ colombarum qui fut actionné dans l'épizootie étudiée par Loeffler, est certainement différent de l'agent microbien auquel MM. Loir et Ducloux attribuent la diphtérie endémo-épidémique de Tunisie; et il semble aussi que celui-ci soit également distinct du microorganisme que M. Guérin a trouvé dans la diphtérie des volailles de Lille et de ses environs. L'affection aviaire si bien étudiée par ces observateurs dans ces divers milieux est considérée par eux comme absolument distincte de la diphtérie humaine, et spéciale aux oiseaux. Nous n'y contredisons point. Mais l'espèce humaine y est-elle si réfractaire qu'elle peut se dispenser de toute précaution vis-à-vis d'elle?

Ni M. Loeffler, ni M. Guérin n'abordent dans leurs travaux cette question, et leur silence à cet égard laisse croire que dans leur esprit — la chose n'est point douteuse en ce qui concerne M. Loeffler — le danger de la transmission de l'animal à l'homme n'est pas à craindre. Tel n'est probablement pas l'avis de MM. Loir et Ducloux. Frappés de la fréquence avec laquelle l'angine diphtéritique se manifestait chez des individus vivant au contact d'animaux de basse-cour aux prises avec la diphtérie aviaire, ils se firent un devoir de rechercher si celle-ci n'était pas à l'occasion la cause de celle-là. Les fausses membranes de 6 angines graves et bénignes furent scrutées dans ce but. Indépendamment des microbes qui s'y rencontrent d'ordinaire, bacille de Loeffler, streptocoque, etc., on y découvrit une fois, et à l'état de culture pure, celui que l'on cherchait. C'était chez un enfant de sept ans, des environs de Tunis, habitant une ferme où la diphtérie aviaire sévissait depuis sept mois. Il avait une angine grave à fausses membranes épaisses et peu adhérentes, dont on isola par la culture un bacille unique, offrant tous les caractères de celui de l'épizootie régnante (424).

Ainsi donc la bactériologie elle-même, d'accord cette fois avec l'observation, nous montre que la diphtérie animale proprement dite est susceptible de se greffer sur le terrain humain, et de s'y manifester avec tous les caractères de la diphtérie de l'homme.

D'autre part, il existe chez les volailles, écrit M. Gallez fils, une affection qui, dans les nomenclatures de la médecine vétérinaire, porte le nom de « catarrhe contagieux des poules » ou de « morve », et qui est caractérisée essentiellement par une sécrétion glaireuse des muqueuses de la bouche, des narines et de l'œil, par un amaigrissement rapide et la paralysie des pattes. C'est, selon cet observateur, cette maladie très grave et très contagieuse, qui peut devenir à l'occasion l'origine d'épidémies de diphtérie humaine. Elle reconnaît en effet, pour cause première, un bacille qui ne diffère de celui de Loeffler que par sa faible virulence. Inoculé au cobaye, après renforcement de celle-ci, il le fait périr rapidement avec des phénomènes identiques à ceux que provoque dans les mêmes conditions le bacille de Loeffler. Enfin, contrairement aux assertions de MM. Gratia et Liénaux, l'emploi du sérum de Roux exerce sur cette affection une action éminemment favorable. Il supprime les sécrétions morbides et enraie les progrès de tous les autres symptômes, notamment de l'amaigrissement. Une série de poules atteintes de catarrhe contagieux grave purent être sauvées par des injections réitérées du précieux liquide, alors que l'observation apprend que d'ordinaire la maladie aboutit presque toujours à la mort. En résumé, M. Gallez estime que les poules sont sujettes à deux espèces de diphtérie : la diphtérie pseudo-membraneuse à proprement parler, et la forme catarrhale de la « diphtérie » ou le « catarrhe contagieux ». Tandis que la première affection, la diphtérie des poules, n'a rien à voir avec la diphtérie humaine, ce médecin estime que le catarrhe contagieux (morve) et la diphtérie humaine sont des affections identiques, susceptibles de passer d'une espèce à l'autre (425).

M. Scharp a rapporté des observations semblables à celles de M. Gallez. Au cours de plusieurs épidémies de « catarrhe contagieux » des poules, il a trouvé constamment dans le gosier des animaux malades un microorganisme tout à fait analogue au bacille de Loeffler. Bien qu'il lui eût paru moins virulent que ce dernier, il incline cependant à l'identifier avec lui (426).

Mais le trait décisif de ces considérations est que le bacille de Loeffler a été constaté dans des diphtéries aviaires classiques, ainsi que nous l'avons déjà marqué plus haut, dans le paragraphe consacré à la bactériologie. Les deux coqs dont M. Stephan Artault de Vevey a entretenu la Société de Biologie dans sa séance du 1er novembre 1895, prirent la diphtérie à peu de jours d'intervalle. L'auteur découvrit dans les fausses membranes le bacille de Loeffler uni au bacille pyocyanique et à quelques autres bactéries, telles que le staphylocoque et le streptocoque. C'est en vain qu'il y chercha les flagellés signalés dans la diphtérie des gallinacés. Les deux animaux reçurent à partir du quatrième jour de leur maladie 1cc de sérum de Roux, puis 2, ensuite 3cc à deux jours d'intervalle, et cela pendant près de vingt jours. Dès le lendemain de la première piqûre, ils se montrèrent plus vifs et purent manger : l'un d'eux chanta même le matin. Les plaques membraneuses, qui avant l'injection étaient épaisses de 3 à 4 millimètres et d'un gris noir, paraissaient partout blanches et à peine proéminentes à la surface de la muqueuse bucco-pharyngée. Cette amélioration locale si subite et si manifeste persista, mais les deux coqs moururent paralytiques au bout de trois semaines (427). Rien ne manque à cette diphtérie survenue

spontanément chez ces deux volailles pour pouvoir être identifiée complètement à celle de l'homme. On peut en dire autant du fait publié par
M. Rappix. On se rappelle qu'il s'agit également d'un coq atteint de diphtérie à bacille de Loeffler, et qui, bien que gravement malade, se rétablit
sous l'influence des injections de sérum Roux.

Ces observations d'ailleurs ne sont pas isolées. Nous rappellerons
entre autres les recherches du professeur Ferré, de Bordeaux, et de son
élève le docteur Faguet. Ces deux médecins ont trouvé dans les fausses
membranes aviaires, quelquefois à l'état de culture pure, le plus souvent
associés entre eux, des microcoques, des streptocoques, des pneumo-bacilles
et des espèces bacillaires diverses. Parmi ces dernières, deux surtout, toutes
les deux aptes à produire des fausses membranes, ont fixé leur attention.

L'un de ces microorganismes que M. Ferré a constaté non seulement
dans plusieurs cas de diphtérie aviaire, mais également dans certaines
angines pseudo-membraneuses humaines, ressemble, pour la plupart de ses
propriétés à celui que MM. Loir et Ducloux ont décrit dans leur travail sur
la diphtérie des poules en Tunisie. Il ne serait autre, selon le professeur de
Bordeaux, que le bacille coli communis. Inoculé en culture pure chez la
volaille, à la surface de la cavité buccale ou de l'anus, ou chez le lapin sur
le derme dénudé par un vésicatoire, il peut déterminer la production de
fausses membranes. L'autre microorganisme est pourvu de toutes les propriétés morphologiques et biologiques du bacille de Loeffler. Ses cultures
pures provoquent le développement de fausses membranes sur les muqueuses buccale et anale des volailles, et sur le derme dénudé de la surface
interne de l'oreille du lapin. Inoculé sous la peau du cobaye, du lapin, du
poulet, il détermine la mort de ces animaux sans se généraliser : l'injection
à ces derniers de ses cultures pures filtrées suscite tous les symptômes
toxiques de la diphtérie de l'homme, y compris les manifestations paralytiques. Enfin, entre les mains de ces observateurs, le sérum de Roux a
exercé une influence très favorable sur les fausses membranes aviaires, et
sur les accidents provoqués par les injections de toxine (428).

MM. Ferré et Faguet ont étendu leurs recherches aux animaux sains. Ils
affirment, qu'ainsi que chez l'homme, le bacille de Loeffler se trouve parfois dans la cavité bucco-pharyngée des volailles et des oiseaux bien portants, et même dans leur cloaque (429). Avec des échantillons de ce
microbe recueillis dans ces milieux, les auteurs sont parvenus à produire
des fausses membranes dans la gorge du pigeon, dans la cavité buccale et
dans l'anus de la poule, enfin à la surface interne de l'oreille du lapin. Il
s'est montré tantôt inoffensif, tantôt faiblement virulent pour le cobaye et
surtout le pigeon ; vraisemblablement, il est apte à devenir complètement
pathogène (430).

M. Creignou. un autre élève de M. Ferré, a poursuivi ces recherches : en combinant ses résultats avec ceux de son maître, il établit que le bacille de Loeffler avirulent, ou faiblement virulent se rencontre au moins une fois sur deux dans la bouche ou l'anus des animaux de basse-cour sains (431).

Au congrès de Madrid de 1898, M. Loeffler a contesté la signification de ces observations. Il a fait valoir contre elles qu'il existe toute une série de microorganismes morphologiquement semblables à celui qui porte son nom, mais qu'il n'en existait qu'un qui pût être considéré comme le moteur pathogène de la diphtérie : c'est celui qui sécrète la toxine et l'antitoxine de cette maladie. Or, rien ne prouve que le bacille trouvé par le professeur de Bordeaux chez les poules saines, soit pourvu de cette aptitude qui est en quelque sorte un critérium indispensable dans l'espèce (432).

Nous ne saurions nous rendre sans réserve à cette argumentation. Tout en confessant notre incompétence dans la matière, nous nous permettons cependant d'objecter que les aptitudes fonctionnelles des microbes sont aussi variables, aussi inconstantes que leur forme, que l'histoire naturelle de ces infiniment petits est encore trop incomplète pour pouvoir servir de guide infaillible à la nosographie, qu'il y a, après tout, des diphtéries vraies, dans le sens classique du mot, chez les animaux de basse-cour, et que par conséquent il n'est pas impossible que leur bouche, à l'instar de celle de l'homme, contienne parfois le soi-disant pseudo-bacille, et que celui-ci, à la faveur des circonstances qui renforcent sa virulence, donne lieu à ces manifestations diphtériques solitaires ou groupées, qui naissent sans contagion d'origine. Nous ajouterons enfin que les observations de M. Ferré ne sont pas les seules de leur espèce : elles ont été confirmées ultérieurement par Macfadyen et Hewlett, qui ont isolé du gosier des pigeons un bacille possédant toutes les propriétés morphologiques et culturales de celui de Loeffler, sans toutefois manifester de fonctions pathogènes bien nettes (433).

MM. Ferré et Faguet concluent très catégoriquement de leurs consciencieuses recherches, que dans la diphtérie des volailles, qu'elle se présente sous la forme du catarrhe naso-oculaire contagieux, ou sous celle de l'affection pseudo-membraneuse proprement dite, on trouve souvent le véritable bacille de Loeffler. Mais il ressort en outre de l'ensemble de toutes les recherches de cette nature, que la culture des fausses membranes montre généralement associés à lui, et très fréquemment sans lui, des microorganismes divers, le streptocoque, le staphylocoque, le pneumobacille de Friedländer, le bacille coli, et d'autres espèces microbiennes. Si bien qu'il est permis de dire que la flore des fausses membranes animales est aussi variée que celle des fausses membranes humaines, et que de part et d'autre on trouve les mêmes microorganismes. N'est-il pas manifeste dès lors, que cette dénomination de dipthérie aviaire est appliquée à des affections membraneuses d'espèces diverses dont les unes, telles que celles décrites par LOEFFLER, GUÉRIN sont peu ou peut-être point transmissibles à l'homme, tandis que d'autres, dues au streptocoque, au pneumocoque, au bacille de LOEFFLER isolés ou actionnés ensemble, sont éminemment aptes à passer de la basse-cour aux habitants. Nous croyons à la pluralité des moteurs pathogènes de la diphtérie chez les animaux domestiques, et subsidiairement à l'inégale aptitude de cette zoonose à se communiquer de ceux-ci à l'homme.

Nous formulons cette proposition non pas par esprit d'éclectisme, en vue de donner à la fois satisfaction aux deux opinions en présence ; mais parce qu'elle se dégage logiquement des innombrables faits groupés autour de cette question. Il nous semble que les divergences qui se sont produites à son sujet seraient moins profondes si les décisions de la bactériologie n'avaient point pris dans l'espèce une autorité souveraine, exclusive de toute autre sanction. En n'attribuant à la diphtérie que les phlegmasies membraneuses dans lesquelles elle voit actionné le bacille de LOEFFLER, elle a consacré l'indépendance et l'autonomie en quelque sorte de toutes les affections semblables des animaux de basse-cour où la recherche du microorganisme spécifique est restée sans résultat. Et comme ces faits négatifs sont ou paraissent très nombreux, ils ont prévalu contre les autres, et donné naissance à la doctrine de la dualité.

Nous avons déjà marqué ailleurs que nous repoussons cette conception purement bactériologique de la diphtérie. Les traits qui constituent la physionomie de la phlegmasie membraneuse suscitée par le bacille de LOEFFLER, se retrouvent tous, sans en omettre la gravité, dans les phlegmasies similaires qui ressortissent aux microbes phlogogènes congénères de ce dernier, lesquels sont d'ailleurs, dans l'immense majorité des cas, ses complices. Celles-ci sont unies à celle-là par les liens cliniques les plus étroits, que la nosographie de la diphtérie ne saurait briser sans s'exposer à tracer à cette maladie des limites arbitraires et à mettre la pratique à la merci de suggestions vagues et indécises. En dépouillant les nombreuses observations dont nous nous sommes inspiré pour la rédaction de l'histoire générale de la diphtérie, il nous est arrivé maintes fois d'avoir sous les yeux des exemples d'angines membraneuses plus ou moins graves dénommées *pseudo-diphtériques* dans la première partie de leur décours, parce que le microscope ne distinguait dans les fausses membranes que des streptocoques ou d'autres agents équivalents, et que l'observation faisait passer sous la rubrique *diphtérie vraie*, dès l'instant où, toutes choses restant égales d'ailleurs, le bacille de LOEFFLER était signalé dans les fausses membranes.

Il faut avouer que cette séméiotique ne laisse pas d'être bien artificielle.

La pratique a le devoir d'interroger le microscope et de mettre à profit ses indications, mais non pas d'abdiquer devant lui. Nous l'avons déjà dit, et il nous plaît de le répéter encore, la diphtérie a largement bénéficié des lumières de la bactériologie, mais sa conception doit rester quand même avant tout clinique, sous peine d'être fruste et décevante.

Conclusion. — Quoi qu'il puisse en être, il résulte de l'ensemble de ces considérations que la diphtérie aviaire, non plus que la diphtérie humaine, n'est une dans son essence microbienne, que l'on trouve de part et d'autre à peu près les mêmes espèces d'infiniment petits, et que d'une façon générale, il faut considérer la première comme transmissible à l'homme non seulement quand elle a pour moteur pathogène le bacille de LOEFFLER proprement dit, mais aussi quand elle est suscitée par les autres agents phlogogènes, communs aux animaux de basse-cour et à notre espèce (streptocoques, staphylocoques, etc.), et même quand elle reconnaît pour cause première des microorganismes spéciaux, tel que celui décrit par MM. LOIR et DUCLOUX à Tunis.

Nous nous garderons bien d'avancer que la diphtérie de l'homme procède de celle des gallinacés. Énoncée sous cette forme, la proposition serait inacceptable. Mais nous croyons pouvoir affirmer que ceux-ci sont à l'occasion des agents redoutables de sa transmission et de sa diffusion. Peut-être n'ont-ils pas été toujours étrangers à ces explosions meurtrières d'angines malignes dans des fermes isolées dont TROUSSEAU nous a laissé des descriptions si saisissantes.

Il se passera peut-être encore du temps avant que la solution que nous donnons à cette question ne se substitue aux idées opposées qui sont toujours celles du plus grand nombre. Mais en attendant qu'elle force la conviction, elle est du moins de nature à commander la prudence, une prudence méfiante vis-à-vis de la diphtérie de basse-cour. La coïncidence si fréquente de celle-ci avec la diphtérie humaine ne saurait laisser indifférents les dualistes les plus endurcis. Et nous devons reconnaître que certains d'entre eux, BAGINSKY entre autres, recommandent aux éleveurs de volailles de prendre une attitude défensive pour leur compte personnel vis-à-vis de la pépie et des autres manifestations de la diphtérie aviaire (434). Au fond, nous n'en demandons pas davantage. Et s'il se confirme que les poules et les oiseaux hébergent normalement le bacille virulent ou non dans leur cloaque comme l'homme dans la bouche, il sera indiqué d'accorder plus d'attention qu'on n'en a donnée jusqu'alors au rôle des fumiers dans sa conservation et sa propagation.

ÉPIDÉMIOLOGIE

Les traits les plus saisissants de l'épidémiologie de la diphtérie apparaissent dans son évolution à travers les âges, telle que nous l'avons esquissée au début de ce chapitre. A peu près ignorée, ou connue seulement par des manifestations partielles et isolées jusqu'en 1583, elle s'est élevée brusquement à cette époque au rang des maladies épidémiques, et comme telle, elle a promené périodiquement ses ravages pendant près de deux siècles à travers le sud et le centre de l'Europe. Après avoir accompli ce premier cycle épidémique, elle s'est raréfiée peu à peu, et a fini par s'éclipser presque complètement du cadre des maladies populaires. N'étaient quelques foyers épars et très clairsemés, elle aurait pu être classée parmi les maladies éteintes pendant toute la première moitié du xixe siècle.

Vers 1856, elle se réveilla de cet assoupissement demi-séculaire et, obéissant, comme en 1583, à une force inconnue, elle reprit son ancien essor et apparut dans les trente années qui suivirent sur presque toute la surface du globe. Elle se déploya en une vaste pandémie, bien plus étendue que celle du xvie-xviie siècle qui resta limitée au sud de l'Europe : son expansion moderne fut en quelque sorte universelle.

L'histoire de la diphtérie est pleine d'enseignements pour l'épidémiologie. N'est-ce pas un fait digne de méditation que ce réveil d'une maladie qui semblait pour toujours éteinte ! La plupart des fléaux qui ont mis l'humanité en coupe réglée, la suette, le choléra, la méningite cérébro-spinale, ont subi ces vastes oscillations à travers les âges. Mais la diphtérie mérite d'être citée comme un type de cette évolution séculaire.

Origine des épidémies. — La diphtérie naît et se propage par la contagion. C'est sans doute son mode de développement le plus ordinaire. Les faits isolés se produisent par le contact médiat ou immédiat d'un sujet sain avec un diphtérique, les épidémies à la suite de l'introduction dans une famille, dans une école, dans une commune, d'un enfant malade (écolier, nourrisson) provenant d'un foyer infecté. L'importation dans les groupes se fait aussi par les nomades, les colporteurs, les marchands forains, dont le rôle dans la transmission des maladies populaires ne saurait trop fixer l'attention (435).

Mais il est un deuxième mode de développement qui s'est imposé de tout temps à l'attention : c'est l'autogenèse. A peu près tous les médecins qui ont écrit sur la diphtérie, signalent son apparition très fréquente, sans contagion originelle, chez l'individu ou dans des milieux divers plus ou moins restreints, tels que des villages, des hameaux, des fermes, des maisons complètement isolés. Bien que l'importation soit facile à saisir dans de pareilles conditions, les recherches les plus minutieuses ne parviennent pas à la dépister, et l'on ne pourrait, sans forcer la signification des faits, s'en prendre à un germe introduit par les hommes ou les choses. Des observations de ce genre ont été relevées partout. On en rencontre à chaque pas dans les annales épidémiologiques de l'Académie de Médecine, dans les documents inédits et imprimés du Comité technique de santé : enfin, la littérature médicale étrangère n'en est pas moins riche que la nôtre, si bien que le mode pathogénique qu'elles mettent en relief est à peu près généralement accepté.

« Dans un grand nombre de cas, écrit BAGINSKY, il est absolument
« impossible d'attribuer la naissance de la diphtérie à une contagion directe
« ou indirecte. Il n'y a aucune trace d'importation dans le milieu où elle
« vient de naître. Les premiers cas apparaissent sporadiquement, et la ma-
« ladie se répand graduellement ; souvent elle se déclare dans des maisons
« disséminées, séparées par de grandes distances les unes des autres ; elle
« y éclate soudainement parmi les membres d'une famille qu'elle frappe
« simultanément, ou avec une succession rapide, c'est une véritable explo-
« sion.... Beaucoup d'auteurs ont rapporté cette origine à la malpropreté
« des maisons, à l'installation défectueuse des latrines, à l'imprégnation
« des murs par les émanations putrides, à la pénétration dans les locaux
« de gaz d'égouts, à d'autres défectuosités de l'hygiène générale. Ce ne sont
« que des causes secondes qui diminuent la réceptivité ou exaltent la viru-
« lence du germe, et rien de plus. »

Il y a pourtant des médecins qui rapportent à la contagion seule l'origine et l'extension de la diphtérie, et qui font valoir que les faits contradictoires impliquent simplement que nous ne connaissons pas encore toutes les voies et moyens de sa transmission interhumaine (436), ou que nos recherches n'ont pas su les dépister (437).

Ce sont des fins de non-recevoir et non des arguments. L'autogenèse de la diphtérie, comme celle de toutes les maladies similaires, la pneumonie, la fièvre typhoïde, la méningite cérébro-spinale, ressortit à la loi générale qui régit la biologie des microbes pathogènes, loi d'après laquelle la virulence de ceux-ci s'élève et s'abaisse alternativement sous l'influence de facteurs divers, connus ou inconnus, de telle sorte que le microorganisme est tour à tour saprophyte et pathogène sans cesser d'être lui-même. L'autogenèse est l'accession à la virulence de germes qui en sont actuellement dépourvus ; son rôle dans l'épidémiologie a été formulé avec une lumineuse précision par PASTEUR, à l'occasion de ses mémorables communications à l'Académie des Sciences sur l'atténuation des virus. Et l'histoire de la diphtérie est précisément un témoignage des plus saisissants en faveur de la profonde justesse des vues du grand Maître, nous l'avons déjà amplement indiqué dans notre historique.

Son mode d'apparition en France, lorsqu'elle y prit son essor épidémique au milieu du dernier siècle, fournit à l'étiologie des enseignements des plus suggestifs, qui ont été merveilleusement mis en lumière par TROUSSEAU, dans les deux admirables rapports qu'il a consacrés aux maladies ayant régné sur notre territoire en 1857 et 1858 (438). Son réveil, après soixante-dix ans de silence presque absolu, sur les points les plus divers de notre territoire, est un témoignage grandiose en faveur du rôle considérable que l'autogenèse joue dans son développement, rôle que les découvertes du laboratoire, quelque lumineuses et fécondes qu'elles soient, ne pouvaient pas nous faire pressentir.

Nous avons vu plus haut que dès 1857, plusieurs départements avaient été envahis par la maladie renaissante, notamment un certain nombre de ceux qui sont situés sur les bords de l'Océan ou de la Manche, depuis Boulogne jusqu'au Havre et au delà. On pouvait être tenté d'attribuer à la fréquence croissante des communications la diffusion de la maladie sur notre littoral Nord-Ouest et son explosion en Angleterre à la même époque.

Mais l'analyse attentive des faits ne devait pas confirmer cette supposition. A l'époque même où la diphtérie apparaissait à Boulogne et dans les régions avoisinantes, elle éclatait dans d'autres foyers, bien éloignés de la Manche, dans des localités situées au pied de la chaîne pyrénéenne. En prenant les dates approximatives du début des diverses épidémies partielles, on reconnaissait qu'elles étaient indépendantes les unes des autres, que l'invasion n'avait pas lieu de proche en proche à partir d'un foyer central.

Or, ce qui était vrai en 1857, ne l'était pas moins en 1858. La diphtérie n'a pas traversé la France avec plus ou moins de rapidité. Elle a régné en même temps et à la même heure dans des contrées situées à de grandes distances, frappant dans chacune d'elles un ou plusieurs centres de population avec une intensité variable, sans qu'il fût possible de remonter à l'origine des contagions ou de saisir quelque relation entre les localités affectées (TROUSSEAU).

L'impulsion mystérieuse qui l'a fait surgir sur ces vastes étendues de surface s'est manifestée aussi dans son évolution dans chaque foyer local. Quelquefois on l'a vu rayonner autour de ses premières victimes ou des premières maisons atteintes, paraissant suivre la filiation des contacts ; mais le plus souvent, même dans les moindres villages, on a essayé en vain de trouver une série. Des fermes isolées, situées loin des hameaux affectés et sans communication avec eux, étaient frappées. Dans les villages, les atteintes se manifestaient comme au hasard, ou au moins sans qu'il fût possible d'en saisir la filiation ou le mode d'enchaînement (439).

L'histoire de la diphtérie est surtout instructive dans cette première période de son essor épidémique où elle n'était pas encore généralisée comme aujourd'hui. Elle apparaissait, sans aucune cause apparente, et presque simultanément, dans des communes plus ou moins éloignées les unes des autres, laissant dans l'intervalle des localités indemnes. Et dans une même commune, elle se déclarait presqu'en même temps chez des enfants de maisons différentes, et n'ayant eu aucun rapport entre eux. Les médecins qui furent témoins de son réveil, et qui la plupart l'accueillirent comme une maladie nouvelle, cherchèrent en vain la contagion à son origine, et furent amenés presque partout à admettre son développement sur place. Mais une fois née, elle se propageait manifestement par transmission interhumaine. Dans une localité touchée, elle s'étendait de proche en proche, autour des premiers malades et des premières maisons frappées. D'une commune atteinte, sans importation démontrable, elle rayonnait aux hameaux voisins. Ce n'est en général que quand l'épidémie était en cours, que la contagion venait manifestement y prendre sa part, et les cas s'en multipliaient à mesure qu'elle s'avançait, tandis que ceux qui semblaient naître par autogenèse, « sous l'influence épidémique ou atmosphérique », comme s'expriment les contemporains, allaient en diminuant (440).

La simultanéité, au début de cette période, de l'explosion de la diphtérie sur des points très éloignés les uns des autres, son apparition successive et sans importation préalable — elle n'existait nulle part — dans des centres ou des zones régionales où elle était inconnue jusqu'alors, sont des témoignages irrécusables en faveur de son développement autochtone, effectué par la rentrée en scène de germes qui se réveillent de leur assoupissement séculaire.

La constitution atmosphérique ou épidémique, telle est l'origine attribuée aux premières apparitions de la diphtérie vers le milieu du xixe siècle par tous les médecins qui ont observé et raconté ce grand épisode pathologique. Cette conception ne répond sans doute plus à l'orientation des idées actuelles ; mais dans l'espèce, elle est suffisamment suggestive, en ce sens qu'elle est exclusive de la contagion comme origine de la pandémie diphtérique naissante. La constitution médicale, ce sont les influences générales et locales qui font varier la puissance pathogène des germes, qui leur confèrent et leur retirent alternativement les fonctions virulentes. Ces influences s'exercent sur des foyers circonscrits ou sur de vastes étendues de territoire, elles surgissent périodiquement à des intervalles relativement courts, ou après de longues années, voire même après des siècles. En d'autres termes l'évolution d'une maladie à travers les âges, son extinction prolongée et son réveil soudain d'une part, et le retour périodique de ses épidémies avec les accalmies intermédiaires, tel qu'il s'accomplit sous nos yeux, d'autre part, sont des manifestations de même ordre. Il n'est pas téméraire d'admettre que les grands modificateurs du monde ambiant qui ont tiré le germe diphtérique au siècle dernier de son sommeil séculaire, agissent encore de nos jours, sur des germes vraisemblablement endormis depuis moins longtemps. Que de fois la maladie éclate dans une commune, un hameau, une ferme isolée sans contagion d'origine ! Le premier enfant atteint n'a point quitté le village ni même le foyer. Il est matériellement impossible qu'il ait eu quelque contact direct ou indirect avec un malade. Les médecins des épidémies, portés par le mouvement d'opinion régnant à soupçonner tout d'abord la contagion, et habiles par expérience à la dépister, avouent, à la suite de mainte enquête consciencieuse, leur impuissance à la mettre en cause, et proclament que l'autogenèse et la transmission interhumaine sont tour à tour ou simultanément actionnées dans le développement et l'extension de la diphtérie. A l'heure actuelle où celle-ci est à peu près partout, la première s'impose moins à l'esprit qu'elle ne le faisait il y a une quarantaine d'années, où la maladie nouvelle surgissait de tous côtés à jet continu. Aujourd'hui, la contagion est très souvent évidente comme point de départ et comme mode d'extension de ses manifestations. Mais l'épidémiologie continue à enregistrer des épisodes où elle se dérobe aux recherches les plus minutieuses, où même avec la notion de la longévité des germes, il devient impossible de la mettre en cause, sans s'exposer à forcer la portée des faits ; l'analyse la plus scrupuleuse ne peut, en fin de compte, que s'en prendre au développement sur place.

En résumé, ces deux modes pathogéniques, la contagion et l'autogenèse restent toujours en présence. Il appartient à l'enquête consciencieuse et méthodique d'établir en toute circonstance le rôle de chacune d'elles. Celui de la contagion doit être recherché avec la dernière rigueur. Seuls les faits qui ne peuvent se ranger sous ses lois seront attribués à sa congénère.

Malgré tout, cette dualité originelle de la diphtérie est toujours controversée. Elle est repoussée notamment par des médecins qui, n'appliquant aux déterminations causales des maladies infectieuses que les enseignements du laboratoire, ne reconnaissent d'autre source à celles-ci que la transmission interhumaine. Mais la méthode expérimentale est impuissante, avec ses seules ressources, à résoudre tous les problèmes de l'étiologie. Elle ne peut mener à bonne fin de pareilles recherches qu'à la condition de s'associer et non pas de se substituer à l'observation épidémiologique. Au laboratoire, la pathogénie se conçoit d'ordinaire d'après un plan très simple, qui se résume dans la transmission des maladies

infectieuses par l'exploitation de virus toujours actifs, et d'organismes
toujours réceptifs. Elle se renferme dans l'étude des actes et des moyens
de la contagion qui finit par s'imposer à l'esprit comme le seul mode étiologique de ces affections : la bactériologie ne voit et ne saurait voir que
cette dernière à l'origine de tout processus infectieux. Le problème est
bien autrement compliqué dans la nature : l'activité des moteurs pathogènes et la réceptivité des masses sont loin d'y être des facteurs fixes.
L'énergie de la graine et l'aptitude du terrain y sont soumises à des variations qui ont une part considérable et parfois décisive dans l'origine,
l'extension et l'extinction des épidémies. Des influences nombreuses et
puissantes d'ordre hygiénique et cosmique y sont actionnées qui échappent à l'expérimentation et dont l'étude est du ressort de l'épidémiologie,
ainsi que les effets qui en dépendent. Aussi des bactériologistes éminents
ont-ils compris la nécessité de travailler de concert avec cette dernière.
Flügge a fait une vaste enquête sur l'évolution de l'endémo-épidémie
diphtérique à Breslau pendant la période 1886-1890 (441). Il a minutieu-
sement étudié son mode de distribution suivant les quartiers, les rues,
les maisons, le degré d'aisance des familles atteintes, les saisons, les
intempéries et autres influences similaires. Mais il a accompli cette labo-
rieuse tâche avec le sentiment instinctif que l'épidémiologie devait se subordonner à la bactériologie, attendu que celle-là est exposée à de nombreuses chances d'erreur que celle-ci seule est en mesure de rectifier ou
d'éviter, il l'a accomplie avec le dessein manifeste de faire de la transmission interhumaine éclairée par les enseignements du laboratoire le pivot
de toute la pathogénie de la diphtérie [1]. Et c'est ainsi que le professeur de
Breslau arrive à cette conclusion assez inattendue, que les facteurs mis en
relief par sa consciencieuse investigation restent étrangers à la genèse et à
l'extension de l'endémie. Tout au plus leur concède-t-il l'aptitude à favoriser dans une certaine mesure les actes de la contagion, qui est et demeure
sa cause unique et exclusive. Il affirme que toute atteinte procède d'une
autre par voie directe ou par des germes conservés virulents dans la bouche

---

[1] Après avoir rappelé la pauvreté ?) des notions que la diphtérie doit à la clinique et à
l'épidémiologie, et d'autre part les merveilleuses acquisitions dont elle s'est enrichie dans
la voie ouverte par la découverte de Loeffler, M. Flügge continue ainsi : « Sans doute, on
peut objecter que l'extension naturelle de la maladie et surtout son déploiement en épidémie sont influencés par des facteurs qui se dérobent aux recherches de laboratoire.
Dès lors, si l'observation épidémiologique vient à découvrir des notions qui ne s'accordent
pas avec le mode de propagation que nous déduisons des propriétés biologiques du bacille,
il ne nous reste plus qu'à avouer l'insuffisance de nos recherches de laboratoire et à considérer les résultats de l'épidémiologie comme décisifs pour notre conception. Mais il faut
considérer d'un autre côté que les recherches statistico-épidémiologiques sont toujours
pleines de sources d'erreurs (stets voller Fehlerquellen) qui ne se laissent guère éliminer,
et *qu'elles ont souvent conduit à des notions fausses*..... Les expériences de laboratoire au
contraire se meuvent sur une base incomparablement plus sûre, et sont plus faciles à
contrôler et à interpréter. Il devient donc nécessaire, dans l'intérêt de nos connaissances,

des convalescents et des personnes saines, ou déposés sur les objets ambiants, et il estime que les progrès de la science ne permettent pas de concevoir un autre mode de développement.

Il semble que le prestige des découvertes de la bactériologie ait créé chez nombre de médecins un état psychologique particulier, qui imprime à leurs recherches épidémiologiques une orientation exclusive, trop fidèlement calquée sur celle du laboratoire, et qui les induit à rapporter indistinctement à un même mode pathogénique des faits dont l'origine est certainement disparate. L'influence des suggestions doctrinales est si réelle, que Feer, qui a fait pour la ville de Bâle exactement la même enquête que M. Flügge pour Breslau, mais probablement dans un état d'esprit autre, a été amené à formuler des conclusions toutes différentes de celles du médecin allemand, à affirmer la dualité originelle de la diphtérie dans la sphère de son investigation : la contagion d'une part, et l'infection des lieux et des habitations de l'autre (442). M. Flügge repousse l'autogenèse parce qu'à son avis elle ne cadre plus avec nos connaissances actuelles. Quand même elle serait en contradiction avec elles, il faudrait l'accepter, puisque l'observation l'impose chaque jour. Mais elle n'est en désaccord avec les enseignements de l'expérience que pour les médecins qui persistent à croire au dogme originel de la permanence des fonctions virulentes des germes, qui oublient que ceux-ci vivent alternativement en saprophytes et en agents pathogènes, et que le passage du premier de ces états au second marque précisément le point de départ de tous les faits qui ne se laissent rapporter à la contagion que si l'on vient à en forcer la signification.

L'ensemencement d'une collectivité par des graines pathologiques ne suffit point pour y faire naître une épidémie. N'y sont-elles pas toujours présentes, dissimulées dans les cavités naturelles de l'homme, ou disséminées dans les milieux habités par lui ? Pour que l'épidémie surgisse, il faut autre chose encore que le moteur pathogène ; il faut, en outre de la prédisposition des masses, l'intervention des facteurs divers qui créent,

que nous partions de cette base solide, et que nous en dégagions des notions précises sur le mode de propagation de la diphtérie, afin de les mettre ensuite en parallèle avec les résultats des observations épidémiologiques. Que si celles-ci révèlent des particularités de développement qui ne s'harmonisent pas avec les propriétés du moteur pathogène, nous aurons à soumettre à un examen plus minutieux ces données épidémiologiques, qui sont si souvent entachées de causes d'erreur. » (Flügge. Die Verbreitungsweise der Diphterie mit specieller Berucksichtigung des Verhaltens der Diphterie in Breslau, 1886-1890. *Zeitsch. f. Hyg. u. Infectionskrankh.* Bd. VII, 1894, p. 402). Malgré notre sincère admiration pour les merveilleuses découvertes du laboratoire, nous sommes bien éloigné de partager le dédain que M. Flügge professe pour l'observation. Quoi qu'il en pense, elle est aussi indispensable au progrès que l'expérimentation : elle a éclairé sa route avec les lumières fournies par celle-ci, mais nous ne craignons pas de dire qu'elle est capable de lui servir de guide à son tour, et nous espérons l'avoir démontré dans l'examen des rapports entre les diphtéries humaine et aviaire.

ou exaltent temporairement la virulence de ce dernier. C'est une notion qui se dégage des enseignements de l'épidémiologie et que nous avons longuement développée dans les considérations générales par lesquelles s'ouvre ce volume. L'épidémie naît et se développe non seulement par la contagion, mais aussi par l'accession à la virulence de germes réveillés de leur vie saprophytique sous la stimulation d'influences diverses. Une fois rappelés à l'activité pathogène, ils ne créent pas seulement l'infection chez le porteur, ils la réalisent autour de lui, par transmission interhumaine : la maladie se répand à la fois par l'autogenèse et la contagion, l'une renforçant l'autre.

La vérité qui se dégage de l'examen consciencieux et de la méditation approfondie des faits, vérité que nous aurons maintes fois encore l'occasion de proclamer, est que la notion de la contagion ne suffit pas à elle seule à expliquer l'origine et le développement des épidémies. Cette conception exclusive s'appuie sur la doctrine de la permanence, de la fixité des fonctions virulentes des microbes, doctrine soutenue naguère par l'école allemande, en même temps que celle de l'invariabilité de leurs caractères physiques, et qui est non moins artificielle que celle de la séparation absolue entre les bactéries suivant qu'elles se développent chez l'homme vivant ou qu'elles se refusent à vivre ailleurs que sur la nature morte. Pasteur, en montrant que les virus étaient en état de variation incessante, qu'ils perdaient et récupéraient alternativement leurs aptitudes pathogènes, nous a révélé une des lois fondamentales de l'épidémiologie, sans laquelle il est impossible de saisir le point de départ et l'enchaînement de bien des faits. Ses expériences géniales ont dévoilé le mystère de la spontanéité morbide, cette donnée empirique de l'observation qu'on a repoussée, faute de la comprendre. Elles enseignent que les causes des maladies infectieuses ne sont pas toujours, dans le principe, des contages tout faits, plus ou moins fraîchement élaborés par un organisme malade, mais qu'à l'occasion ils procèdent de germes indifférents qui deviennent agents pathogènes par leur accession éventuelle à la virulence. Celle-ci n'en est qu'un attribut contingent et instable comme leurs propriétés physiques. Telle est la flexibilité biologique des microbes, qu'ils paraissent capables de s'élever par degrés de l'état saprophytique banal à la dignité d'agents pathogènes. Notre jeune collègue et ami, M. le professeur Vincent, a réussi à communiquer ce dernier caractère à deux saprophytes, très justement classés parmi les microbes inoffensifs, le bac. megaterium et le bac. mesentericus vulgatus, et à réaliser respectivement avec chacun d'eux une maladie infectieuse mortelle chez le lapin, le cobaye et la souris. Il est même parvenu à démontrer que ces deux organismes ainsi transformés étaient doués de la propriété immu-

nisante, considérée comme un caractère fondamental du microbe pathogène. Cette constatation renverse la dernière barrière qui sépare celui-ci
du saprophyte vulgaire (443). Ultérieurement, M. le professeur VINCENT
a eu l'occasion de constater que le bacillus megaterium était susceptible,
dans certaines circonstances indéterminées, de se reproduire naturellement chez l'homme, de lui donner une infection locale et précisément
une pharyngite membraneuse. L'expérimentation a devancé et réalisé
entre ses mains les résultats de l'observation clinique. Enfin, on sera peut-
être bientôt convaincu que l'aptitude à être alternativement saprophyte et
parasite appartient aux microbes pathogènes les mieux différenciés. M. le
docteur AUCLAIR est parvenu à enlever au bacille de Koch toute sa virulence,
sans porter atteinte à sa végétabilité; et si les recherches de M. FERRAN se
confirment, la souche de ce dernier ne serait autre qu'un saprophyte vivant
dans le poumon des phtisiques et absolument identique, par l'ensemble de
ses caractères, au colibacille que d'aucuns considèrent déjà comme la forme
saprophytique du bacille de la fièvre typhoïde (444). Les limites qui séparent le groupe des bactéries pathogènes et celui des microbes indifférents
sont donc plus ou moins vagues et indécises. La virulence, qui est le seul
attribut différentiel entre les premiers et les seconds, est une fonction
contingente que les agents infectieux peuvent perdre et les saprophytes
acquérir temporairement (445).

C'est ainsi que des germes inoffensifs, ci-devant virulents, peut-être
même saprophytes, sont vraisemblablement actionnés dans la genèse de
mainte épidémie ou de mainte manifestation isolée de diphtérie. C'est
l'origine que nous attribuons à tous les faits qui ne peuvent être ratta-
chés à la contagion. Ils ont suggéré à l'observation traditionnelle le
dogme discrédité dans l'esprit de beaucoup de médecins de la spontanéité
morbide. Les doctrines nouvelles pourtant, loin de les repousser, les
adoptent, d'accord avec l'ancienne médecine, parce qu'elles sont en
mesure d'en donner une interprétation conforme aux principes mêmes
sur lesquels elles reposent.

Caractères des épidémies. — *Caractères généraux.* — Depuis 1890, la
diphtérie est restée stationnaire dans les pays qu'elle a envahis, elle a conservé la place qu'elle a prise si inopinément parmi les maladies populaires,
elle constitue partout un des principaux facteurs de la mortalité. On la
rencontre sous toutes les latitudes, son domaine géographique est en
quelque sorte illimité. Elle est indépendante de la configuration physique
et de la constitution géologique du sol. Toutefois, elle marque une préférence incontestable pour les contrées basses et humides, ainsi que pour
les localités échelonnées le long des cours d'eaux. Elle est une maladie

des villes et des campagnes. Elle a même pour ces dernières, à l'instar de la scarlatine, une prédilection toute particulière. C'est surtout comme maladie rurale, on s'en souvient, qu'elle s'est révélée à nous, lors de son réveil en 1856, et elle a conservé ce caractère à travers le long cycle épidémique qu'elle a parcouru depuis un demi-siècle. Tout en prenant une place dominante parmi les maladies des grandes villes, elle n'a point délaissé les petites localités. Ce sont précisément ces épidémies partielles, limitées à de petites circonscriptions, qui conviennent aux recherches. parce qu'elles se laissent plus facilement saisir dans leur origine et suivre dans leur développement. Les grands centres constituent en général des milieux peu favorables à l'étude de cette évolution, en raison des difficultés qu'y rencontre l'observation. Dans les petites localités, celle-ci est plus à l'aise pour suivre la succession des faits et fixer leur mode d'enchaînement.

La diphtérie s'observe sous les trois modes sporadique, endémique et épidémique. Elle ne se montre guère que sous cette dernière forme dans les campagnes : dans les grands centres, elle est endémo-épidémique, c'est-à-dire qu'elle y règne en permanence. Toujours présente à l'état sporadique, elle y subit périodiquement des recrudescences qui constituent ses manifestations épidémiques. La succession de ces poussées ne paraît point livrée au gré du hasard. Elles se produisent avec une périodicité assez régulière, et leur cycle embrasse généralement un certain nombre d'années. Les tracés construits par M. DE MAURANS avec les chiffres obituaires des principales villes de l'Europe, ainsi que les nôtres se rapportant aux armées, donnent une idée très précise de cette évolution multiannuelle. Après une période plus ou moins longue, écrit le rédacteur en chef de la *Semaine médicale*, pendant laquelle la maladie se maintient à ses niveaux les plus bas période étale . elle inaugure un mouvement ascensionnel qui, se poursuivant sans interruption, l'élève à son fastigium au bout d'une période de trois à sept ans (quatre ans et demi en moyenne). A ce moment, la courbe ébauche parfois un plateau étroit, plus souvent elle fléchit sans période d'état intercalaire, le déclin suit immédiatement l'ascension ; moins rapide qu'elle dans son ensemble, il est en outre souvent interrompu par deux ou trois crochets en retour, correspondant à de petites poussées secondaires. Enfin, le minimum atteint, la maladie repasse à l'état sporadique et reste stationnaire, avec quelques faibles oscillations pendant un certain nombre d'années, jusqu'à ce que l'ascension recommence. L'évolution épidémique proprement dite embrasse en général une période de six à douze ans (dix en moyenne). Nous avons déjà marqué à plusieurs reprises combien elle est importante à prendre en considération dans l'appréciation des méthodes de thérapeutique et de prophylaxie.

Telle est l'évolution de la diphtérie dans les grandes villes ; dans les localités secondaires et dans les collectivités relativement indépendantes, comme l'armée, ses expansions épidémiques sont plus ramassées et se détachent mieux du cours des temps.

Les épidémies de diphtérie sont ordinairement restreintes, limitées à une ville ou à de petites circonscriptions territoriales. Même lorsqu'elle doit prendre une extension régionale, envahir un département ou une province, elle s'avance toujours lentement, procédant par de petites épidémies partielles circonscrites à une ou deux communes, à un hameau, à une maison, à une ferme isolés. Elle abandonne difficilement les localités où elle a porté ses atteintes ; elle s'y maintient comme si elle devait s'y endémiser, ou y fait des retours offensifs après une première attaque. Quand elle revient ainsi sur ses pas, c'est souvent dans les quartiers ou dans les maisons mêmes où plusieurs enfants avaient succombé, que la maladie fait sa réapparition alors qu'on l'y croyait définitivement éteinte (446). En raison du peu de diffusibilité et de la ténacité du contage, elle a plus de tendance à se reproduire sur place qu'à gagner rapidement en surface. Il arrive parfois qu'elle ravage ainsi une série de communes contiguës, et qu'elle épargne une ou deux localités placées au milieu de ce groupe, bien que les conditions hygiéniques soient les mêmes pour toutes, et que les communications entre celles-ci et celles-là n'aient point été interrompues (447).

La lenteur et l'irrégularité de son mode de diffusion dans l'espace se retrouvent dans la marche de chaque épidémie partielle. A priori on pourrait penser que la diphtérie, limitée le plus souvent à la portion infantile de la population, s'épuise vite, parce qu'elle a bientôt passé sur tous les sujets voués à ses atteintes. Il n'en est rien. Loin d'être rapide et tumultueuse comme la rougeole ou la grippe qui ne semblent s'arrêter que faute d'aliments, son expansion est lente, insidieuse et irrégulière. Un premier cas se déclare, il est suivi plus ou moins immédiatement de quelques autres ; une accalmie complète lui succède ; puis, au bout de quelques jours, voire même de quelques semaines, une nouvelle explosion a lieu, qui est suivie d'un deuxième répit, et ainsi de suite. Elle progresse par saccades, par poussées successives que séparent des rémissions et même des intermissions complètes de plusieurs semaines à quelques mois. Quelquefois ces recrudescences coïncident avec de fortes intempéries, des pluies abondantes, des inondations, etc.; d'ordinaire, elles se produisent sans cause appréciable. Ces alternatives impriment à l'épidémie une marche oscillante, traînante et capricieuse qui rappelle celle de la scarlatine. Il est difficile d'y saisir ces périodes régulières d'augment, d'état et de déclin qui apparaissent si nettement dans d'autres maladies épidémiques. Très exceptionnellement, cette marche affecte la continuité de l'épidémie observée par Lespiau dans la garnison d'Avignon en 1855 (448).

Les épidémies naissent et se développent d'après le double mode pathogénique que nous avons exposé dans l'examen critique par lequel s'ouvre ce paragraphe. Très souvent leur importation dans le milieu où elles viennent à se manifester est évidente. Dans les localités rurales, elle s'effectue d'ordinaire, avons-nous dit, par les enfants, surtout quand, appartenant à des agglomérations différentes, ils fréquentent la même école qui devient ainsi un foyer actif de propagation, ou par des nourrissons venus de grands centres, enfin par des nomades de toute catégorie : colporteurs, forains, vagabonds, etc., tous si éminemment aptes à répandre les graines pathologiques. Les contagifères sont des individus notoirement malades, ou atteints seulement de formes frustes ou insidieuses de l'affection; ce sont quelquefois des sujets en état d'incubation silencieuse et prolongée. Il n'est pas impossible enfin que les germes soient introduits dans un milieu vivant par des objets divers ayant appartenu aux diphtéritiques. Mais il arrive aussi que l'enquête la plus minutieuse ne parvient à mettre en cause aucun de ces modes d'apport du contage : celui-ci ne vient pas du dehors, il est né sur place, cette conclusion s'impose à tout esprit non prévenu. C'est ainsi que la diphtérie apparaît souvent sans contagion d'origine, dans les habitations étroites et souillées de toutes sortes d'immondices, et notamment dans les écoles sombres, humides et encombrées.

Quand elle est importée dans une localité, on la suit généralement dans son rayonnement ultérieur, depuis la première maison atteinte jusqu'à son extinction. L'école, avec toutes les institutions similaires, et le foyer domestique sont ses principaux centres d'irradiation. Il en est d'autres : les jardins publics, les salles de vaccination, les cabinets de consultation médicale. Mais de tous ces lieux de réunion, la classe et la famille sont les milieux les plus propres à la diffusion des germes. Certaines habitudes des enfants y sont particulièrement favorables : telles l'usage de boire dans le même gobelet, d'essuyer les ardoises en les léchant avec la langue (449), de tourner les pages des livres communs à tous, avec les doigts mouillés à la bouche.

Lorsque l'épidémie naît sur place, son évolution tout d'abord est plus irrégulière, comme incohérente. Ses atteintes apparaissent isolément et souvent en même temps dans les quartiers les plus opposés. Puis elle envahit simultanément ou successivement un certain nombre de maisons plus ou moins voisines les unes des autres et quelquefois tout à fait contiguës : elle se propage à la fois par l'autogenèse et la contagion, celle-ci renforçant celle-là.

Toutefois, la simultanéité et la dissémination des atteintes ne sont pas toujours l'indice, le témoignage irrécusable de l'autogenèse. Si l'on voit souvent la diphtérie se propager à l'école entre les élèves d'un même banc ou entre ceux de bancs contigus, il s'en faut de beaucoup qu'elle progresse

toujours d'une façon si régulière, alors même qu'elle se répand par la contagion. Celle-ci en effet s'opère aussi en dehors des habitations, sans la promiscuité du foyer familial et des bancs de l'école, dans les jeux qui
précèdent et suivent les heures d'étude. Or, dans ces ébats, le hasard établit
des rapprochements momentanés entre des enfants qui autrement n'ont
aucune relation ensemble, qui fréquentent des classes différentes ou appartiennent à des familles dont les habitations sont plus ou moins distantes
les unes des autres. Cette contagion à l'air libre, sur laquelle le professeur
Baro s'est particulièrement appesanti (450), est d'autant plus à craindre que
pendant les prodromes de l'affection, on ne songe pas à isoler les malades,
et qu'au début de la convalescence, on néglige de le faire, si bien que pendant ces deux périodes ils circulent librement au dehors, et participent aux
récréations de leurs camarades au milieu desquels ils disséminent la
graine morbide dont ils sont porteurs. Il en résulte une distribution plus
ou moins irrégulière des atteintes, qui peut déjouer les tentatives faites
pour dépister la contagion, si elles ne sont point menées avec méthode et
poussées à fond.

Mais ce serait une erreur de croire, nous y insistons encore, que la contagion est invariablement en cause dans l'espèce, qu'elle est toujours à l'origine de chaque fait particulier et de chaque épidémie, que toute atteinte,
en un mot se rattache constamment à une autre qui la précède ou la suit
par le lien de la transmission plus ou moins directe.

Groupement des cas en foyers. — Comme dans la scarlatine, les atteintes
se groupent en foyers épidémiques plus ou moins étroits, circonscrits à une
famille ou à une maison (451). Elles s'y déclarent simultanément ou à des
intervalles variables, et sont généralement plus graves que les faits isolés.
Leur origine et leur mode d'enchaînement ont toujours, à juste titre, fixé
l'attention, parce que la solution de ce double problème n'est indifférente
ni à l'étiologie ni à la prophylaxie de la diphtérie. Pour mener à bonne fin
pareille enquête, il y a lieu de tenir rigoureusement compte du temps qui
s'écoule entre les premiers cas morbides et les suivants.

Tout d'abord, on est fondé à admettre que les atteintes initiales qui se
manifestent en même temps chez plusieurs enfants, ou qui s'échelonnent
sur un court intervalle, procèdent de la même source ; il n'y a du moins
aucun fondement pour faire dériver l'une de l'autre. Viennent ensuite des
cas qui succèdent aux premiers à des intervalles de quelques jours : ils
s'y rattachent d'ordinaire par le lien de la contagion, dont la réalité et les
conditions sont souvent directement établies par l'observation. Enfin, il y a
des atteintes secondaires plus ou moins tardives, dont l'origine a été souvent controversée. Une partie en revient sans doute à la contagion, retardée

par suite de circonstances diverses. Mais il en est d'autres, auxquelles les épidémiologistes n'hésitent pas à attribuer une origine exogène, l'infection déterminée par les milieux ambiants. Les contagionnistes exclusifs repoussent cette dernière interprétation. A leur avis, ainsi que nous l'avons vu plus haut, si la diphtérie recherche plus spécialement certaines maisons, c'est qu'elles sont plus favorables à sa transmission interhumaine, soit en raison de la densité ou du renouvellement fréquent des habitants, soit par suite de toute autre circonstance susceptible de multiplier les contacts entre ces derniers, ou de disséminer les contages au milieu d'eux (452). Ils estiment que les explosions tardives, quel que soit l'intervalle qui les sépare des premières, sont causées par des germes qui persistent, avec toute leur virulence, dans les cavités buccale et nasale des convalescents. Il en est sans doute parfois ainsi, mais il est impossible de généraliser cette interprétation, sous peine de paraître plus soucieux de l'intérêt de la doctrine que de celui de la vérité. GOTTSTEIN (453) cite des observations où les premiers sujets atteints étaient morts depuis longtemps, et morts à l'hôpital où ils avaient été dirigés dès le début de leur affection, lorsque les attaques secondaires sont venues à se produire ; il était donc impossible d'attribuer celles-ci à la présence de convalescents au foyer. Mais peut-être les germes se sont-ils conservés dans la bouche de personnes saines de la famille, devenues bacillifères au contact des premiers malades ? Cette interprétation est naturellement mise en avant par les adversaires de l'origine exogène. Mais elle n'est au fond qu'une hypothèse, suggérée par les besoins de la cause ; car la persistance, pendant de si longs intervalles, du microbe pathogène dans les premières voies de sujets n'ayant jamais été malades reste à démontrer, ou du moins n'est pas d'observation commune. D'autre part, il serait difficile de produire un seul fait certain de transmission de la diphtérie par un individu, resté d'ailleurs indemne, plusieurs mois après son contact avec des sujets qui en étaient atteints.

M. FLÜGGE et ses élèves admettent volontiers la possibilité de l'ensemencement des habitations par des germes diphtériques. Mais ils contestent à ceux-ci l'aptitude de s'y conserver, d'y proliférer, d'y créer des formes durables, attendu que le bacille de LOEFFLER ne peut se multiplier dans les milieux ambiants : sol, eau, murs, planchers, où il rencontre des saprophytes dont la concurrence lui est fatale (454). A ces fins de non-recevoir, suggérées par la bactériologie, nous opposerons ce simple fait d'observation, qui n'est pas rare dans les annales de l'épidémiologie, à savoir que quand les habitants de ces demeures décimées par le mal syriaque les abandonnent, celui-ci continue à sévir parmi les locataires qui leur succèdent, bien que les locaux soient restés inoccupés pendant plusieurs semaines et parfois même plusieurs mois. En vérité, nous croyons, avec nombre

d'hygiénistes, MM. les docteurs Richard et Langer entre autres (455), à la
fatalité de certaines maisons, dites maisons de diphtérie, et nous nous gar-
derions bien de les taxer, avec Moritz Wolff, « d'édifices de fantaisie ».
A quoi doivent-elles le fâcheux privilège d'être des foyers générateurs de
cette maladie? Il est difficile de le préciser. Elles se signalent aux enquêtes
par l'étroitesse, l'encombrement, la malpropreté des locaux, l'humidité du
sous-sol, la mauvaise installation des latrines, et en général par de graves
défectuosités de l'hygiène. Dans la préoccupation de rattacher à la contagion
seule les éclosions incessamment réitérées de la maladie dans ces habitations,
on admet que les vices qui entachent celles-ci aiguisent la virulence ou favorisent la pullulation des germes chez ceux qui les ont pris au contact d'un premier malade. Mais il arrive souvent que l'origine des cas initiaux est aussi
obscure que celle des derniers : ils paraissent être nés sur place comme
ceux-ci, si bien que les conditions locales incriminées semblent favoriser
l'autogenèse autant que la contagion. Quoi qu'il puisse en être, il est vraisemblable que ces conditions exercent leur funeste influence non seulement
sur les microbes, mais aussi sur l'organisme humain, dont elles amoindris-
sent la résistance et préparent la réceptivité à l'égard des germes ambiants
ou de ceux qui sont recélés dans ses cavités. Il est des épisodes où cette
action a été très manifeste : tel est celui qui a été rapporté par Uffelmann
dans son « Hygiène de l'Enfance » (456). Il s'agit d'une petite épidémie de
diphtérie qui, sans importation apparente, se déclara dans une famille,
frappant en même temps ou à de courts intervalles la mère, trois enfants
et deux servantes. Le plus jeune des enfants en fut atteint cinq fois et la
mère deux fois. L'épidémie débuta par l'explosion simultanée de la maladie
chez ces deux derniers membres: ils couchaient immédiatement contre une
cloison en torchis, dans laquelle une enquête ultérieure, provoquée par
une récidive de diphtérie, releva des infiltrations putrides provenant de
baquets non étanches disposés dans les latrines de l'étage supérieur. Cette
famille tant éprouvée quitta une demeure si inhospitalière, et fut, à partir
de ce moment, préservée de toute nouvelle atteinte. «Je sais, ajoute Uffelmann, en terminant son récit, que beaucoup contestent toute relation causale entre l'insalubrité des habitations et le développement de la diphtérie.
C'est pour cette raison qu'il m'a paru utile de produire cette observation,
qui témoigne d'une façon décisive en faveur de la genèse autochtone de
cette maladie[1] ». Gottstein fut témoin d'un épisode tout à fait semblable.

---

[1] Flügge dédaigne de prendre en considération ces influences. « Des dispositions défectueuses des latrines, au point de vue de l'éloignement des matières fécales, une mauvaise
canalisation, des siphons mal construits, laissant pénétrer les gaz dans les maisons,
figurent, en Angleterre, parmi les facteurs étiologiques de la diphtérie. On n'essaie aucunement aujourd'hui de donner un fondement à ces notions anciennes, incompatibles avec
nos connaissances actuelles. » On a tort: ces notions sont le fruit de l'observation, et elles

Une famille qui venait de prendre possession d'un appartement, y vit la diphtérie s'y déclarer successivement, dans l'espace de quelques mois, chez plusieurs de ses membres : le père, la mère, un enfant et deux domestiques. Faute d'une autre origine plausible, l'enquête attribua ces atteintes réitérées à la rupture d'un tuyau de chute des latrines affectées aux étages supérieurs, tuyau qui cheminait dans un des murs du logement incriminé. L'avarie fut réparée, les pierres de construction impréguées de souillures furent remplacées, et, à partir de ce moment, la diphtérie ne reparut plus (457). Quelqu'imposants que puissent être de semblables faits, il convient néanmoins de se montrer très réservé dans leur interprétation, d'autant plus qu'on pourrait leur opposer bien des habitations où des causes semblables n'ont pas déterminé les mêmes effets. Mais, d'un autre côté, il ne faudrait pas non plus leur dénier toute valeur parce qu'ils ne s'accordent point avec les enseignements de l'expérimentation. Ce sont au moins des observations d'attente, qui avertissent que celle-ci n'a pas donné le dernier mot de la pathogénie de la diphtérie.

Modes de début et formes des épidémies. — Tantôt l'épidémie apparaît brusquement, sans signes prémonitoires, dans un quartier de ville, une commune, une école, une caserne, une famille. Ce mode de début est ordinairement celui de la diphtérie importée. D'autrefois, notamment quand l'épidémie naît sur place, comme cela a eu lieu dans ses premières manifestations de 1857 et 1858, des phlegmasies catarrhales des voies supérieures y préludent. Des angines simples ou couenneuses communes, des laryngites avec toux plus ou moins pénible, toutes affections en apparence banale, la précèdent pendant plusieurs semaines et l'accompagnent pendant toute sa durée. De tout temps, cliniciens et épidémiologistes ont considéré ces manifestations catarrhales comme des formes frustes de la maladie régnante, car souvent elles dégénèrent en celle-ci chez le porteur, si bien que la nécessité s'impose de modifier le diagnostic et le pronostic favorables au début. Ou bien elles se communiquent d'un individu à l'autre, et démasquent dans cette transmission leur véritable nature en prenant chez ce dernier les traits de la diphtérie classique. Enfin, elles aboutissent à celle-ci dans leur évolution épidémique, en passant par des transitions graduelles, des degrés insensibles qui les y rattachent comme autant d'anneaux intermédiaires interposés entre les deux extrêmes. TROUSSEAU a fixé cette physionomie changeante et cependant une dans son ensemble, avec

ne sont nullement désavouées par les doctrines nouvelles. Le professeur de Breslau conteste également la valeur des observations de TEISSIER et de LOXGUET sur le rôle des fumiers, il repousse systématiquement tout ce qui ne tient pas à la contagion. (FLÜGGE. Die Verbreitungsweise der Diphterie. etc.. Eine Epidemiologische Studie. *Zeitschr. f. Hyg u. Infectionskrankh.* T. XVII, 1894, p. 419.)

une vérité et une concision saisissantes dans son admirable rapport sur les maladies dominantes de 1858. « Ce qui les caractérisait, écrit-il, c'était la concomitance des affections couenneuses et des angines diphtéritiques. Avant l'invasion de celles-ci, on constatait dans beaucoup de pays une prédisposition marquée aux angines bénignes, et les angines bénignes, quoique réduites aux proportions du simple herpès du pharynx, n'avaient pas toujours les allures régulières qu'elles affectent habituellement. Quelques-unes se prolongeaient au delà de leur temps accoutumé. D'autrefois, l'affection couenneuse dégénérait sur place, le médecin devait se demander avec inquiétude s'il était autorisé à maintenir un pronostic favorable. Sans aucun doute, cette constitution médicale préparait la venue des angines assez graves qui succédaient à ces angines bénignes. Non seulement on voyait l'une des deux affections régner après l'autre, mais, dans chaque épidémie partielle, on reconnaissait la présence de deux formes pathologiques, associées plus ou moins étroitement. L'analogie, je dirai mieux l'identité de ce qu'on observait en même temps dans plusieurs localités est quelque chose de remarquable, et la différence porte seulement sur ce que la relation entre les angines bénignes et malignes a varié suivant les localités (458). »

Depuis 1858, les choses n'ont point changé ; les épidémies de diphtérie ont conservé la physionomie mixte sous laquelle elles se sont réveillées à cette date ; et les recherches microbiologiques sont venues confirmer l'identité entrevue par l'observation et l'intuition clinique entre la diphtérie confirmée et les angines concomitantes.

Il arrive parfois que les phlegmasies tonsillaires prédominent ou du moins se montrent très nombreuses pendant toute la durée de l'épidémie. Il y a beaucoup de chance pour qu'il en soit ainsi quand celle-ci se déclare dans un groupe d'adultes qui opposent généralement plus de résistance à l'agent pathogène que les tout petits enfants, qui réagissent par ces formes indécises et discrètes que revêtent les maladies infectieuses lorsqu'elles rencontrent des obstacles à leur développement. Les médecins militaires ont mainte fois signalé la fréquence des angines catarrhales parmi les atteintes de diphtérie confirmée sévissant au milieu de la troupe. Telles furent les épidémies de Saint-Germain-en-Laye (459), de Saint-Dié (460), de Tunis (461), de Rouen (462). Mais les angines catarrhales font cortège à toutes les épidémies, quelle que soit d'ailleurs leur physionomie générale. Il n'est pas rare de voir dans une famille les enfants attaqués par les formes graves de la diphtérie, tandis que les adultes, parents et domestiques souffrent d'amygdalites simples ou couenneuses banales.

La diphtérie confirmée affecte au cours des épidémies trois modalités cliniques très nettement tranchées : la diphtérie pharyngée, le croup, et la diphtérie maligne ou toxémique d'emblée, sans localisation préalable. Quelquefois, elle marque sa malignité par sa tendance à envahir toutes les muqueuses du voisinage de la gorge : celles du nez, des bronches, de la bouche, de l'œsophage et de l'intestin, ainsi que toutes les parties dénudées de la peau. Ces trois types se montrent d'ordinaire côte à côte dans les épidémies d'une certaine importance, et souvent avec des tendances plus ou moins accusées à tel ou tel ordre de localisations, ou à la prédominance de tel ou tel accident.

Tantôt c'est l'angine, tantôt c'est le croup qui domine. Souvent celui-ci succède à celle-là ; d'autrefois il s'établit d'emblée, la diphtérie respecte la muqueuse pharyngée ou ne l'envahit que secondairement. La raison de ces différences nous échappe. On a remarqué toutefois à Paris, que chez les enfants des classes aisées, la diphtérie se localisait de préférence aux voies digestives, tandis que dans les classes inférieures et surtout dans les hôpitaux, elle recherchait plus spécialement les voies aériennes : le croup serait plus fréquent chez les pauvres que chez les privilégiés de la société.

Gravité. — La diphtérie est une maladie grave. Elle ne se généralise pas comme la rougeole à toute une population, ses atteintes sont plutôt clairsemées comme celles de la scarlatine. Mais elle n'en est pas moins une des affections les plus redoutables de notre espèce, surtout à l'égard des premiers âges de la vie. Cependant le nombre des atteintes et des morts oscille, suivant les épidémies, dans des limites très larges. En comparant entre elles un grand nombre de celles qui ont été observées dans les communes de France, au cours de ces quarante dernières années, nous avons trouvé une morbidité et une mortalité clinique variant la première entre $\frac{1}{200}$ et $\frac{1}{10}$ habitants, et la seconde entre $\frac{1}{8}$ et $\frac{1}{2}$, et même $\frac{1}{1.5}$ malades. La mortalité porte surtout sur les enfants de moins de douze ans : elle est en raison inverse de l'âge. C'est principalement dans les premières années qui ont suivi le réveil de la diphtérie, de 1860 à 1875, qu'elle atteignit ses chiffres les plus élevés, justifiant cette proposition établie depuis longtemps par l'observation, à savoir qu'une maladie épidémique cause d'autant plus de ravages dans un pays, qu'elle l'a épargné depuis plus longtemps. C'est peut-être pour cette raison qu'elle se montre encore généralement plus grave dans les petites localités, où elle n'apparaît qu'à de longs intervalles, que dans les grands centres où elle règne en permanence. On est en effet frappé, en parcourant ses annales, des ravages qu'elle cause dans les tout petits villages. Nous avons relevé mainte épidémie rurale où, sur 200 à 300 habitants, on compta 20 à 30 atteintes et une dizaine de décès. Ainsi, pour citer quelques faits précis, en 1876, la diphtérie atteignit 151 communes comportant une population de 73 421 âmes, défalcation faite de Paris, Lyon, Rouen et du Morbihan. Sur ce chiffre, il y eut 3997 malades, soit 1 sur 294 personnes, et 664 décès, soit 1 sur 4,5 malades (463).

En 1884 et 1885, lisons-nous dans les rapports de SIREDEY et DUJARDIN-BEAUMETZ (464),

Montereau (Isère), petite commune d'une centaine d'habitants . . . . compta 44 atteintes et 17 décès.

	habitants	atteintes	décès
Barby (Savoie)	241	26	14
Terrasmeriel (Somme)	547	76	45
Clausonne-le-Sair (Hautes-Alpes) .	339	30	22
Ruffec (Indre)	250	?	60
Douzy (près Chartres)	674	40	26

Ces exemples sont pris au hasard : nous pourrions aisément les multiplier.

Contrairement aux allures des autres maladies infectieuses, les dernières manifestations des épidémies de diphtérie sont souvent aussi graves que celles des phases antérieures. Nous avons réuni nombre d'observations où l'agent spécifique, après un an de durée de l'épidémie, paraissait avoir conservé toute sa puissance nocive. On dirait que le terme de ses méfaits arrive, non pas parce qu'il s'épuise, mais parce qu'il ne rencontre plus de sujets disposés à subir ses agressions (465).

Ce n'est pas seulement la gravité, mais la puissance de rayonnement du contage qui varie suivant les épidémies. Si d'habitude la maladie régnante n'atteint qu'un seul enfant d'une famille (voir plus haut), il n'est cependant pas très rare qu'elle en frappe un certain nombre, successivement ou simultanément : parfois même, elle ne fait grâce à aucun d'eux. Les adultes mêmes sont loin d'être épargnés par elle ; et parmi eux, les mères qui prodiguent les soins aux petits malades, en sont plus souvent victimes que les autres membres de la famille. M. le docteur DENNIG a fait, à ce point de vue, deux observations qui sont très démonstratives. Une épidémie qui régna en 1890-1891 dans la paroisse de Lustnau, près de Tubingen, éprouva 29 familles, dont 17 (58 p. 100) avec un seul, et 12 (41 p. 100) avec plusieurs malades. Il y eut 3 morts, soit une mortalité de 10 p. 100. Une deuxième épidémie, qui évolua dans la ville de Tubingen même, en 1893-1894, frappa 36 familles, dont 4 seulement (11 p. 100) comptèrent 2 ou plusieurs atteintes, et 32 (89 p. 100) n'en eurent qu'une seule. La mortalité fut de 14 p. 100. Cette dernière épidémie montra donc moins de tendance à la transmission directe que celle de Lustnau, bien que sa gravité, exprimée par sa mortalité, fût supérieure à celle de cette dernière, et que les chances de contagion y fussent plus grandes, en raison de l'infériorité des conditions de l'habitation (466).

Parfois, au cours d'une même épidémie, le contage se comporte différemment dans deux localités voisines, tout à fait identiques eu égard à la situation hygiénique des habitants. Importé de la première dans la seconde, il suscite dans celle-ci une épidémie sévère, alors qu'il n'avait causé dans celle-là que des atteintes légères. Les annales épidémiologiques de l'Académie de médecine offrent maint exemple de ce contraste.

Ces observations non seulement montrent combien les épidémies diffèrent entre elles au point de vue de leur force d'expansion et de leur léthalité ; elles attestent en outre que ces écarts ne tiennent pas uniquement à la résistance variable des groupes, mais qu'elles sont également fonction, toutes choses restant égales d'ailleurs, des oscillations que subissent les aptitudes pathogènes de ces derniers suivant les temps et les lieux. Elles portent en elles des enseignements qu'il convient de ne pas oublier dans l'appréciation des moyens exploités par la prophylaxie antidiphtérique, notamment des résultats fournis par les injections préventives de sérum antitoxique.

Durée. — La lenteur et l'irrégularité de la marche des épidémies font varier leur durée entre des limites extrêmement larges, mais généralement celle-ci est fort longue. Dans les grands centres de population, ainsi que nous l'avons marqué plus haut, elles se prolongent d'ordinaire pendant plusieurs années ; dans les localités plus restreintes ou dans les collectivités fermées comme l'armée, leur évolution s'accomplit en moins de temps, la durée moyenne en est de quelques mois à un an. Toutes choses restant égales d'ailleurs, elle est en raison inverse de l'importance numérique des centres éprouvés par la maladie régnante, ou de l'étendue du territoire que celle-ci couvre de ses manifestations. Si, lorsqu'elle vient à envahir un groupe de communes contiguës, au lieu de compter les atteintes de chacune d'elles, on les réunit dans un relevé général, comprenant l'arrondissement tout entier, on constate que l'épidémie a duré dans ce dernier de un an à un an et demi, et qu'elle s'est répartie plus ou moins uniformément sur chaque mois de cette longue période.

PROPHYLAXIE

Le premier devoir que la prophylaxie impose au médecin, appelé auprès d'un diphtérique, il convient à peine de le mentionner, est de déclarer celui-ci à l'autorité, conformément aux prescriptions de la loi du 15 février 1902, et dans les formes stipulées par l'arrêté ministériel du 19 février 1903. L'embarras dans lequel le mettent à cet égard les faits douteux, sera levé par la consultation bactériologique. Mais les stations d'examen sont rares, et dans la grande majorité des cas, le médecin traitant sera réduit à baser son jugement sur la seule investigation clinique. En pareille circonstance, il devra s'inspirer de son expérience et de sa conscience, et s'imposer de signaler en principe tous les sujets qui lui paraîtront suspects. Le croup primitif sera toujours considéré comme de nature diphtérique, les laryngites membraneuses à streptocoques sont rares : la prophylaxie devra repousser la distinction surannée et exotique entre la diphtérie et le croup. Il importe que la déclaration soit faite aussitôt que possible, dans les vingt-quatre heures, et qu'elle arrive au bureau d'hygiène ou au service administratif désigné pour la recevoir, sans subir aucun arrêt dans les voies de transmission. Cette condition est de rigueur pour instituer une prophylaxie efficace au sein des collectivités. Les chances d'enrayer la propagation de la diphtérie dans une école seront d'autant plus assurées que son éclosion aura été connue plus tôt de l'autorité compétente. Mais la déclaration ne dispense pas le médecin traitant d'inaugurer dès la première heure, autour du malade, la série des mesures nécessaires pour prévenir l'extension de son affection autour de lui.

Les règles de la prophylaxie se déduisent des connaissances que nous possédons sur le moteur pathogène de la diphtérie, sur ses propriétés biologiques, sur son habitat de prédilection, enfin sur ses modes de transmission. Ainsi que nous l'avons établi plus haut, il se rencontre régulièrement au niveau du tégument muqueux ou cutané envahi par le processus morbide, souvent dans le milieu occupé par le malade, et quelquefois sur la muqueuse des individus sains, notamment de ceux qui ont vécu dans l'entourage de ce dernier. Il se transmet par contact direct, dans les baisers échangés avec le petit patient, par les gouttelettes de mucus virulent que celui-ci projette autour de lui pendant les efforts de toux ; ou médiatement, par des objets auxquels il adhère, tels que la literie, le linge de corps, les vêtements, les jouets, la vaisselle, etc., à l'usage du malade. Éventuellement, ses effets se manifestent sans contagion d'origine.

Enfin, sa présence sur la muqueuse de certains individus dont la santé n'en est nullement troublée, bien qu'il soit pourvu de toutes ses aptitudes virulentes, indique clairement que la réalisation de ses actes morbides exige un substratum spécialement préparé, c'est-à-dire la disposition morbide.

Par conséquent, la lutte contre la diphtérie doit se proposer :

1. L'anéantissement du germe infectieux.

B. L'interception des voies et moyens par lesquels il est susceptible de se propager.

C. La suppression des conditions qui paraissent présider à la genèse autochtone de la maladie.

D. Enfin l'extinction de la prédisposition à la contracter.

1. **Anéantissement du germe infectieux.** — L'anéantissement du germe infectieux, préoccupation initiale de la prophylaxie, vise naturellement la destruction de l'ennemi sur le diphtérique et dans le milieu bamiant. Elle a d'autant plus de chance de réussir dans la première partie de cette tâche, que le germe n'habite guère que sur les surfaces malades où il est facile à atteindre avec les solutions parasiticides habituelles, telles que le sublimé au $\frac{1}{1\,000}$ ou au $\frac{1}{2\,000}$, l'acide phénique au $\frac{5}{100}$. Les simples gargarismes ne suffisent point dans l'espèce ; les petits enfants sont incapables de s'en servir, et les adultes ne parviennent que difficilement à les faire passer derrière le voile du palais : les liquides antiseptiques doivent être employés en injection ou portés sur les surfaces malades avec un tampon de coton. Cette pratique est d'autant plus efficace qu'elle est instituée plus tôt. Les injections de Roux exécutées concurremment avec ce traitement local ont, comme lui, des effets à la fois thérapeutique et prophylactique. Silberschmidt, cité par Fränkel (467), a montré que le nombre des bacilles décroît sensiblement aussitôt après l'inoculation : et, d'autre part, en abrégeant la durée de la maladie, celle-ci diminue dans une mesure correspondante les chances de la contagion.

La destruction de l'agent pathogène en dehors du corps de l'homme exige le concours de tous les moyens de désinfection sanctionnés par l'expérience. Il est contenu dans les membranes et les sécrétions des surfaces malades : il importe de recevoir ces produits à leur émission dans des récipients garnis d'une substance antiseptique. Mais il est difficile de prévenir la souillure du linge de corps, des mouchoirs, des serviettes, des draps du patient. Aussi, ces objets devront-ils être plongés, au fur et à mesure, après usage, dans des solutions désinfectantes (sublimé, acide phénique, créoline, lysol, etc.), puis soumis à l'ébullition pendant les opérations du blanchissage. On recommande de tailler les mouchoirs et les serviettes dans du vieux linge, afin de pouvoir les détruire par le feu comme des objets sans valeur. Dans le même but, on a proposé d'en employer qui fussent fabriqués avec de la pâte de papier. La vaisselle à l'usage du malade, sera journellement passée à l'eau bouillante. Quant aux autres objets, susceptibles d'être souillés par lui, literie, rideaux, tapis, meubles divers, vêtements du personnel, ils ne seront désinfectés qu'à l'issue de la maladie, et par les moyens ordinaires : exposition à la vapeur d'eau avec ou sans pression, vapeur dormante avec dépressions multiples ou vapeur fluente, lavage à l'eau bouillante ou avec des solutions désinfectantes, dégagement d'acide sulfureux et surtout d'aldéhyde formique gazeuse. Celle-ci est un excellent agent destructeur du germe de la diphtérie, et d'autre part convient tout spécialement pour la désinfection des locaux et des objets susceptibles d'être détériorés par la vapeur sous pression. Pour simplifier ces opérations, on ne maintiendra à la

disposition du malade que les objets strictement nécessaires : elles seront,
bien entendu, effectuées gratuitement par les services publics sanitaires
(Bureau d'hygiène dans les villes de 20.000 habitants et au-dessus, ou services départementaux spéciaux), et devront être obligatoires, comme la déclaration, sous peine de rendre celle-ci stérile. On les complétera, à la ville,
en changeant les papiers, en grattant les parquets, en les passant au sublimé,
au crésyle, au lysol, aux solutions d'aldéhyde formique, etc. ; à la campagne, en lavant le sol avec du sulfate de fer ou du chlorure de zinc,
et en passant un lait de chaux sur les murailles des chambres occupées
par le malade. Toute pièce, ayant abrité un diphtérique, ne devra point être
réoccupée avant six semaines : elle sera soumise dans cet intervalle à la
désinfection naturelle, c'est-à-dire largement exposée à l'action de l'air et
de la lumière.

« Ici, peut-être plus qu'en toute autre épidémie, écrit notre maître,
le médecin inspecteur général Colin, il est du devoir de l'administration
d'intervenir dans l'hygiène des habitations et de prévenir les consé-
quences de l'infection domiciliaire, en raison de la ténacité des épidémies
de maison et de la prolongation du danger suspendu sur la tête de ceux
qui habitent sous le toit qui a abrité un premier cas de diphtérie.
L'intérêt de la sécurité de ces derniers voudrait que toute demeure
atteinte fût évacuée d'office et soumise à la désinfection par les procédés
ordinaires, avec désinfection ignée si possible de tous les objets combus-
tibles et sans valeur (468) ». Malheureusement, les habitations rurales
opposent à ces opérations des obstacles presque insurmontables : elles sont
naturellement sales, parce que l'hygiène y est inconnue ; l'absence de car-
relage y rend à peu près impossible la désinfection du sol, et enfin la population et la municipalité s'y montrent presque partout réfractaires à toute
mesure d'assainissement.

La désinfection finale du mobilier et du local, avons-nous dit, sera
faite à l'issue de la maladie. Mais ce moment, pour un sujet traité à son
foyer, n'est pas toujours facile à préciser, car la guérison complète,
dans le sens bactériologique du mot, ne peut être affirmée que par les
recherches microbiologiques. A leur défaut, il est à craindre que l'opération ne soit pratiquée prématurément, ce qui expose le local à être
souillé à nouveau, ultérieurement, par le convalescent. Mais, comme à
cette période de la maladie, le médecin est moins pressé de connaître
le résultat de l'examen qu'au début, il aura toujours le loisir de solli-
citer à distance une consultation bactériologique dans le laboratoire le
moins éloigné de la résidence du malade, afin de ne se décider à agir
qu'en parfaite connaissance de cause. Bien entendu, en cas de transfert
à l'hôpital ou de décès, la désinfection doit avoir lieu immédiatement

après le départ du malade ou du mort. Enfin, dans la pensée que les poussières et les ordures des rues recèlent l'agent pathogène, d'après les vues émises par KLEBS, TEISSIER, LONGUET, certains médecins, le docteur PELLETIER entre autres, de Sedan, préconisent, en temps d'épidémie, la désinfection de la voie publique par des arrosages quotidiens, l'enlèvement rapide des boues préalablement traitées par la chaux vive, enfin l'application de mesures similaires aux planchers des appartements, exposés à être contaminés par les souillures qu'y déposent les chaussures (469).

Enfin, dans les fermes comme dans les casernes, l'emplacement des fumiers devra être relégué le plus loin possible des bâtiments habités. Il n'est sans doute point démontré qu'ils sont ensemencés par les bacilles de LOEFFLER contenus dans le cloaque des poules ou des oiseaux de passage. Mais l'épidémiologie militaire démontre leur nocuité spéciale en ce qui concerne la diphtérie dans la prédilection de cette maladie pour les cavaliers, et cette notion suffit pour les imposer à l'attention de la prophylaxie antidiphtérique.

B. **Interception des voies de transmission du germe infectieux.** — Les doctrines régnantes considèrent l'homme comme le principal, sinon l'unique véhicule de l'agent infectieux ; c'est lui que la prophylaxie vise plus spécialement dans ses efforts pour en empêcher la propagation. La première mesure qu'elle prescrit dans ce but, est l'isolement des malades et même du personnel préposé à ses soins ; ou du moins elle exige que les rapports de ce dernier avec le monde extérieur soient réduits au strict nécessaire. D'aucuns voudraient même que les médecins fussent compris dans cette mesure ! DUNHAM a effectivement trouvé que sur onze confrères soignant des diphtériques et examinés par lui, deux portaient le bacille de LOEFFLER dans leur pharynx (470) ; et dans la discussion qui a suivi la communication de FRÄNKEL sur la lutte contre la diphtérie, à la réunion de l'Association allemande pour l'hygiène publique, réunion tenue à Kiel en septembre 1896, l'un des membres — c'était un architecte — demanda à l'orateur comment il se faisait que les frères et les sœurs d'un diphtérique étaient écartés de l'école et confinés chez eux, alors que le médecin chargé de soigner ce dernier, continuait à vaquer à ses occupations en ville (471). La réponse du professeur de Halle fut assez embarrassée et nous doutons qu'elle ait donné satisfaction à son interlocuteur. Quoi qu'il en soit, s'il est impossible d'obtenir un isolement rigoureux des infirmiers et des gardes, ce personnel sera du moins astreint à suivre l'exemple du médecin, c'est-à-dire à se laver les mains, la figure, la barbe, les cheveux avec des solutions désinfectantes, et à se gargariser plusieurs fois par jour. On évitera d'employer près des malades des personnes portant des plaies à la main ou à la figure.

L'isolement du foyer morbide est la pierre d'achoppement de la prophylaxie dans la pratique domiciliaire. Que de difficultés cette mesure fondamentale rencontre dans son application! Que d'habitations qui ne comptent qu'une ou deux pièces pour une nombreuse famille! Même dans les classes aisées, l'isolement n'est jamais absolu, attendu que le service de la cuisine établit des rapports constants entre les personnes qui vivent au contact des séquestrés et les autres membres de la famille. Si bien que certains hygiénistes, JAEGER entre autres, cité par FRÄNKEL (472) et AUST (473), ont proposé l'installation d'un petit fourneau de cuisine dans la chambre même du malade, mesure dont l'intention est sans doute excellente, mais qui ne laisserait pas d'avoir de sérieux inconvénients.

Le véritable isolement n'est possible qu'à l'hôpital, où il conviendrait d'envoyer tout malade convaincu de diphtérie. Plus tôt on s'y décidera, plus on aura de chance de prévenir la contagion. Mais le riche ne s'y résoudra jamais ; quant aux autres classes de la société, elles nourrissent contre l'hôpital des préventions que les considérations les plus judicieuses sont impuissantes à dissiper, parce qu'elles prennent en partie leur source ailleurs que dans les suggestions de la raison. Rendre obligatoire le traitement à l'hôpital, quelques-uns, FRÄNKEL (474), AUST (475), E. BURKHARDT (476) y songent, sans se dissimuler la gravité de cette atteinte portée à la liberté individuelle. Et pourtant, très souvent cette mesure équivaudrait à un bienfait pour l'enfant, même pour celui qui appartient aux classes aisées. C'est l'hôpital seulement qui peut offrir au malade les ressources variées, l'assistance intelligente et continue qui sont indispensables à la thérapeutique et à l'hygiène scientifiques. Mais il en est de l'hospitalisation par contrainte comme de la désinfection obligatoire : il s'en faut qu'elle puisse s'exercer partout. Les hôpitaux se comptent et les diphtériques sont innombrables. Ceux-ci se rencontrent partout ; ceux-là sont clairsemés, ils manquent généralement dans les campagnes ; et dans nombre de petites villes, leur aménagement et leur fonctionnement laissent bien à désirer, si bien que le malade, contraint d'abandonner le foyer pour le séjour dans de tels établissements, est exposé à ne rien gagner au change. Que d'hospices nous avons rencontrés dans nos inspections médicales qui ne possédaient même pas de salle d'isolement !

Ce n'est pas seulement le malade, mais le mort que l'on voudrait éloigner au plus tôt du foyer familial. Depuis longtemps les hygiénistes réclament, pour les localités d'une certaine importance, la création de pavillons funéraires, pour y déposer les cadavres de sujets morts de maladie contagieuse, en attendant leur ensevelissement. L'application de cette mesure serait surtout utile, et elle est instamment demandée par quelques médecins, à l'égard des cadavres de diphtériques, dont la conservation au sein des habitations ne laisse pas d'être dangereuse. Certaines villes, comme Munich [477], sont pourvues d'édifices de ce genre : dans les communes pauvres, un abri couvert en bois, avec parois blanchies à la chaux pourrait en tenir lieu. On voudrait que leur usage fût imposé par des règlements de police, et que la visite des morts fût interdite aux parents [478]!

En tout état de choses, les manipulations du cadavre étant susceptibles de disséminer les germes autour de lui, il convient de supprimer toutes celles qui sont inutiles. Au lieu de procéder à une longue toilette du corps, comme il est d'usage de le faire, il vaut mieux l'envelopper immédiatement après la mort dans un drap imprégné d'une solution de sublimé, et le mettre en bière. Le transport à sa dernière demeure doit être effectué non par des adolescents, suivant la pratique de certaines contrées, mais par des corbillards faciles à désinfecter.

Il y a des enfants qui succombent sans avoir reçu de soins médicaux. Dans ce cas, si certains indices laissent supposer au médecin de l'état civil que la mort a pu être déterminée par la diphtérie, il devrait être autorisé à provoquer d'office l'autopsie, afin que, dans le cas où elle confirmerait ses soupçons, il pût lui faire donner la sanction qu'elle comporte, c'est-à-dire provoquer la désinfection qui, dans l'espèce, présente un intérêt public égal à celui de la découverte d'un fait médico-légal.

Avec l'extinction de la maladie, la tâche du médecin est terminée, mais celle de l'hygiéniste est loin d'être épuisée. Il est des sujets guéris, nous y avons suffisamment insisté, chez qui le germe infectieux persiste dans les cavités naso-pharyngées pendant des semaines et même des mois. La sécurité de leur entourage est presqu'aussi compromise par eux pendant cette période que durant leur maladie. Aussi est-il indispensable de doter les pavillons de diphtérie de stations de convalescence, suffisamment éloignées de ces derniers, en vue d'y abriter tous ces bacillifères jusqu'à ce qu'ils cessent d'être dangereux [479]. Mais quand peut-on les considérer comme tels?

Une ordonnance ministérielle de 1893 porte que les enfants ne doivent être admis dans les établissements scolaires qu'au bout de quarante jours de convalescence. Mais on ne saurait assigner une durée fixe à cette période de séquestration. Les quarante jours réglementaires qu'elle comporte ont été arrêtés d'après les enseignements de l'observation clinique. Or, on estime que celle-ci est impuissante à établir le moment où l'on peut reprendre impunément contact avec le convalescent ; la bactériologie seule est capable de nous renseigner à cet égard. D'où la nécessité de soumettre ce dernier à des investigations microbiologiques régulières et échelonnées: tant qu'il est reconnu contagifère, il devra rester isolé ; sa séquestration ne cessera que lorsque plusieurs examens négatifs du mucus naso-pharyngé auront donné la certitude que l'agent spécifique a disparu de ces cavités. Mais encore faut-il que ces épreuves soient à la portée du médecin. Il n'en est malheureusement pas ainsi dans la majorité des cas. A leur défaut, celui-ci sera réduit, malgré tout. à se conformer aux prescriptions sanitaires en vigueur, ou du moins à régler sa conduite vis-à-vis des convalescents sur les suggestions de son expérience et de son instinct cliniques. Il ne délivrera, dans tous les cas, le certificat de *libre pratique* qu'après avoir soumis la gorge de ces derniers à une désinfection active et prolongée.

Mais l'isolement ne s'impose pas seulement vis-à-vis des sujets qui ont ou qui viennent d'avoir la diphtérie. Il doit s'appliquer également à tous les individus atteints de ces affections banales en apparence, où cependant le bacille de Loeffler paraît actionné, telles que les angines légères, les catarrhes bénins du nez et des conjonctives, etc. On estime enfin (480) qu'il est indispensable d'étendre cette mesure à toutes les personnes saines de l'entourage du malade qui portent dans leur bouche le microbe pathogène. et de maintenir leur séquestration tant que celui-ci y sera constaté par l'examen bactériologique. Cette quarantaine sans limite fixe sera difficilement acceptée par des gens dont la santé est irréprochable. Peut-être les résistances fléchiront-elles devant les injonctions, si les médecins traitants qui, eux aussi, ainsi que l'a montré Dunham. sont parfois contagifères, donnent l'exemple de la soumission à leur précepte. A défaut d'accomplissement rigoureux de ce dernier. on interdira du moins l'école aux frères et aux sœurs des malades, ainsi qu'aux enfants des adultes atteints de diphtérie. Ils n'y seront réadmis qu'après l'extinction complète de la maladie au foyer, et après qu'il sera dûment reconnu que leurs sécrétions naso pharyngées ne renferment plus de germes diphtérogènes. D'autre part, l'instituteur renverra à son foyer, comme suspect. tout enfant atteint d'une affection de la gorge, et il lui interdira l'accès de la classe jusqu'à ce qu'il soit fixé sur la nature de son affection. Si lui. ou un des membres de sa famille est atteint de diphtérie, il devra être relevé de ses fonctions, et s'il habite la maison d'école, celle-ci sera fermée aussitôt.

Il appartient aux fonctionnaires sanitaires de veiller à l'exécution de ces prescriptions. Malheureusement, il est rare, notamment en province, que le médecin des épidémies soit prévenu aussitôt qu'une atteinte de diphtérie s'est déclarée dans une école ; il en résulte que le plus souvent les mesures prophylactiques nécessaires ne sont prises que tardivement, si tant est qu'elles sont prises.

Devant toute explosion violente de l'épidémie, il ne suffit pas d'éloigner de l'école les malades et les suspects, il faut imposer à celle-ci le licenciement partiel ou général.

La fermeture des écoles est mal vue par l'administration qui craint d'effrayer ou de mécontenter les familles par cette mesure. Aussi, a-t-on fait valoir contre elle qu'elle n'enraie point l'épidémie, qu'elle contribue plutôt à la répandre, puisqu'elle n'empêche pas la libre circulation des enfants au dehors et leur rencontre dans les promenades et les squares publics. Mais en supprimant tout contact sur les bancs scolaires entre les suspects et les bien portants, elle écarte au moins une des chances de contamination : elle est donc plutôt apte à diminuer qu'à multiplier les atteintes. D'ailleurs, à la campagne, la clôture des écoles est utile de toutes façons, car les rapports extra-scolaires entre les enfants sont certainement entravés en raison de l'éloignement et de l'isolement habituels des maisons d'habitation.

Mais si le licenciement est de rigueur à l'égard des externats, il n'en va plus de même des internats. Ici, l'épidémie doit être éteinte sur place, sous peine de créer des foyers secondaires par la dissémination des élèves au dehors. M. le professeur Bard attribue la diphtérie qui se déclara dans plusieurs localités du département du Rhône dans le deuxième semestre de 1893, et y causa 650 décès, à l'envoi dans leurs familles respectives des élèves de l'école normale de la Croix Rousse. Ils avaient été licenciés vers la fin de l'année scolaire à cause d'une grave épidémie d'angine maligne qui sévissait dans l'établissement, et sans qu'aucune mesure particulière ne fût prise pour éviter la dissémination des germes morbides par les sujets suspects répandus ainsi sur les points les plus divers de la région (481). Il est de toute nécessité, dans l'espèce, de traiter l'épidémie dans son foyer générateur, afin de l'y circonscrire. C'est l'application du système des cordons sanitaires aux établissements de l'enseignement. M. le docteur Le Roy des Barres, de Saint-Denis, l'a pratiqué avec plein succès dans une épidémie récente survenue à la maison d'éducation nationale de Saint-Denis (482). Pour être logique, écrit M. Gillet, on devrait, dès l'apparition d'une épidémie dans un externat, transformer celui-ci en internat (483). Mais cette mesure, très judicieuse en théorie, n'est guère réalisable en pratique.

De même que les écoles, tous les autres rassemblements d'enfants, soit en public (processions, cérémonies de première communion et surtout de confirmation, celle-ci réunissant d'ordinaire des enfants de plusieurs localités), soit en domicile particulier (fêtes et bals de famille), doivent, en temps d'épidémie, être surveillés et éventuellement défendus, car toute agglomération de personnes, jeunes ou adultes, constitue alors un danger réel. On interdira les visites dans les maisons où la diphtérie est signalée. L'attention, à ce point de vue, se portera surtout sur les hôtels, les auberges et, d'une manière toute spéciale, sur les petites boutiques, boulangeries, fruiteries, crèmeries, etc., où se rendent journellement les mères, les domestiques, les enfants, pour y faire les provisions ménagères. La transmission peut s'y effectuer par le contact immédiat avec le malade, par l'intermédiaire des personnes qui le soignent, par les locaux, par la vaisselle, et même par les aliments, notamment par le lait.

D'après toutes ces considérations, l'isolement est l'arme la plus puissante dont dispose la prophylaxie contre la diphtérie. Mais, pour atteindre tous les sujets dangereux, en d'autres termes pour dépister les bacillifères, il faut soumettre tous les suspects à l'examen bactériologique. Celui-ci constitue, aux yeux des médecins qui tiennent l'homme pour l'unique véhicule du germe spécifique, le guide indispensable de la prophylaxie, comme il est celui du diagnostic et de la thérapeutique. Il doit être appliqué, ainsi que nous l'avons marqué plus haut, non seulement à tous les malades convaincus de diphtérie par la clinique ou porteurs d'affections suspectes de la gorge et du nez, mais à toutes les personnes saines ayant subi le contact d'un diphtérique, en un mot à tous les sujets d'une agglomération : hôpital, école, crèche, caserne, etc., où la maladie aurait fait apparition. Il sera réitéré au moins deux fois dans les cas négatifs et jusqu'à la disparition complète du germe si la première épreuve en a révélé l'existence. Une pareille œuvre est au-dessus des moyens d'un médecin praticien. Elle ne peut être réalisée que dans des stations d'examen, où les opérations sont centralisées et confiées, pour l'exécution, à un personnel spécial. La déclaration légale du malade, son isolement et la désinfection de ses objets seront la sanction immédiate de l'investigation bactériologique, si elle donne un résultat positif.

C. **Suppression des conditions qui paraissent présider à la genèse autochtone de la diphtérie.** — Les mesures à prendre pour s'opposer au développement de la diphtérie par genèse autochtone sont d'ordre individuel, et d'ordre général.

Les premières visent l'hygiène de la bouche, aussi importante chez les enfants que chez les adultes. Prévenir et combattre les inflammations banales du naso-pharynx et des amygdales, irriguer aussi souvent que possible ces cavités et ces organes par des solutions antiseptiques appropriées, sont des précautions éminemment utiles pour les débarrasser des germes silencieux qui végètent à leur surface, ou pour s'opposer à leur retour à l'activité pathogène. Un confrère de l'armée allemande, le médecin major Naetuer, de Leipzig, a préconisé récemment dans ce but l'emploi combiné de gargarismes à l'eau oxygénée au $\frac{1}{10}$ (10 p. 100 H_2 O_2) et de gargarismes au carbonate d'ammoniaque (1 p. 100), le rinçage de la bouche devant toujours se faire tout d'abord avec ceux-ci qui préparent l'effet parasiticide de ceux-là par l'action dissolvante qu'ils exercent sur les mucosités (484).

Les mesures prophylactiques d'ordre général ne sont autres que celles que nous mettons en œuvre dans la lutte engagée contre toute la lignée des maladies infectieuses, à savoir : l'entretien de la propreté des rues et des cours, l'éloignement de toutes les immondices, l'assainissement des maisons des pauvres par l'élargissement des voies d'accès de l'air et de la lumière, et la réduction de la densité des habitants, enfin l'éducation des classes inférieures, en vue de les convaincre de la nécessité et des bienfaits de l'hygiène. Les bâtiments attribués aux collectivités réclament une sollicitude toute particulière. Il importe d'y mettre tout en œuvre pour prévenir l'accumulation des germes. Les écoles surtout se recommandent sous ce rapport à l'attention des fonctionnaires sanitaires. Le nettoyage quotidien et à fond des locaux et des bancs, le blanchiment fréquent des murs, la bonne installation et le parfait entretien des latrines sont des obligations que l'hygiène y impose sans condition.

D. **Extinction de la prédisposition à contracter la diphtérie.** — La prophylaxie doit viser à la fois la graine et le terrain. Tout en poursuivant la destruction de la première, elle s'efforcera de rendre celui-ci réfractaire à ses agressions. Des soins hygiéniques appliqués avec persévérance à la bouche, préviendront, comme il vient d'être dit, le développement des affections catarrhales des premières voies, si favorables aux entreprises du bacille de Loeffler. Faut-il chercher à éteindre la prédisposition générale au moyen des injections préventives de sérum antidiphtérique ? L'opinion des praticiens n'est pas unanime à cet égard. Dès 1894, M. Roux avait fait connaître au Congrès de Buda-Pesth qu'il les avait employées avec succès au pavillon de la diphtérie : et à partir de l'année suivante, cet exemple eut de nombreux imitateurs en Allemagne, en Russie, en Italie et en Amérique. M. Netter a fait une enquête consciencieuse de toutes ces tentatives. Son examen a porté sur plus de 140 mémoires ou communications, où sont consignées 34.350 inoculations de sérum faites à titre préventif dans les internats, les hôpitaux et les familles. En France, on se montra plus réservé vis-à-vis de la méthode, parce qu'elle est passible de deux objections : elle provoque parfois certaines réactions morbides, telles que fièvre, éruptions polymorphes, arthropathies, albuminurie, dont l'appréhension n'arrête point la main du médecin qui dispute un diphtérique à la mort, mais suffit à le rendre hésitant quand il s'agit d'employer le sérum contre une maladie qui n'est pas déclarée, et qui ne se produira peut-être jamais. D'autre part, l'immunité conférée par l'inoculation n'a qu'une courte durée. Apparaissant au deuxième jour qui suit l'injection, elle ne se prolonge guère au delà de trois ou quatre semaines. Mais ces critiques n'ont qu'une portée restreinte : on peut leur opposer que les accidents incriminés sont rares, superficiels et fugaces, du moins chez les enfants ; et quant à la courte durée de la préservation, il est possible d'y remédier, en réitérant l'injection, si l'enfant doit rester plus longtemps dans un milieu contaminé.

Dans la séance du 8 mars 1902, M. Sevestre a entretenu l'Académie d'un travail de MM. Netter, Bourges et Bergeron, où les auteurs exposent que du 16 mars au 31 décembre 1901, ils ont pratiqué à l'hôpital Trousseau des injections préventives à 502 enfants appartenant à 251 familles dans lesquelles il s'était déclarée une atteinte de diphtérie, et que cette opération avait exercé une influence préservatrice manifeste sur ce groupe de sujets, et une action atténuante non moins évidente sur le petit nombre d'entre eux qui contractèrent la maladie en dépit de l'inoculation. M. Netter propose de généraliser l'emploi de cette méthode à tous les enfants des familles où la diphtérie vient de faire apparition. Il n'est point d'avis de l'appliquer aux parents, d'abord parce qu'ils sont moins sujets à cette affection que les enfants, et ensuite parce que la réaction provoquée chez les adultes par l'injection est plus fréquente et plus vive que chez ces derniers. Le danger des accidents est aussi insignifiant chez les uns que chez les autres ; mais ils entraînent pour l'adulte une incapacité de travail qui n'est pas un facteur négligeable, surtout dans la classe des clients de l'hôpital (485).

M. Sevestre, plus réservé que M. Netter, estime que même avec l'exclusion des adultes vivant au foyer, la mesure préconisée par ce dernier est encore trop large ; et il propose de la limiter aux familles dans lesquelles un enfant diphtérique ayant été envoyé à l'hôpital, les autres enfants restent dans le milieu contaminé par lui. Lorsqu'au contraire le petit malade est traité au foyer, que ses frères et sœurs sont séparés de lui, placés dans un milieu sain et surveillés de près par un médecin qui examine journellement leur gorge et pratique régulièrement des ensemencements avec le mucus naso-pharyngé, les inoculations, selon M. Sevestre, ne devront être faites qu'à ceux qui présentent de l'angine ou des pseudo-membranes naissantes ou qui sont simplement reconnus bacillifères. Cette opinion restrictive est également exprimée par M. Variot dans une discussion ouverte le 7 juin 1901 à la Société médicale des hôpitaux à l'occasion d'une communication de MM. Voisin et Guinon sur la sérothérapie preventive (486). Enfin, la Société de Pédiatrie l'a sanctionnée à peu près à la même date (juin 1901), en adoptant la résolution suivante : « La Société de Pédiatrie, affirmant que les injections préventives de sérum anti-diphtérique ne présentent aucun danger sérieux, et confèrent l'immunité dans des proportions considérables, pendant quelques semaines, en recommande l'emploi dans les agglomérations d'enfants et dans les familles où une surveillance scientifique est impossible (487). » La condition familiale visée par cette résolution constitue, somme toute, la règle, car, bien rare sont les familles qui peuvent se donner le luxe d'un médecin chargé de soumettre à une observation prolongée et à des examens bactériologiques réitérés les enfants, quelquefois nombreux, qui restent bien portants. Par une singulière anomalie, les soins réclamés par ceux-ci seront plus coûteux que ceux qui sont administrés au malade lui-même. Ainsi que le porte la résolution de la Société de Pédiatrie, la méthode des injections préventives convient non seulement aux familles, elle est applicable aux écoles, asiles, crèches, orphelinats, salles d'hôpital, en un mot à toutes les agglomérations d'enfants où la diphtérie a fait apparition. MM. NETTER et BOURGES se sont efforcés de faire ressortir la nécessité, pour combattre les épidémies scolaires, d'examiner bactériologiquement la gorge des élèves bien portants, et d'éloigner de la classe tous les bacillifères (488). La mesure se recommande tout spécialement à l'égard des écoles, des institutions avant leur licenciement, la dispersion des élèves pouvant entraîner la propagation de la maladie, comme nous en avons cité des exemples plus haut. Aidée de l'isolement et de la désinfection, elle arrêta net une épidémie de diphtérie qui s'annonça avec des allures particulièrement graves, en novembre 1901, parmi les enfants idiots et épileptiques du service de M. VOISIN à la Salpêtrière (489).

Pour des motifs divers, ces injections collectives ne sont pas toujours pratiquement réalisables. Il convient, le cas échéant, de les limiter, comme l'a fait M. le Dr L. MARTIN, aux enfants qui ne peuvent être surveillés par le médecin. Envoyé en 1899 à Privas pour y combattre une épidémie de diphtérie qui sévissait dans cette ville et les localités voisines, ce distingué médecin adopta précisément, dans l'accomplissement de sa tâche, la méthode que M. SEVESTRE préconisa plus tard à l'égard des familles. Aux enfants de Privas et du voisinage (Petit-Tournon), faciles à suivre, il se contenta d'appliquer les moyens ordinaires : visite des écoles, examen clinique et bactériologique de la gorge, etc. Quant à ceux de Pluviac, qu'il était plus difficile de surveiller, parce que ce village est distant de 7 kilomètres de la ville, il les soumit d'emblée aux injections préventives de sérum. Cette pratique fut couronnée des plus heureux résultats (490).

Des enthousiastes de la méthode sont allés plus loin encore, en préconisant les injections préventives en dehors de toute manifestation diphté-

rique apparente. La maladie, en effet, reste souvent méconnue chez les
enfants qui entrent à l'hôpital, même lorsqu'ils sont soumis aux examens
bactériologiques, car les résultats négatifs de ces derniers n'ont pas une
signification absolue. Le danger créé par cet état de chose, a décidé
M. Heubner, dès 1896, a inoculer préventivement tous les enfants admis à
l'hôpital de la Charité de Berlin pour une maladie quelconque (491). En
réitérant l'opération toutes les trois semaines, il a réussi à supprimer complètement de son service tous les cas intérieurs. Malheureusement, cette
dernière obligation ne laisse pas que d'avoir des inconvénients chez les
petits malades qui font un long séjour à l'hôpital. M. Sevestre estime
pourtant qu'il serait opportun d'appliquer la mesure aux morbilleux, car
la rougeole prédispose tout particulièrement à la diphtérie. et lui imprime
en général un caractère plus grave (492). C'est en adoptant cette manière
de faire que M. Richardière a obtenu à l'hôpital des Enfants-Malades des
résultats très remarquables qu'il a exposés à la Société de Pédiatrie dans sa
séance du 18 février 1902. A la vérité. ils ne concordent pas entièrement
avec ceux que M. Netter a communiqués au congrès de 1900. Ce médecin
expose que des injections préventives, pratiquées pendant l'année 1899 à
tous les enfants admis au pavillon de la rougeole, n'ont pas toujours suffi à
prévenir l'explosion de la diphtérie, même dans la période couverte par
l'immunité temporaire qu'elles créent habituellement, c'est-à-dire du troisième au vingt et unième jour. Il lui a semblé qu'elles étaient moins efficaces dans l'espèce que chez les autres enfants, et qu'elles n'exerçaient pas
non plus l'action atténuante habituelle sur la maladie qu'elles n'avaient pu
conjurer, la plupart des enfants qui en furent attaqués, en dépit de leur
emploi, y ayant succombé (493).

Des tentatives similaires, renouvelées l'année suivante au nouvel hôpital Trousseau, aboutirent à des résultats identiques (494). M. Sevestre
estime, malgré ces échecs, que les petits morbilleux sont justiciables des
injections préventives, à la condition toutefois qu'on les pratique tous les
quinze jours, et qu'on double la dose de liquide inoculé (495), comme
l'avait déjà reconnu le professeur Heubner. En modifiant la pratique courante dans ce sens, ce dernier a notablement diminué le nombre des diphtériques au pavillon de la rougeole de la Charité de Berlin (496).

La question des doses de sérum à employer, à laquelle il vient d'être
fait allusion. mérite toute attention. On a cru, dans le principe, qu'il suffisait de doses très faibles, 100 à 150 unités antitoxiques, pour créer l'état
réfractaire. On ne tarda pas à reconnaître qu'il fallait dépasser ce chiffre :
on l'éleva peu à peu à 200, 300 unités et au-dessus. M. Netter injecte
couramment 5 centimètres cubes de sérum de l'Institut Pasteur, correspondant à 1000 unités antitoxiques : il double cette dose chez les morbilleux.

M. Richardière inocule également 5-10 centimètres cubes de liquide chez ces derniers malades. M. Moizard recommande la dose de 5 centimètres cubes pour les enfants de moins de cinq ans, et de 10 centimètres cubes pour ceux qui ont dépassé cet âge (497). Certains médecins, notamment en Allemagne, n'ont pas craint d'aller au delà en inoculant 10 centimètres cubes de sérum aux enfants ayant moins de dix ans, et 20 centimètres cubes à ceux qui en comptaient davantage. En dernier lieu, M. Netter avait eu de l'Institut Pasteur un sérum contenant 225 unités et préventif à 1 200 000 : il fut injecté aux douteux et aux scarlatineux à la dose de 2 centimètres cubes, et à celle de 5 centimètres cubes aux morbilleux (498). M. Behring a préparé également, il y a quelques années, pour le service du professeur Heubner, un sérum dont 1 centimètre cube contient une proportion d'antitoxique suffisante pour conférer l'immunité (499).

Dans notre ferme croyance à la transmissibilité de la diphtérie des animaux domestiques à l'homme vivant à leur contact, nous n'avons garde d'oublier ici les mesures défensives à prendre vis à vis de ces derniers.

Les fermiers et leurs aides seront prévenus de l'éventualité, et mis en garde contre les chances de cette transmission. On renoncera à la coutume de faire servir à l'amusement des enfants les poulets et les pigeons, et les adultes adonnés au gavage de ces derniers seront avertis du danger que leur fait courir l'habitude si répandue de nourrir leurs élèves de bouche à bec.

Dans les fermes où le commerce de volailles se fait avec une certaine activité, on examinera avec soin les animaux nouvellement achetés et on leur fera subir une quarantaine de quelques jours avant de les mêler avec les autres sujets de la basse-cour.

Toute poule atteinte d'une affection suspecte (angine, pépie, etc.) sera immédiatement isolée et la volière contaminée soumise à une désinfection radicale. Les animaux morts naturellement ou sacrifiés seront incinérés, ainsi que tous les objets de peu de valeur qui ont été exposés à être souillés par les malades, notamment les fumiers vis-à-vis desquels l'épidémiologie nous a inspiré depuis longtemps une si légitime méfiance.

Conclusions et critique. — Les développements dans lesquels nous sommes entré au cours de ce chapitre, montrent que la prophylaxie de la diphtérie s'attaque, d'une part à son moteur pathogène, et d'autre part aux vices de l'hygiène qui favorisent la conservation de ce dernier, sa pullulation, son accession à la virulence quand il vit à l'état de saprophyte, enfin sa prise de possession de l'organisme. La prophylaxie anti-diphtérique ne diffère point, dans cette deuxième partie de sa tâche, de celle qui est mise en œuvre à l'égard de la plupart des maladies infectieuses. Il n'en est pas de même de la première qui est tout à fait spéciale. et en quelque sorte spécifique dans la lutte contre celle qui nous occupe. C'est au sujet des moyens qu'elle préconise que nous croyons devoir, pour terminer, formuler quelques observations critiques.

La prophylaxie antimicrobienne est la préoccupation à peu près exclusive des médecins plus spécialement adonnés à la bactériologie. Considérant comme exceptionnel le développement de la diphtérie par l'absorption de germes répandus dans les milieux inanimés ambiants. convaincus que cette maladie n'avait d'autre origine que la transmission interhumaine. que l'homme était l'agent principal si ce n'est exclusif de la diffusion de sa cause, ils demandent que tous les efforts de la lutte soient concentrés sur ce dernier. N'ayant en vue que la destruction du germe virulent disséminé sur ses muqueuses, ils s'imposent comme tâche fondamentale de le découvrir et de le détruire chez tous les porteurs. De là une série d'opérations qui s'enchaînent d'après un plan logique et demandent à être exécutées dans un ordre rigoureux, à savoir : la recherche de l'agent infectieux par l'enquête bactériologique, la déclaration de tous les sujets reconnus bacillifères, leur isolement jusqu'à l'extinction complète du germe spécifique, la désinfection des objets et de la demeure du malade, enfin, pour assurer la préservation des personnes qui affrontent le contact de ce dernier, les irrigations antiseptiques de la bouche et les inoculations préventives. La prophylaxie se résume dans la chasse et l'extermination du microbe. Comme le diagnostic, elle doit s'appuyer sur l'examen bactériologique. Privé de celui-ci, elle se trouve réduite à l'impuissance. Sa sanction comporte l'isolement non seulement des malades, mais de tous ceux qui hébergent le microbe dans leurs cavités naturelles. La séquestration des premiers et la désinfection de leurs objets demeurent stériles si l'on n'impose pas en même temps une quarantaine rigoureuse à tous les bacillifères (FRÄNKEL, FIBIGER, GABRITSCHEWSKY, AASER, etc.). C'est en enfermant sans pitié les lépreux que le moyen âge a débarrassé l'Europe de la lèpre (500).

Tels sont les préceptes dont l'application doit nous affranchir de la diphtérie. C'est sous cette forme intransigeante et terrifiante que nous les trouvons exprimés dans la littérature médicale de ces dernières années, notamment celle de l'Allemagne (501).

En France, ce pays du juste milieu, on a su se garder de ces exagérations qui sont plutôt faites pour compromettre que pour servir la cause de l'hygiène. La prophylaxie spécifique de la diphtérie, envisagée suivant ce programme, nous apparaît comme une œuvre presque irréalisable, et c'est du reste ainsi que la jugent certains bactériologistes eux-mêmes, tout en en maintenant les rigoureuses formules (FRÄNKEL). Elle est sans doute rationnellement déduite des enseignements du laboratoire, et se justifie en principe; mais que de difficultés dans son application ! On réclame, pour son exécution, des stations d'examen régionales, jugées aussi indispensables pour lutter contre la diphtérie que pour la reconnaître, des investigations bactériologiques massives de toutes les collectivités où elle a fait apparition, l'hospitalisation des malades par contrainte (502), la création de pavillons spéciaux pour les convalescents, l'isolement de tous les bacillifères, enfants et adultes, sans qu'ils soient ou qu'ils aient été malades, la création d'édifices funéraires, avec obligation pour les familles d'y déposer les cadavres en attendant la sépulture, et défense de les visiter ou de les veiller (503) ! L'exécution d'un pareil programme exige non seulement un puissant concours de l'État, mais la conviction et le consentement des masses. On obtient sans doute des médecins qu'ils fassent les déclarations légales, bien que la voix de leur conscience s'élève contre cette dérogation à une des obligations morales et fondamentales de notre profession. Les résistances commencent déjà à l'égard des désinfections domiciliaires, tous les rapports adressés à l'Académie par les médecins des épidémies font ressortir combien les familles y sont indifférentes ou réfractaires; leur exécution n'est pas sans exiger parfois le concours de la force publique (504). Et il est certain qu'elles sont gênantes, coûteuses et même impraticables, quand le ménage, ne disposant que d'un seul local, ce qui est fréquent, ne saurait où se réfugier pendant la durée de l'opération. Mais comment le service sanitaire sera-t-il reçu quand il se présentera pour arracher l'enfant malade des bras de sa mère, ou qu'il mettra obstacle à ce qu'elle le veille sur son lit de mort ! Ici, il se heurte à des sentiments affectifs trop profondément enracinés dans le cœur humain, pour que la contrainte ait chance de prévaloir contre eux. Et quand même on parviendrait à triompher de ces obstacles d'ordre moral, on se trouverait toujours en face de difficultés matérielles presqu'insurmontables. La création et le fonctionnement de laboratoires d'examen suffisants pour toute l'étendue du territoire réclament des sacrifices énormes. À l'heure actuelle, ils n'ont pu s'édifier chez nous et ailleurs que dans certains grands centres, où les services sanitaires fonctionnent plus ou moins régulièrement. Paris [1], Lille, Le Havre, Bordeaux, Nantes, Lyon, Marseille, Grenoble, Montpellier, Berlin, Chicago, Washington, etc., ou au sein des groupes sociaux autonomes, tels que l'armée : en France, le service de santé

---

[1] À Paris, le laboratoire d'examen a été installé dans le service bactériologique de l'Observatoire municipal de Montsouris, sur l'initiative du conseil municipal. Il y fonctionne depuis 1895. (La Prophylaxie sanitaire, à Paris, par M. A. J. Martin. *Revue d'hygiène*, 1896, t. XVII, p. 102.)

militaire, entrant dès le début dans les voies nouvelles, a successivement
créé les stations bactériologiques de Paris, Châlons, Bordeaux, Rennes,
Lyon, Marseille, Alger, Constantine et Tunis. N'est-ce point d'autre part
une trompeuse illusion que d'espérer dépister par des examens réitérés
chez chaque sujet tous les bacillifères d'une école, d'un hôpital, d'une
caserne où la diphtérie s'est déclarée? Comment ose-t-on émettre la prétention d'imposer à tous ces sujets bien portants des quarantaines qui
peuvent se prolonger pendant plusieurs semaines (neuf mois chez un des
isolés de Fibiger au cours de l'épidémie du gymnase de Herlufsholm)?
L'entreprise en paraîtra d'autant plus impraticable qu'elle s'appliquerait
en grande partie à des adultes, car selon la remarque de MM. Simonin et
Benoit, c'est surtout parmi ceux-ci que se rencontrent les bacillifères non
malades.

On a fait valoir (505) que c'est par la séquestration que les temps passés
ont eu raison de la lèpre. Mais, d'une part, nous ne sommes plus au moyen
âge, et les sujets simplement convaincus de porter en eux le bacille de
Loeffler, comme ils portent le pneumocoque ou le streptocoque, ne sont
pas des lépreux. Ensuite, est-on bien certain que c'est dans les léproseries
qu'est venue s'éteindre le redoutable fléau du passé? C'est possible, mais
nullement prouvé. N'oublions point les leçons de l'histoire : elle nous
enseigne que les grandes maladies qui mettent l'espèce humaine en coupe
réglée, sont suceptibles de s'éteindre naturellement, sans l'intervention
d'aucun de ces moyens auxquels notre amour-propre se plaît volontiers à
attribuer un pouvoir décisif. Les terribles épidémies de suette du moyen âge
sont éteintes depuis deux siècles, et la cause de leur disparition est restée
aussi obscure que celle de leur naissance. La peste, qui était endémo-épidémique dans toutes les grandes villes de l'Europe aux siècles passés, en
a disparu avec la lèpre, sans avoir été l'objet des mesures de séquestration
qui furent appliquées à sa compagne. Et sans sortir du domaine de la diphtérie, ne s'est-elle pas, elle aussi, éteinte spontanément à la fin du
xviiie siècle, pour renaître de ses cendres soixante-dix à quatre-vingts ans
après, vers le milieu du xixe siècle ? Tant il est vrai que l'effacement ou la
disparition d'une entité morbide de la scène des maladies populaires est
non seulement fonction des moyens que la thérapeutique et la prophylaxie
mettent en œuvre pour la combattre, mais aussi des lois qui régissent son
évolution à travers les âges.

Sans recherches bactériologiques, écrit-on, une lutte efficace contre la
diphtérie est impossible (506). On estime, en effet, que les examens bactériologiques sont la condition *sine quâ non* de la prophylaxie, non moins
que du diagnostic de la diphtérie. Il nous semble que cette formule est
aussi abusive en hygiène qu'en clinique, et qu'elle est justiciable sur le

terrain de la première des réserves qu'elle nous a déjà suggérées sur celui
de la seconde. Elle est décourageante pour la majorité des médecins,
actionnés loin des centres d'examen et des hôpitaux, qui ne disposent ni
des moyens techniques ni des ressources matérielles nécessaires pour découvrir et séquestrer les bacillifères, qui souvent même sont obligés de renoncer à l'isolement des malades dans les familles pauvres, où d'ordinaire on
compte plus d'enfants que de locaux disponibles. Donner à la prophylaxie,
comme base fondamentale et indispensable, la recherche du bacille dans
les groupes suspects et la mise en quarantaine de tous ceux qui en sont
porteurs, constitue un plan d'opération plus théorique que pratique, et qui
n'est même pas suffisamment large, parce que la contagion n'est pas la cause
exclusive de la diphtérie. Que la bactériologie prête à l'hygiène son précieux
concours dans la mesure la plus large possible, mais qu'elle se garde
d'affirmer que sans elle toute prophylaxie antidiphtérique demeure stérile.
Ne vaut-il pas mieux convaincre les médecins privés de ses lumières,
qu'une pratique intelligente et vigilante, guidée par les indications de la
science et adaptée aux ressources dont ils disposent, peut être couronnée
des résultats les plus heureux? L'examen réitéré de la gorge chez les sujets
d'une collectivité qui a vu se développer dans son sein quelques atteintes
de diphtérie, la prise en considération des moindres indices morbides
relevés par ces investigations, la recherche de la diphtérie nasale chronique, si apte, en raison de son caractère insidieux, à répandre la contagion,
le large usage des gargarismes à l'eau bouillie ou aux solutions stérili-
santes, les soins de toute nature appliqués aux personnes et aux choses,
sont, avec les injections préventives si faire se peut, des mesures plus
pratiques et peut-être aussi efficaces que la séquestration des porte-
bacilles.

L'inflexible principe lui-même de l'isolement des malades peut, si les
circonstances l'exigent, être tourné au moyen de la pratique rigoureuse
de l'antisepsie et de l'asepsie. Que de petits hôpitaux où les moyens
d'isolement sont nuls ou rudimentaires! Les médecins de l'armée, ne
disposant souvent que d'une salle unique dans les hospices mixtes, ont
réussi à traiter les diphtériques à côté des autres malades sans créer
des foyers intérieurs, et des observations semblables ont été relevées
dans d'autres milieux (507). Ces résultats ne sont pas pour nous surprendre de la part d'une maladie dont la transmissibilité nous paraît
après tout restreinte, si on la compare à celle de la variole ou de la
rougeole. Cette circonstance n'est-elle pas de nature à diminuer nos
regrets de ne pouvoir dépister et enfermer tous les individus infestés du
microbe pathogène?

Il est temps de clore ce chapitre que nous nous sommes laissé aller à allonger outre mesure, parce qu'il nous a paru utile de réagir contre certaines tendances plus propres à nuire aux progrès de l'hygiène qu'à l'accréditer dans l'esprit public. *In medio stat virtus.* Non seulement nous croyons qu'il y a lieu d'adoucir par des tempéraments les règles d'une prophylaxie trop rigoureusement déduite de l'expérimentation, mais nous estimons également qu'il convient de ne pas abuser de la contrainte dans l'application des mesures prophylactiques reconnues nécessaires. Plutôt que d'imposer par la force la désinfection, l'isolement des vivants et des morts, les inoculations préventives, etc., ne serait-il pas plus juste et plus sage de commencer par faire saisir aux masses la raison et le but de ces opérations dans des conférences publiques, par la voie de la presse, par des instructions imprimées et distribuées à profusion, afin de convertir le public aux pratiques nouvelles et de les lui faire réclamer librement et spontanément? « La persuasion est le lot naturel des pays où l'opinion publique est souveraine, et où les mesures législatives ne sont que la codification de notions déjà installées dans les esprits (508) ». L'hygiène rationnelle ne prendra réellement son essor, que quand les vérités scientifiques conquises au prix de tant d'efforts, seront devenues la propriété de tous, et auront triomphé des résistances, des préjugés ou de l'indifférence du peuple contre tout ce qui touche à la conservation de sa santé. La réforme de ses idées et de ses mœurs à cet égard est une tâche qui incombe aux gardiens de la santé publique, aux médecins et aux administrateurs sanitaires. Son accomplissement exigera beaucoup de temps, mais elle conduira plus sûrement au but que les moyens de coercition [1].

Index bibliographique

1. HAESER. — *Lehrbuch der Geschichte der Medicin u. der epidemischen Krankheiten.* Bd. III, p. 432.
2. HAESER. — *Ibid.*, p. 439.

[1] Pour n'en citer qu'un exemple des plus concluants, et qui nous touche de près, n'a-t-on pas vu, depuis dix ans, à Paris, ce qu'a pu obtenir l'accord des pouvoirs publics et de la population, sans contrainte légale, pour améliorer l'état sanitaire et vaincre les manifestations épidémiques? Les mesures prophylactiques y ont été largement offertes aux intéressés; de multiples conférences ont été faites de toutes sortes et de tous côtés: la vaccination antivariolique, la désinfection, le transport des malades contagieux dans des voitures spéciales, la sérothérapie antidiphtérique, l'examen bactériologique des membranes et exsudats suspects, de même que la recherche et l'amélioration des conditions sanitaires des immeubles et de l'agglomération, ont été poursuivis avec méthode et persévérance. On a appris à la population à apprécier et à se servir de plus en plus de l'outillage sanitaire perfectionné qu'on s'efforçait de créer. En 1892, la mortalité générale était à Paris de 22,3 p. 1000 habitants, elle est aujourd'hui de (1902) de 18,3, soit un gain annuel de 11.374 décès en moins. La mortalité par les maladies transmissibles est descendue de 1,45 à 0,9 p. 10.000 habitants.

3. Hirsch. — *Handbuch der Histor. Geograph. Pathologie. Die Organkrankheiten*, 1886, p. 52.

Voici la bibliographie des principales épidémies de diphtérie qui ont régné en France au cours du XVIII° siècle :

Chomel. — *Dissertation historique sur l'espèce de mal de gorge gangréneux*, etc. Paris, 1769.

Bordeu. — *Œuvres complètes*. Paris, 1818. II. 775-776.

du Hamel. — *Histoire de l'Acad. des sc.*, 1747, 337.

Boucher. — Journal de médecine, VIII. 556.

Le Cat. — Philosoph. Transact., XLIX. Part. I. 49.

Malouin. — *Hist. de l'Acad. des sc.*, 1747, 151 ; 1747, 563 ; 1748. 561. (Mém. de la société royale des sciences, 1751.)

Navier. — *Dissertation sur plusieurs maladies populaires à Châlons-sur-Marne*, Paris, 1753.

Raulin. — *Traité des maladies occasionnées par les promptes et fréquentes variations de l'air*. Paris, 1752. 142.

Lepecq de la Clôture. — *Topographie de la Normandie*. (Collect. d'obs. sur les mal. et constitut. épid., Paris, 1776.)

Lamarque. — Journal de Médecine, LXXXIII, 169.

Marteau de Grandvilliers. — *Lettre à M. Raulin*. (Journal de médecine, chirurgie et pharmacie. 1756. 1759.)

4. Hirsch. — *Loc. cit.*, p. 52 et 53.

5. Haeser. — *Loc. cit.*, p. 547 et *passim*.

6. Ghisi. — Voir dans Bretonneau : *Traité de la diphtérie*, la traduction de Ghisi, p. 460 et suivantes.

7. Haeser. — *Loc. cit.*, p. 587.

8. Bretonneau. — *Des inflammations spéciales du tissu muqueux, et en particulier de la diphtérite, ou inflammation pelliculaire, connue sous le nom de croup, d'angine maligne, d'angine gangréneuse*. Paris, 1826, p. 7.

9. Hirsch. — *Loc. cit.*, p. 53.

10. Hirsch. — *Voir la Bibliographie de toutes ces explosions partielles. loc. cit.*, p. 54-56.

11. Haeser. — *Loc. cit.*, p. 666 et 714.
Hirsch. — *Loc. cit.*, p. 54 et suivantes.

12. Hirsch. — *Loc. cit.*, p. 54-67.

13. Colin. — *Rapport général sur les épidémies pendant l'année 1881*. (Mém. de l'Acad. de méd., t. XXXIV, p. 246, p. 185.)

14. Briquet. — *Rapport général sur les épidémies pendant l'année 1875*. (Mém. de l'Acad. de méd. t. XXXII, p. 233.)

15. Colin. — *Loc. cit.*, p. 247.

16. Bucquoy. — *Rapport général sur les épidémies qui ont sévi en France pendant l'année 1882*. (Mém. de l'Acad. de méd., t. XXXV, p. 53.)

17. Féréol. — *Rapport général sur les épidémies pendant l'année 1883*. (Mém. de l'Acad. de méd., t. XXXV, p. 157.)

18. Siredey. — *Rapport général sur les épidémies qui ont sévi en France pendant l'année 1884*. (Mém. de l'Acad. de méd., t. XXXV, p. 265.)

19. Ollivier. — *La recrudescence de la diphtérie*. (Bulletin du Progrès médical. — Le Progrès médical, 1884, p. 848.)

20. Brouardel et du Mesnil. — *Demande d'enquête sur les causes qui président au développement des épidémies de diphtérie*. (Revue d'Hyg., 1888, t. X, p. 494.)

21. Féréol. — *Loc. cit.*, p. 178.

22. Ollivier. — *Rapport général sur les épidémies qui ont régné en France pendant l'année 1888*. (Mém. de l'Acad. de méd., t. XXXVI.)

23. Bouchard. — *Rapport général sur les épidémies qui ont régné en France pendant l'année 1889*. (Mém. de l'Acad. de méd., t. XXXVI.)

24. WORMS. — *Rapport général sur les épidémies qui ont régné en France pendant l'année 1890.* (Mém. de l'Acad. de méd., t. XXXVII.)

25. KELSCH. — *Rapport général sur les épidémies qui ont régné en France pendant les années 1892 et 1893.* (Mém. de l'Acad. de méd., t. XXXVIII).

26. FERRAND. — *Rapport général sur les épidémies qui ont régné en France pendant l'année 1896.* (Mém. de l'Acad. de méd., t. XXXIX, 1er fascicule.)

27. RENDU. — *Rapport général sur les épidémies qui ont régné en France pendant l'année 1897.* (Mém. de l'Acad. de méd., t. XXXIX.)

28. LAVERAN. — *Rapport général sur les épidémies qui ont régné en France pendant l'année 1898.* (Mém. de l'Acad. de méd., t. XXXIX.)

29. DE MAURANS. — *Les oscillations de la mortalité par diphtérie sont-elles sous la dépendance immédiate des méthodes thérapeutiques ?* (Semaine médicale, 11 décembre 1901, p. 401.)

30. GOTTSTEIN. — *Therapeut. Monatschr.,* décembre 1901, (cité par le D^r DE MAURANS. Semaine médicale, 14 mai 1902, p. 166-167.)

31. COLIN. — *Loc. cit.*

32. BRETONNEAU. — *Des inflammations spéciales du tissu muqueux et en particulier de la diphtérite ou inflammation pelliculaire.* Paris, 1826.

33. BRETONNEAU. — *Loc. cit.,* p. 41.

34. VIRCHOW. — Ueber die Reform der patholog. u. therapeut. Anschauungen durch die microscopisch. Untersuch. (Arch. f. pathol. Anat. u. Physiol. u. f. Klin. Med., 1847. Bd. I, Heft 2, S. 253.)

35. BEHRING. — *Diphterie.* (Biblioth. v. COLER. Samml. von Werken aus dem Bereich der Medicin. Wissensch. — Herausgegeb. von O. SCHERNING. 2, 1901, p. 11-12).

36. A. BAGINSKY. — *Diphterie u. Diphterischer Croup.* Wien, 1898, p. 24.

37. BERGERON. — *De la Stomatite ulcéro-membraneuse des soldats.* (Recueil de Mém. de Méd., de Chirurg. et de Pharm. milit., 1858, t. XXII, p. 181-182; et BAGINSKY. Loc. cit. p. 19, 26, 29).

38. HIRSCH. — Loc. cit., p. 33-48.

39. KLEBS. — Verhandl. des zweiten Congress. f. innere. Med., Wiessbaden, 1883.

40. BAGINSKY. — Loc. cit., p. 39.

41. LOEFFLER. — Mittheil. des. Kaiserlich. Gesundheitsamtes. Bd. 2, Berlin, 1884. Centralbl. f. Bacteriol, 1887.

42. HOFFMANN-WELLENHOF. — Wiener med. Wochenschr., 1888, 3, 4.

43. ROUX et YERSIN. — *Recherches expérimentales sur le bacille diphtérique.* (Ann. Inst. PASTEUR, décembre 1888, juin 1887, mai 1890.)

44. CHAILLOU et MARTIN. — *Étude clinique et bactériologique sur la diphtérie.* (Ann. Inst. PASTEUR, 1894, t. VIII, p. 449.)

45. SPRONCK. — *Over de aetiolog. van croup hier te lande.* (Nederl. Tijdschr. v. Geneesk., Bd. II, p. 339. Anal. dans BAUMGARTEN's Jahrb., 1896, p. 290.)

46. BAGINSKY. — Loc. cit., p. 62.

47. GRANCHER. — *Isolement et antisepsie à l'hôpital des enfants malades.* (Bulletin médical. 1889. p. 230.)

48. PETER. — *Contagion de la diphtérie. Relation succincte d'une épidémie simultanée de diphtérie et de scarlatine développée dans la salle Sainte-Thérèse, en février et mars 1858.* (Gazette des hôpitaux, 1860.)

49. LANCRY. — *Contribution à l'étude de la contagion de la diphtérie.* (Thèse de Paris, 1886, p. 33.)

50. FÉRÉOL. — *Loc. cit.*

51. BAGINSKY. — *Loc. cit.,* p. 75.

52. BARD. — *De la propagation et de la prophylaxie des épidémies de diphtérie. Relation de l'épidémie d'Oullin.* (Lyon médical, 1889.)

53. AUST. — *Entsteh. u. Verbreit. der Dipht.* (Deut. Vierteljahrsch. f. öffentl. Gesundhtspfl., 1899, t. XXXI, p. 319.)

54. HASSENSTEIN. — *Ungewöhnlige Form. diphterischer Erkrankk. übertragen durch eine Hebamme.* (Deutsche med. Wochensch., XXV: 25, 1899. Schmidt's Jahrb. 1901, t. CCLXX, p. 193.)

55. SEITZ. — *Diphteriebacill. ai einem Panaril.* (Corr. Bl. f. Schweitz. Aertze. XXIX. t. I, p. 641, 1899. — Schmidt's Jahrb. 1901, t. CCLXX, p. 193.)

56. BEHRING. — *Loc. cit.*, p. 141.

57. FIBIGER. — *Ueber Bekämpfung von Diphterieepidemien durch Isolation der indiridt. mit Diphteriebacill. im Schlunde.* (Berlin. Klin. Wochenschr., XXXIV. 35-38, 1897. — Analysé dans Schmidt's Jahrb. 1899, t. CCLXIV, p. 246.)

58. HELLSTRÖM. — Cité par GABRITSCHEWSKY. *Zur Prophylaxie der Diphterie.* (Zeitschr. f. Hyg. u. Infectionskrankheiten. Herausg. von Koch u. Flügge, 1901. t. XXXVI, p. 51.)

SIMONIN et BENOIT. — *De la diphtérie larvée au cours des épidémies.* (Revue de méd., janvier 1898.)

59. FÜRBRO. — *Loc. cit.*, p. 181.

60. SEVESTRE. — *Sur le mode de transmission de la rougeole et de la diphtérie.* (Bull. et Mém. de la Soc. méd. des hôpit. de Paris, 1889, p. 91.)

61. AUST. — *Loc. cit.*, p. 319.

62. AUST. — *Ibid.*, p. 319.

63. MUTSCHA. — *Diphtérieerkrank. unter den Besuchern eines Kindergartens.* (Zeitschr. f. Schulgesundheitshyg., p. 718. S. 369.)

VILLARD. *Diphtérie* dans *Rapport général sur les épidémies qui ont régné en France pendant 1892.* par A. KELSCH. (Mém. de l'Acd. de méd., t. 38, 2e fascicule, p. 71.)

64. W. H. PARK. — *Diphter. u. allied pseudomembr. inflammat.* (New-York med. Record., 1892. July 30, et August 6.)

65. WRIGHT et EMERSON. — *Ueber das Vorkommen des Bacillus Diphterie ausserhalb des Körpers.* (CentBl. f. Bacteriol. u. Parasitenk. 1894. Bd. XVI, S. 412.)

66. ABEL. — *Beiträge zur Frage von der Lebensdauer der Diphteriebacillen; aus dem hygien. Institut. der Universität Greiffswald l.* (Centrbl. f. Bacter. u. Parasitenk.. 1893. Bd. XIV. S. 756.)

67. FORBES. — Wiener. med. Press., 1895, n° 5, p. 192.

68. KOBER. — *Die Verbreitung der Diphteriebacill. auf der Mundschleimhaut gesunder Menschen.* Zeitschr. f. Hyg. u. Infectionskrankh. von Koch u. Flügge, 1899, t. XXXI, p. 450.

69. SCHLICHTER. — *Beitrag zur Aetiologie der Säuglingsdiphteritis.* (Arch. f. Kinderheilk., 1892. Bd. XIV.)

70. RITTER. — *Die Aetiologie u. die Behandl. der Diphterie.* (Verhandl. der X. Versammlung der Geselsch. f. Kinderheilk., Wiesbaden, 1894.)

71. KOBER. — *Loc. cit.*, p. 450.

72. WEICHARDT. — *Die Verbreitung der Diphterie durch leblose Objecte.* (Inaug. Dissert., Breslau : analysé in BAUMGARTEN's Jahrb., 1900. Erste Abtheil., p. 197.)

73. AUST. — *Loc. cit.*, p. 325.

74. FLÜGGE. — *Die Verbreitungsweise der Dipht. mit speciel. Berücksichtig. des Verhalten der Dipht. in Breslau (1886-1894). Eine epidem. Studie.* (Zeitsch. f. Hyg. u. Infectionskrank., 1894. Bd. XVII, p. 465) : et : *Ueber Luftinfection.* (Ibid., Bd. XXV. 1897, p. 214.)

75. NEISSER. — *Ueber Luftstaubinfection.* (A. d. Hyg. Institut. : Habilitationschr., Breslau, 1898, mars.)

76. GERMANO. — *Die Uebertrag. von Infectionskrankh. durch die Luft. Die Uebertrag. der Diphter. durch die Luft.* (Zeitschr. f. Hyg. u. Infectionskrankh., XXV, 3. p. 439, 1897.)

77. KLEBS. — *Die allgemeine Pathol.: Erster Theil. Die Krankheits Ursachen.* 1887, p. 188, 190.

78. Teissier. — *Congrès international de Vienne, en 1887.* Revue d'hygiène, 1887, p. 915.
Id. *Étiologie de la dipth., transmission par les poussières atmosph.; infl. des fumiers, des dépôts de chiffon ou de paille : rôle de la volaille préalabl. infectée.* (Comptes rendus, etc., CIV, n° 23.)

79. Teissier. — *Statistique générale des grandes maladies infectieuses à Lyon, de 1884, 1886, 1887.* p. 43.

80. Lonadet. *Rapport de la diphtérie avec les fumiers.* Revue d'hyg., IX, oct. 1888.

81. Delthil. — *Traité de la diphtérie.* Paris, 1891, p. 627.

82. Howard. — *The infl. of. cocosmilk in the spread of diphteria.* (Americ. Journ. of the med. Sc. CXIV, 6, p. 629, décembre 1897. Anal. in Schmidt's Jahrb., 1899, t. CCLXI, p. 31, et Baumgarten's Jahrb., 1897, p. 330.)

83. Lee. — *Infected milk supply.* (Reports a lap. of the American Public Health assoc., vol. 24, p. 281. Analysé in Baumgarten's Jahrb., 1898. Erste Abth. p. 340.

84. Baginsky. — *Loc. cit.,* p. 75.

85. Schottellius. — *Ueber das Wachsthum der Diphteriebacillen in Milch.* (Centrbl. f. Bacter. Bd. 20, n° 25, p. 897.)

86. Eyre. — *The bacill. dipht. in milk.* (Brit. med Journ., septembre 2, 1899. Analysé in Schmidt's Jahrbüch. 1901, t. CCLXX, p. 190. *On the presence of members of the dipht. group of bacilli other than the* Klebs-Loeffler *bacill. in Milk.* (Brit. med. Journ. August. 19, 1900. Analysé in Schmidt's Jahrb., 1901, t. CCLXX, p. 190, et Baumgarten's Jahrb., 1899, p. 265.)

87. Aust. — *Loc. cit.,* p. 323.

88. Démétriadès. — *Action de l'eau sur le bacille diphtérique.* (Arch. méd. expériment., 1er septembre 1893.)

89. Süssmilch. — Wien. Klin. Wochenschr., 1902, 6 février, n° 6, p. 148.

90. Id. Ibid.

91. Schoedel. — *Bacilläre Magendipht.; Diphteriebacillen im Magen u. Darminhalt u. in den Deject.* (Munch. med. Wochenschr., XLVII, 26, 1900, anal. dans Schmidt's Jahrb., 1901, t. CCLXX, p. 189.)

92. Colin. — *Loc. cit*, p. 251.

93. Roux et Yersin. — *Contribution à l'étude de la diphtérie.* (Annales de l'Institut Pasteur, 1888, t. II, p. 648).

94. C. F. Smith. — *Diphteria bacilli in the urine.* (Lancet, 19 novembre 1898. Analysé dans Schmidt's Jahrb., 1901, t. CCLXX, p. 189.)

95. D'Espine et Marignac. — Revue médicale de la Suisse romane; cité par Baginsky, in *Diphterie u. Diphteritisch. Croup.,* p. 74.

96. Féréol. — *Loc. cit.,* p. 181.

97. Aust. — *Loc. cit.,* p. 322.

98. Roux et Yersin. — *Contribution à l'étude de la diphtérie.* (Annales de l'Institut Pasteur, 1888, p. 634.)

99. Baginsky. — *Loc. cit.,* p. 75.

100. Briquet. — *Rapport sur les épidémies pendant l'année 1875.* (Mém. de l'Acad. de Méd., t. XXXV.)
Worms. — *Rapport général sur les épidémies qui ont régné en France pendant l'année 1890.* (Mém. de l'Acad. de Méd., t. XXXVII, p. 21.)

101. Colin. — *Loc. cit.,* p. 250.

102. Grancher. — *Isolement et antisepsie à l'hôpital des Enfants Malades.* (Bull. méd., 1889, p. 230.)

103. Dujardin-Beaumetz. — *Rapport général sur les épidémies qui ont sévi en France pendant l'année 1885.* (Mém. de l'Acad. de méd., t. XXXV, p. 18.)
Grancher. — *Isolement et antisepsie à l'hôpital des Enfants Malades.* (Bull. méd. 1889, p. 230-231.)

104. GRELLET. — *Faits relatifs à la longévité du bacille de* KLEBS. (Bull. méd., 1889, p. 293.)

105. GRANCHER. — *Isolement et antisepsie à l'hôpital des Enfants Malades.* (Bull. méd. 1889, p. 231.

106. ROUX et YERSIN. — *Contribution à l'étude de la diphtérie.* — (Ann. Inst. PASTEUR. 1890, p. 418-419.)

107. COLIN. — *Loc. cit.,* p. 250.

108. BRIQUET. — *Rapport général sur les épidémies de* 1876. (Mém. de l'Acad. de méd., t. XXXV, p. 344.)

109. BRIQUET. — *Rapport général sur les épidémies pendant l'année* 1875. (Mém. de l'Acad. de méd., t. XXXV, p. 185.)

110. BRIQUET. — *Ibid.,* p. 88.

111. LANCRY. — *Contribution à l'étude de la contagion de la diphtérie.* (Thèse de Paris. 1886, n° 33, p. 76.)

112. LANCRY. — *Ibid.,* p. 88.

113. PETER. — *Loc. cit.*

114. GRANCHER. — *Isolement et antisepsie des enfants malades.* (Bull. méd., 1889, p. 130. Voir aussi ce vol., p. 7-8.)

115. LEMOINE. — Bull. de la société des sciences médic. de Lyon. Séance du 2 novembre 1892.

116. NETTER. — *Note sur une épidémie de diphtérie à l'hôpital d'Aubervilliers. Diphtérie communiquée par des enfants dont la gorge ne présente pas de fausses membranes.* (Bull. et Mém. de la soc. méd. des hôpit. de Paris, 1895. Séance du 15 février.)

117. LEMOINE. — *Ibid.*

118. DESCHAMPS. — *Note sur un mode de propagation de la diphtérie.* (Revue d'hygiène et de police sanitaire. T. XV. 1894. p. 241.)

119. BAGINSKY. — *Loc. cit.,* p. 76.

120. ABEL. — *Zur Kenntniss des Diphteriebacillus.* (Centralblt. f. Bacteriol. u. Parasitenk. Bd. XVI. 1894, p. 517. Analy. dans BAUMGARTEN's Jahrb., 1894, p. 228.)

121. BEHRING. — *Loc. cit.,* p. 113.

122. RUSSEL. — *The diphteria bacillus.* Journ. of. the American Medic. Associat., vol. XXXII. p. 1427-1428. — Anal. dans BAUMGARTEN's Jahrb., 1899, p. 257.)

123. SORENSEN. — *Ueber Diphteriebacillen u. Dipht. in Scharlachabtheil.,* (Zeitschr. f. Hyg. u. Infectionskrankh., XXIX, 2, p. 250, 1898).

124. LEGENDRE et POCHON. — *Cas remarquable de persistance du bacille diphtérique dans le mucus nasal avec variation de sa virulence.* (Revue d'Obstétr., VIII, p. 376, nov. et déc. 1895, et Soc. méd. des hôpit. de Paris, séance du 19 déc. 1895, p. 815.)

125. MAC GREGOR. — *The vitality of the diphteria bacill.* (Lancet; march, 12, 1898. anal. dans SCHMIDT's Jahrb. 1899. t. CCLXIV, p. 245).

126. FIBIGER. — *Ueber Bekämpfung von Diphterieepidemien durch Isolation der Individ. mit. Diphteriebac. im Schlunde.* (Berlin Klin. Wochenschr., XXXIV, 35-38. 1897 : anal. dans SCHMIDT's Jahrb. 1899. T. CCLXIV. p. 246.)

127. SIMONIN et BENOIT. — *Loc. cit.,* p. 90.

128. ROUX et YERSIN. — *Contribution à l'étude de la diphtérie.* (Annal. de l'Instit. PASTEUR, 1890. t. IV, 3° mémoire. p. 418.)

129.				Id.					*Ibid.* — p. 422.

130. BEHRING. — *Loc. cit.* p. 114.

131. BURNETT. — *Schools a. diphter. Infectivity.* (Brit. med. Journ. vol. 1, p. 91. Anal. dans BAUMGARTEN's Jahrb. 1900, p. 171).

132. RUSSEL. — *Loc. cit.*

133. LEGENDRE et POCHON. — *Loc. cit.*

134. TRENDELENBURG. — *Ueber die Contagiosität etc., der Diphterie.* (Arch. f. Klin. chirurg. T. X. 1869.)

135. OERTEL. — *Experiment. Untersuch. uber Diphterie.* (Deut. Arch. f. Klin. Medic..
    1871).
136. LABADIE-LAGRAVE. — *Des complications cardiaques du croup et de la diphtérie.*
    (Thèse de Paris 1873.)
137. DUCHAMP. — *Du rôle des parasites dans la diphtérie.* (Thèse de Paris, 1875.)
138. BRETONNEAU. — *Sur les moyens de prévenir le développement de la diphtérie.*
    (Arch. génér. de médecine. Janvier, 1855, p. 1.)
139. BARD. — *Loc. cit.*
    ANDRÉ. — *Relation d'une épidémie de Diphtérie.* (Arch. de méd. et de Pharm.
    milit., 1889, t. XIV, p. 25.)
140. ROGER. — *Notes sur l'inoculabilité et la contagion de la diphtérie et sur la durée
    de la période d'incubation.* (Bullet. de la soc. méd. des hôpit. de Paris, 1858-1859
    t. IV, p. 368.)
141. PETER. — *Quelques recherches sur la dipthérie et sur le croup, faites à l'occasion
    d'une épidémie observée à l'hôpital des enfants en 1858.* (Thèse de Paris, 1859.)
142. CARTENS. — *Zur Incubationsfrage bei Diphterie.* (Deut. med. Wochenschr., XXI,
    35, 1895. — Analy. dans SCHMIDT's Jahrb. 1896, t. CCXLIX, p. 39, et BAUM-
    GARTEN's Jahrb, 1895, p. 267.)
143. LANCRY. — *Loc. cit.*
144. BARD. — *Loc. cit.* p. 42.
145. SANNÉ. — *Traité de la Diphtérie.* Paris, 1877, p. 349.
146. KAISER. — *Verbreitung des Scharlach u. der Dipht. in Berlin 1873-83.* (Viertel-
    jahrschr. f. gerichtl. Medic. Bd. II, cité par BAGINSKY. loc. cit. p. 45).
147. FLÜGGE. — *Die Verbreitungsweise der Diphterie.* (Zeitschr. f. Hyg. u. Infections-
    krankh, 1894, Bd. XVII, p. 430.)
148. GODARD et KIRCHNER. — *La Diphtérie en Belgique.* Bruxelles, 1892, p. 146.
149. SEITZ. — *Diphterie u. Croup.*, 1877 (cité par BAGINSKY, loc. cit. p. 48.)
150. JACOBI. *The production of diseases by sewer air.* (New-York medic. Journ., Juli
    u. August. 1894; cité par BAGINSKY, loc. cit p. 48.)
151. SIMONIN et BENOIT. — *Loc. cit.*, p. 79 et 80.
152. GOUGUENHEIM. — *Contribution à la diphtérie de l'adulte.* (Bull. et mém. de la Soc.
    méd. des hôpit. de Paris. Séance du 4 février 1897, p. 151).
153. GOTTSTEIN. — *Epidemiologische Studien über Diphterie u. Scharlach.* (Berlin, 1895,
    p. 70).
154.   *Ibid.* p. 69.
155.   *Ibid.* p. 79.
156.   *Ibid.* p. 79-80.
157. KLEMMENSIEWICZ und ESCHERICH. — *Ueber einen Schutzkörper im Blute der von
    Diphterie geheilten Menschen.* (Centrlbl. f. Bacteriologie u. Parasitenkde..
    1893, Bd. XIII, p. 153).
158. ABEL. — *Ueber die Schutzkraft des Blutserums an Diphterie-Reconvalescenten u.
    gesunden Individuen gegen tödliche Dosen von Diphteriebacillenculturen u.
    Diphteriebacillengift bei Meerschweinchen.* (Deut. medic. Wochenschrift, 1894,
    n° 48, u. 50.)
159. ORLOWSKI. — *Ueber die antitoxischen Eigenschaften des Blutserums bei Kindern*
    (Deut. med. Wochenschr, 1895, p. 400).
160. LOOS. — *Ueber das Verhalten des Blutserums gesunder u. Diphteriekranker Kin-
    der zum Diphterietoxin.* (Wien. Klin. Wochenschr, n° 22. Anal. dans BAUM-
    GARTEN's Jahrb, 1896, p. 233.)
161. PASSINI. — *Versuche über die Dauer der antidiphterischen Schutzimpfung.*
    (Wiener klin. Wochenschr., n° 48, p. 1111; analy. dans BAUMGARTEN's Jahrb.,
    1896, p. 241.)
162. FISCHL et WUNSCHHEIM. — *Ueber Schutzkörper im Blute der Neugeborenen: das
    Verhalten des Blutserum's der Neugeborenen gegen Diphteriebacillen u. gegen*

Diphteriegift. (Prager med. Wochenschr. — Anal. dans BAUMGARTEN's Jahrb. 1895, p. 211.)

162. WASSERMANN. — *Ueber die persönliche Disposition u. Prophylaxie gegenüber der Diphterie*. (Zeitsch. f. Hyg. u. Infectionskrankh., Bd. XIX, p. 408.)

164. SCHMID u. PELANZ. — *Ueber das Verhalten der Frauenmilch zum Diphterietoxine* Wien. klin. Wochenschr., n° 42. — Anal. dans BAUMGARTEN's Jahrb., 1896, p. 234.

165. WASSERMANN. — *Loc. cit.*

166. CALMETTE. — *Contribution à l'étude des venins, des toxines et des sérums antitoxiques*. (Ann. de l'Instit. PASTEUR, 1895, p. 249.)

167. BEHRING. — *Loc. cit.* p. 134.

168. LESPIAU. — *Relation d'une épidémie diphtérique qui a sévi au 75° de ligne à Acignam, depuis le 14 août jusqu'au 31 octobre 1853*. (Rec. de mém. de méd., de chir. et de pharm. mil., 1854, t. XIII, p. 16.)

169. A. CAILLÉ. — New-York med. Monatschr., 1895.

170. HEUBNER. — *Ueber lareirte Diphterie*. (Deut. med. Wochensche. 1894, n° 50. — Analysé dans BAUMGARTEN's Jahrb., 1894, p. 245.)

171. SANNÉ. — *Loc. cit.* p. 354.

172. BAGINSKY. — *Loc. cit.* p. 42.
KELSCH. — *Rapport général sur les épidémies de 1892*. Mém. de l'Acad. de Méd., t. XXXVIII, 2° fasc. p. 78.
FERRAND. — *Rapport général sur les épidémies de 1896*. (Ibid., t. XXXIX, 1er fasc., p. 11.)

173. GRELLET. — *Faits relatifs à la longévité du bacille de* KLEBS. (Bullet. méd. 1889, p. 204.)

174. BAGINSKY. — *Loc. cit.* p. 44.

175. S. SCHATTOCK. — *Experiments to determine wether sewer air will raise the toxicity of lowly virulent diphteria bacilly*. (Journ. of Pathol. a. Bacteriol., V. 3. p. 305, 1898. — Analysé dans SCHMIDT's Jahrb., 1899, t. CCLXIV, p. 244.)

176. AUST. — *Loc. cit.*, p. 330.

177. SCHELLONG. — *Ueber das Vorkommen u. die Verbreit. der Dipht. in den Tropen*. (VIRCHOW's Arch. CXLI, 1, p. 99, 1896.)

178. BESNIER. — *Marche saisonnière de la diphtérie à Paris pendant les années 1867-1872*. (Bull. et mém. de la Soc. médic. des hôpit., 1872. T. IX, p. 149.)

179. SANNÉ. — *Loc. cit.* p. 324.

180. FEER. — *Aetiologische u. klinische Beiträge zur Diphterie*. (A. d. Kinderspital in Basel. Mittheil. a. Klinik. u. med. Inst. der Schweitz. 1. Reihe. Heft. 7. Basel. 1894. Salmann. Anal. dans BAUMGARTEN's Jahrb. 1894. p. 226.)

181. KASANSKY. — *Die Einwirkung der Winterkälte auf die Pest. u. Diphteriebacillen*. (Centralblatt f. Bacteriol., Parasitenk., u. Infectionskrankh. 1899, Bd. XXV. Erste Abth., p. 122.)

182. BEHRENS. — *Einfluss der Witterung auf Dipht., Scharlach. Masern u. Typhus*. (Arch. f. Hyg. XL, 1, p. 1, 1901.)

183. FLÜGGE. — *Die Verbreitungsweise der Dipht*. (Zeitschr. f. Hyg. u. Infectionskrankh., Bd. XVII, 1894.)

184. BAGINSKY. — *Loc. cit.*, p. 36-37.

185. GODARD et KIRCHNER. — *Loc. cit.* p. 139.

186. HIRSCH. — *Loc. cit.*, p. 67.

187. DELPECH. — *Rapport général sur les épidémies pour les années 1870, 1871, 1872* Mém. de l'Acad. de Méd. T. XXXI, p. XXXIX.)

188. BAGINSKY. — *Loc. cit.*, p. 54.

189. HIRSCH. — *Loc. cit.*, p. 71.

190. SCHELLONG. — *Loc. cit.*

191. BAGINSKY. — *Loc. cit.*, p. 57.

192. FÉRÉOL. — *Loc. cit.* T. XXXV, p. 182.

193. BRETONNEAU. — *Loc. cit.*, p. 251.

194. Dr JABLONSKI. — Cité dans le *Rapport général sur les épidémies* de 1883 par M. FÉRÉOL. (Mém. Acad. de Méd. T. XXXV.)

195. ARCHAMBAULT. — Comptes rendus de la Société de Thérapeutique, 14 juin 1882.

196. TEISSIER. — *Statistique générale des grandes maladies infectieuses à Lyon de* 1881 *à* 1886. Lyon, 1887.

197. SANNÉ. — *Loc. cit.*, p. 351.

198. BAGINSKY. — *Loc. cit.*, 272-273.

199. BARBIER et TOLLEMER. — *Nouvelles recherches bactériologiques chez les diphtériques: infection bacillaire ; infections septiques.* (Bull. et mém. soc. méd. des hôpit. Séance 20 oct. 1897.)

200. F. LOEFFLER. — *Untersuchungen über die Bedeutung der Microorganismen für die Entstehung der Dipht. beim Menschen, bei der Taube und beim Kalbe.* (Mittheil. aus dem Kaiserlich. Gesundheitsamte. Bd. II, p. 421 ; herausgegeb. von Dr STRUCK. Berlin, 1884.)

201. F. LOEFFLER. — *Die Ergebnisse weiterer Untersuch. über die Diphteriebacill.* (Vortrage in der Berlin. militärärztl. Geselsch., 21 April 1887. Centralbl. f. Bacteriol. u. Parasitenkunde. Bd. II, 1887, n° 4, p. 105. Anal. dans BAUMGARTEN's Jahrb., 1887, p. 244.)

202. ROUX et YERSIN. — *Contribution à l'étude de la diphtérie.* (Ann. Institut. PASTEUR, 1888. T. II, p. 630 et 645, 1er mémoire.)

203. BARBIER et TOLLEMER. *Nouvelles recherches bactériologiques chez les diphtériques. Infection bacillaire. Infections septiques.* (Bullet. et Mém. de la Soc. Méd. des hôpitaux. Séance du 29 oct. 1897, p. 1246 et 1247.)

204. BAGINSKY. — *Loc. cit.*, p. 70-71.

205. WELSH. — *Bacteriology of diphteria.* (The American Journ. of medical sciences Vol. 108, oct. 1894.)
WILL. HALLOCK PARK et A. L. BEEBE. *Diphteria u. pseudodiphteria.* (The Journ. of Bacteriology. Nov. 1894 ; citation empruntée à BAGINSKY, p. 69.)

206. LOEFFLER. — Cité par BEHRING, *loc. cit.*, p. 77 et 127.

207. HOFFMANN-WELLENHOF. — Wiener med. Wochenschr., n°s 3 et 4.

208. LOEFFLER. — Deut. Med. Wochensch., 1890.

209. ROUX et YERSIN. — *Contribution à l'étude de la diphtérie.* (Ann. Institut PASTEUR, 1890. T. IV, 3e mém., p. 409.)

210. ESCHERICH. — *Aetiologie u. Pathol. der Diphtérie.* 1894.

211. ROUX et YERSIN. *Contribution à l'étude de la diphtérie.* (Ann. Instit. PASTEUR, 1890. T. IV, 3e mém., p. 411, 412.)

212. ZARNIKO. — *Beitrage zur Kenntniss des Diphteriebacillus.* (Centrlbl. f. Bact. u. Parasitenk. 1889, Bd. II, n° 6, 8.)

213. LEVREY et PIATOT. — Cités par MM. SIMONIN et BENOIT. *Loc. cit.*, p. 93.

214. W. GROSS. — *The* KLEBS-LOEFFLER *Bacillus in apparently normal throats u. noses.* (Univ. Magaz., IX, 1, p. 45. Oct. 1896. Anal. dans SCHMIDT's Jahrb., T. CCLIII, p. 34.)

215. E. MULLER. — *Untersuch. uber das Vorkommen von Diphteriebacill. in der Mundhöhle von nicht dipht. Kinder. innerhalb eines grossen Krankensaales.* (Arbeit. aus der Klinik. f. Kinderkrankh. an der Universität. Berlin. Jahrbuch f. Kinderbkde. XLIII, 1, p. 53, 1896 ; anal. dans SCHMIDT's Jahrb., 1897. T. CCLIII, p. 34.)

216. FEER. — *Aetiologie u. klin. Beiträge zur Dipht.* (Mittheil. a. klin. u. med. Institut der Schweitz. 1. Reihe. Heft 7. Basel., 1894. Salmann. Anal. dans BAUMGARTEN's. Jahrb., 1894, p. 226.)

217. LOEFFLER et ABEL. — Deut. med. Wochenschr., n° 7, 1894.

218. VOGT. — *Om den bacter. diagn. of diphteri.* (Norsk. magaz. for Laegevidensk, mars 1895 ; anal. in BAUMGARTEN's. Jahrb., 1895.)

219. AASER. — *Zur Frage der Bedeutung des Auftretens der* LOEFFLERSCHEN *Diphterie-bacille, bei scheinbar gesunden Menschen.* (Deut. med. Wochenschr., 1895, p. 357. Anal. dans BAUMGARTEN's Jahrb. 1895. p. 268.)

220. HELLSTRÖM. Cité par GABRITSCHEWSKY. *Zur Prophylaxie der Dipht.,* (Zeitschr. f. Hyg. u. Infectionskrankh. 1901, T. XXXVI, p. 50.)

221. JOHANNESSEN. — *Ueber Immunisirung bei Dipht.* (Deut. med. Wochenschr. 1895. p. 201. — Anal. dans BAUMGARTEN's Jahrb., 1895, p. 268.)

222. FIBIGER. — *Bacteriol. Studier over Difteri* (analysé dans BAUMGARTEN's Jahrb. 1895. p. 260.)

223. FIBIGER. — *Ueber die Bekämpfung von Diphterieepidem. durch Isolation des Individ. mit. Diphteriebacill. im Schlunde.* (Berlin. Klin. Wochenschr.. 1897. nᵒˢ 35, 36, 37, 38. — Anal. dans BAUMGARTEN's Jahrb., 1897. Erste Hälfte, p. 331.)

224. SIMONIN et BENOIT. — *Loc. cit.*, p. 92.

225. M. KOBER. — *Die Verbreitung des Diphteriebacillus auf der Mundschleimhaut gesunder Menschen* (Zeitschr. f. Hyg. u. Infectionskrankh. von KOCH u. FLÜGGE. 1899. Bd. XXXI, p. 464.)
F. DENNY. — *Diphteria bacilli in healty throats and noses, with a report of cases.* (Boston. med. and. surg. Journ. CXLIII, 21. p. 515. 1900. — Anal. in SCHMIDT's Jahrb. 1901. t. CCLXX, p. 190.)

226. SCHANZ. — *Ueber die Pathogenität des* LOEFFLERCH. *Bacillus.* (Deut. med. Wochenschr., 1898, nᵒ 32, cité par KOBER. *loc. cit.*, p. 438.)

227. LESIEUR. — *Etude comparée des bacilles diphtériques et pseudo-diphtériques du nez et de la gorge.* (Note communiquée par M. WIDAL au nom de M. LESIEUR, à la société médicale des hôpitaux de Paris. Bull. et Mém. de la société méd. des hôpitaux de Paris. 25 juillet 1901. p. 980.)
CHATIN et LESIEUR. — *De la présence du bacille de* LOEFFLER *et du bacille pseudo-dipthérique.* (Anal. d'hygiène et de police sanitaire. 1900, p. 503).

228. STOOSS. — *Das regelmässige Vorkommen von Diphterie-oder pseudo-diphterie-bacillen in dem gewöhnlichen Schnupfen der Kinder* (31 med. Bericht über die Thätigkeit des JENNER'SCHEN Kinderspitals in Bern. während der Jahre 1896 u. 1897. p. 73. 1898. Anal. dans SCHMIDT's Jahrb., 1899, t. CCLXIV, p. 243.)

229. LESIEUR. — *Loc. cit.* p. 981.

230. BARBIER et UHLMANN. — *La Diphtérie.* Paris. Baillière, 1893.

231. TÉZENAS DU MONTCEL. — *Contribution à l'etude de la dipthérie; diagnostic et etiologie.* (Thèse de Lyon, 1894.)

232. SEVESTRE et MÉRY. — *Sur la persistance du bacille chez les enfants guéris de la diphtérie.* (Bull. et Mém. de la Soc. méd. des hôpitaux de Paris. Séance du 8 février 1895. p. 116.)

233. LEGENDRE et POCHON. — *Cas remarquable de persistance du bacille diphtérique dans le mucus nasal avec variations de sa virulence.* (Bull. et Mém. de la soc. méd. des hôpitaux de Paris. Séance du 13 décembre 1895. p. 815.)

234. BELFANTI et DELLA VEDOVA. — *Sull'eziologia dell'ozena e sulla sua curabilità colla sieroterapia.* (Giorn. O. R. Accad. di Med. di Torino, nᵒ 3, p. 149. Anal. dans BAUMGARTEN's Jahrb., 1896, p. 493.)

235. RICHARDIÈRE et TOLLEMER. — *Presse médic..* 1899. p. 145.

236. DE SIMONI. — *Sulla frequente presenza di bacilli pseudo-difterici sulla mucosa nasale.* (L'Ufficiale sanatorio, nᵒ 6. p. 241; Analy. dans BAUMGARTEN's Jahrb. 1899. p. 269.)

237. KOBER. — *Loc. cit.*, p. 447.

238. LANDOUZY. — *Résultats d'une enquête bactériologique portant sur 860 cas d'angine ayant donné, etc.* (Note lue à l'Académie de médecine, le 30 juillet 1895 et Presse médicale, 3 août 1895).

239. FLÜGGE. — *Loc. cit.*

240. KOBER. — *Loc. cit.*, p. 460.

241. KOBER. — Ibid.
242. ZBINDEN. — Zur Statistik der klinisch. Diphterie. Nach den Beobachtungen der Diphterie. (Abtheil. der med. klinik von SAHLI in Bern., aus den Jahren 1888 bis 1894. Dissertation Berne, 1896. Cité par KOBER. Loc. cit. p. 44.)
243. ESCHERICH. — Aetiologie u. Pathogenese der epidemischen Diphterie. Wien., 1894.
244. BAGINSKY. — Loc. cit., p. 84.
245. ROUX et YERSIN. — Contribution à l'étude de la diphtérie. (Annales Institut Pasteur. 3e mémoire, 1890. T. IV, p. 385.)
246. MARCEL. — Contribution à l'étude de la diphtérie. (Thèse de Paris 1894.)
247. MARTIN. — Examens clinique et bactériologique de deux cents enfants entrés au Pavillon de la diphtérie. (Ann. Institut Pasteur. 1892. t. VI, p. 335.)
248. KOPLICK. — Forms of true Diphteria wich simulate simple catarrhal angina. The so called diphtheritic Angina sine membrana. (The New-York medic. Journ., 1892. vol. II. p. 225. Anal. dans Baumgarten's Jahrb., 1892, p. 196.)
249. GERBER et PODACK. — Ueber die Beziehungen der sogen. primären Rhinitis fibrinosa u. des sogen. Pseudo-diphteriebacillus zum KLEBS-LOEFFLER'schen Diphteriebacillus. (Deutsches Arch. f. klin. Medic., Bd. LIV. 1894. p. 262. — Anal. dans Baumgarten's Jahrb., 1895. p. 266.)
250. DE MARTINI. — Zur Differenzirung der Diphterie von den Pseudo-diphteriebacillen. (Ctbl. f. Bact., Abth. 1. Bd. 24, n° 3. p. 87 : Anal. dans Baumgarten's Jahrb., 1897, p. 264.)
251. NEISSER. — Zur Differential diagnose des Diphteriebacillus. (Zeitschr. f. Hygiene. Bd. XXIV, p. 443. Anal. dans Baumgarten's Jahrb., 1897, p. 260.)
252. SPRONCK. — Le diagnostic bactériologique de la diphtérie contrôlé par le sérum antidiphtérique (Semaine médic., 1896. p. 317). et Ueber die vermeintlichen « schwachvirulenten Diphteriebacillen » des Conjunctivalsackes u. die Differenzirung derselben von dem echten Diphteriebacillus mittels des BEHRING'schen Heilserums. (Deut. med. Wochschrf., n° 36.)
253. FRÄNKEL. — Hygienische Rundschau, 1896. (Cité par BAGINSKY. Loc. cit., p. 85.)
254. BAGINSKY. — Loc. cit., p. 87.
255. ROUX et YERSIN. — Contribution à l'étude de la diphtérie (Ann. Institut Pasteur. 1890. t. IV, p. 413-414.)
256. BAGINSKY. — Loc. cit., 85.
257. FRÄNKEL. — Zur Unterscheidung des echten u. des falschen Diphteriebacillus. (Hygienische Rundschau, n° 20. p. 977. Anal. dans Baumgarten's Jahrb., 1896. 12e année, p. 221.)
258. SALTER. — The pathogenicity of the pseudo-diphteria bacillus and its relation to the KLEBS-LOEFFLER organism. (Trans. of the JENNER Inst. 2e série, p. 113. Analy. dans Baumgarten's Jahrb., 1899. Erste Abth. S. 269.)
259. SCHANZ. — Der sogenannte Xerobacillus u. die ungiftigen LOEFFLERSCHEN Bacillen. (Zeitschr. f. Hyg. u. Infectionskrankh. Bd. XXXII, p. 185. Anal. dans Baumgarten's Jahrb., 1899. Erste Abth. S. 270.)
260. BEHRING. — Loc. cit., p. 78.
261. SPIRIG. — Ueber die Diphteriebacill. einer Hausepidemie. (Zeitschr. f. Hyg. u. Infectionskrank., 1891, p. 532.)
262. SACQUÉPÉE. — Variabilité de l'aptitude agglutinative du bacille d'Eberth. (Ann. Inst. Pasteur. 1901, p. 249.)
263. ROUX et YERSIN. — Contribution à l'étude de la diphtérie. (Ann. Instit. Pasteur, 1890, t. IV, p. 419, 3e mémoire.)
264. ROUX et YERSIN. — Ibid., p. 421-422.
265. ROUX et YERSIN. — Ibid., p. 423.
266. ROUX et YERSIN. — Ibid., p. 224.
267. LEVIN. — Bacilles diphtériques et pseudo-diphtériques. (Hygiea, mars, avril et mai 1901. La Semaine médicale. 1901. p. 271.)

268. LESIEUR. — *Le bacille pseudo-diphtérique et le diagnostic bactériologique de la diphtérie.* (Bull. soc. méd. des hôpitaux de Lyon, février 1902.)

269. ESCHERICH. — *Loc. cit.*

270. HANSEMANN. — *Ueber die Beziehungen des* LÖFFLERSCHEN *Bacillus zur Diphterie.* (Arch. f. pathol. Anat. u. f. Klin. med., von R. VIRCHOW, 1895, t. CXXXIX, p. 353.)

271. WEISS. — *Ueber Pathogen. u. Behandl. der Dipht.* (Prager med. Wochenschr., XX, 12-14, 1895 ; anal. dans SCHMIDT's Jahrb., 1896, t. CCXLIX, p. 153.)

272. KASSOWITZ. — *Kritisches über Diphteriebacill. u. Heilserum.* (Wien. med. Wochenschr. L. 8, 9, 1900 ; anal. dans SCHMIDT's Jahrb., t. CCLXX, p. 187-188, et dans BAUMGARTEN's Jahrb. 1900, p. 198, 1895, p. 268.)

273. HENNIG. — *Welchen Werth hat der Diphteri bacill. in der Praxis?* (Samml. klin. Vorträge von RICH. VOLKMANN, n° 157, juillet 1896.)

274. HANSEMANN. — *Loc. cit.*, p. 365.

275. HENNIG. — *Loc. cit.*, p. 25.

276. DE BLASI et RUSSO-TRAVALI. — *Contribution à l'étude des associations bactériennes dans la diphtérie.* Ann. de l'Institut PASTEUR, n° 7, p. 387, 1896.)

277. SEROSCK. — *Over de aetiologie van croup hier te lande.* (Nederl. Tijdschrift v. Geneask. Bd. II, p. 339. — Anal. dans BAUMGARTEN's Jahrb., 1896, p. 290.)

278. IMBACH. — *Diphterie ohne Diphteriebacill.* (Aus dem Kinderspital in Hattingen (Prof. WYSS). Inaug. Diss. Zurich. Anal. in SCHMIDT's Jahrb., 1899, t. CCLXIV, p. 243.)

279. VILLEUMIER. *Notes sur le diagnostic clinique et bactériologique de la diphtérie à l'hôpital cantonal de Lausanne.* (Revue de la Suisse romande, XIX, 4, p. 263. Avril 1899. Anal. dans SCHMIDT's Jahrb. 1899, t. CCLXIV, p. 241.)

280. LOEFFLER. — *Zur diphteriefrage.* (Deut. med. Wochenschr., 1893, n° 47. Cité par HANSEMANN, *loc. cit.*, p. 364.)

281. HANSEMANN. — *Loc. cit.*, p. 364-365.

282. UTHOFF. — *Ein weiterer Beitrag zur Conjuncticitis diphter.* (Berlin. klin. Wochenschr., 1894, n°s 34 et 35. Anal. dans BAUMGARTEN's Jahrb , 1894, p. 228.)

283. KOPLICK. — *Acute lacunar dipht. of the tonsils with studies on the relation of the real to te pseudobacill. diphterie.* (New-York med. Journ., 1894. Anal. dans BAUMGARTEN's Jahrb., 1894, p. 236.)

    H. BIGGS. — *Some investigat. as to te virulence of the dipht. bacill. occasion. found in the throah secret. in cases presently the features of simple ang. acuta.* (Americ. Journ. of the med. Sc., CXII, 4, p. 411, oct. 1896. Anal. dans SCHMIDT's Jahrb., 1897, t. CCLIII, p. 35.)

284. BRUNNER. — *Ueber Wunddiphteritis* (Berlin. klin. Wochenschr., 1893, n° 22. Anal. dans BAUMGARTEN's Jahrb., 1893, p. 195.)

285. KASSOWITZ. — *Loc. cit.*

286. TOBIESEN. — *Ueber das Vorhandensein des* LOEFFLER'schen *Bacillus im Schlunde bei Individuen welche eine diphterische Angina durchgemacht haben.* (Centralbl. f. Bakteriol. u. Parasitenk., 1892, t. XII, p. 591.)

287. ESCHERICH. — *Epidem. Dipht.*, Wien., 1894. Cité par HANSEMANN. *Loc. cit.*, p. 580.

288. CONCETTI. — *Untersuchungen über Diphterie* (Mittheil. a. d. XI. internat. med. Congr. zu Rom im Centbl. f. Bact. u. Parasit., Bd. XVI, 1894, p. 242. Analy. dans BAUMGARTEN's Jahrb , 1894, p. 226.)

289. CHAILLOU et MARTIN. — *Etude clinique et bactériologique sur la diphtérie.* (Ann. Instit. PASTEUR, juillet 1894, p. 456.)

290. GUGGENHEIM. — *Angine couenneuse à streptoc.* (Bull. et Mém. de la soc. méd. des hôpitaux de Paris. Séance du 17 juillet 1896.)

291. LEMOINE. — *Contribut. à l'étude bactériolog. des angines non diphtér.* (Ann. Instit. PASTEUR, 1897.)

292. Chaillou et Martin. — *Loc. cit.*, p. 455.
293.   —   —   *Ibid.*, p. 456.
294. H. Biggs. — *Loc. cit.*
295. Bernheim. — Zeitschr. f. Hyg., 1895, Bd. XVIII.
296. Chaillou et Martin. — *Loc. cit.*, p. 461.
297. Behring. — *Loc. cit.*, p. 117.
298. Lemoine. — *Virulence du bacille de Loeffler dans ses rapports avec les formes cliniques de l'angine diphter.* (Bull. et Mém. de la Soc. méd. des hôpitaux. Séance du 25 juin 1897.)
299. Hansemann. — *Loc. cit.*, p. 368.
300.   —   *Ibid.*, p. 372-373, 376.
     Hennig. — *Loc. cit.*, p. 29.
301. Hansemann. — *Loc. cit.*, p. 375.
302. Bagneux. — *La diphtérie avant et depuis 1894.* (Thèse de Paris, 1899, n° 411.)
303. Gottstein. — Therapeut. Monatschr., déc. 1901 ; cité par la Semaine médicale, 14 mai 1902, p. 166.
304. Hennig. — *Loc. cit.*, p. 30.
305. de Maurans. — *Les oscillations de la mortalité par diphtérie sont-elles sous la dépendance immédiate des méthodes thérapeut. ?* (Semaine médic. 11 déc. 1901, p. 405.)
306. de Maurans. — *Ibid.*, p. 406.
307. Hagenbach-Burckhardt et Albrech-Burckhardt. *Ueber Diphterieprophylaxie... nebst statistischen mittheil. von Physicus Dr Lotz* (Corr.-Bl. f. Schweitzer Aerzte, XXVIII, 3, p. 65, 1898 ; anal. dans Schmidt's Jahrb. 1899, t. CCLXIV, p. 247.)
308. Gabritschewsky. — *Ueber prophylactische Massnahme im Kampfe gegen die Diphterie.* (Centrbl. f. Bacteriol. u. Parasitenk. u. Infectionskrankh., 1899, Bd. XXVI, p. 491.)
309. Gottstein. — *Contribut. à l'épidémiologie de la dipht.* (Therapeut. Monatschr. déc. 1901, L. cité par la Semaine Médicale, 14 mai 1902, p. 166.)
310. Roux. — *Diphtérie* (Comptes rendus et Mémoires du 8ᵉ Congrès international d'Hyg. et de Démogr. tenu à Buda-Pesth, du 1ᵉʳ au 9 septembre 1894.)
311. Sevestre. — *Diphtérie.* (Communicat. à la Soc. Méd. des hôpitaux, *passim*. 1895-1897.)
312. Hennig. — *Loc. cit.*, p. 30.
     de Maurans. — *Loc. cit.*, p. 405.
313. Indica. — *Il siero antidifterico nella pertosse.* (Gazzetta degli Ospedali, anno 21, n° 93. Anal. dans Baumgarten's Jahrb., 1900, p. 192.)
314. Talamon. — *Traitement de la pneumonie par le sérum antidipht.* (Soc. Méd. des hôpitaux. Séance du 22 février 1901, et Semaine méd., 27 février 1901, p. 69.)
315. de Maurans. — *Le sérum antidipht. dans le traitement de l'érysipèle.* (Semaine médic. 1ᵉʳ oct. 1902, p. 328.)
316. Koloman Szegö. — Deut med. Wochenschr., 1895 ; cité par Hennig, *loc. cit.*, p. 31.
317. de Maurans. — *Les injections de sérum antidipht. comme moyen de traitement de la stomatite aphteuse.* (Semaine méd., 11 février 1903, p. 52.)
318. Roux et Martin. — *Contribution à l'étude de la diphtérie (sérumthérapie).* (Ann. Inst. Pasteur, 1894, n° 9, p. 615-616.)
319. Ferré. — Congrès de médecine de Nancy, 1896, cité par M. Creignou : *Le bacille de Loeffler chez les animaux sains.* (Thèse de Bordeaux, 1898, p. 62.)
320. Sevestre. — *Note sur quelques injections de sérum de cheval non immunisé.* (Bull. et Mém. Soc. méd. des hôpitaux de Paris. Séance 29 mars 1895.)
321. Bertin. — Gaz. méd. de Nantes, 1895. Cité par Creignou, *loc. cit.*, p. 161.
322. Broca. — *Traité des tumeurs*, t. I, *Des tumeurs en général*, p. 41.
323. Wassermann. — *Loc. cit.* et Schmidt's Jahrb., 1896, t. CCXLIX, p. 151.

324. Spronck. — *Le diagnostic bactériol. de la dipht. et les difficultés causées par les bacilles pseudo-diphtériques.* (Semaine médic., 1897, p. 353.)

325. Behring. — *Loc. cit.,* p. 69-70.

326. Lemoine. — *Virulence du bacille de* Loeffler *dans ses rapports avec les formes cliniques de l'ang. dipht.* (Bull. Soc. Méd. hôpit., séance du 25 juin 1897, p. 897.)

327. Grancher. — *Le diagnostic bactériol. et le diagnostic clin. de la dipht.* (Bull. méd., 1897.)

328. Variot. — *La diphtérie et la sérumthérapie.* Maloine. 1898.

329. Villeumier. — *Notes sur le diagnostic clinique et bactériolog. de la dipht. à l'hôpital canton. de Lausanne.* (Revue médicale de la Suisse rom., XIX, 4, p. 263, avril 1899. Anal. dans Schmidt's Jahrb., 1899, t. CCLXIV, p. 241.)

330. Andrew. — *A discussion on the pathologic. distribut. of the diphter. bacillus a. the bacteriologic. dign. of diphter.* (68 Annual. meeting of the Brit. med. Associat., Brit. med. Journ., 29 sept. 1900. Anal. dans Schmidt's Jahrb, 1901, t. CCLXX, p. 188.)

331. Donkin. — *The diagnos. of diphter.* (Brit. med. Journ., 3 nov. 1900. Anal. in Schmidt's Jahrb., 1901, t. CCLXX, p. 188.)

332. Behring. — *Loc. cit.,* p. 157.

333.   —   *Loc. cit.,* p. 167-171.

334. Lemoine. *Contribution à l'étude bactériolog. des angines non diphter.* (Ann. Instit. Pasteur. 1895. IX. 12.)

335. Behring. — *Loc. cit.,* p. 169.

336.   —   *Ibid.,* p. 166.

337. Delthil. — *Traité de la diphtérie.* Paris, 1891.

338.   —   *Ibid.,* p. 609.

339.   —   *Ibid.,* p. 609.

340. Nicati. — *Sur une cause possible de propagation de la dipht.* (Revue d'hyg. et de police sanitaire, 1879, p. 237.)

341. Klebs. — Corresp. Bl. f. Schweitzer Aerzte, 1893.

342. Nicati. — *Loc. cit.,* p. 242.

343. Emmerich. — *La dipht. de l'homme et du pigeon, et sa cause dans les habitations.* (Congrès internat. d'Hyg. et de Démogr. tenu à la Haye, du 21 au 27 août 1884. Revue d'Hyg., 1884, p. 851.)

344. Thoinot. — *Note sur l'étiologie de la dipht.* (Revue d'Hyg., 1887, p. 658.)

345. Teissier. — *Étiol. de la dipht., infl. des fumiers, rôle de la volaille.* (Comptes rendus de l'Acad. des Sc., 1887.) — *Voie de propagation de la dipht.* (Lyon médic., 1887). *Statist. des grandes maladies infect. de la ville de Lyon;* (Revue d'Hyg., 1887.)

346. Longuet. — *Diphtérie.* (Statistique médicale de l'armée, 1886, p. 45). — *Les rapports de la diphtérie avec les fumiers.* (Congrès internat. d'Hyg. de Vienne, 1887. Revue d'Hyg. et de pol. sanit., t. IX, p. 915.)

347. Delthil. — *Origine ornithologique de la dipht.* (Congrès de l'Assoc. franç. pour l'avancement des sc., tenu à Limoges en 1890. Bull. méd., 1890, p. 768). *Identité de la dipht. hum. et animale; probabilité de son origine animale et plus particulièrement ornitholog.* (Mém. lu à l'Acad. de Méd. dans sa séance du 7 oct. 1890. Traité de la diptérie, p. 607.)

348. Cornil et Babès. — *Les Bactéries,* 3e Édit., t. II, p. 84.

349. Babès et Puscariu. — *Untersuch. über die Dipht. der Taub.* (Zeitschr. f. Hyg., VIII. n° 3.)

350. Loeffler. — *Quelles sont les mesures préventives à prendre contre la diphtérie?* (Deuxième Congrès internat. des sc. médic., tenu à Berlin du 4 au 9 août 1890, p. 318.)

351. Pfeiffer. — *Zeitschr. f. Hyg.,* 1889, t. V.

352. Mégnin. — *Maladie des oiseaux. Nature et traitement.* (Extrait de l'Acclimatation, Paris.)

353. Nocard. — Revue de Méd. vétér., 1889.

354. Saint-Yves Ménard. — *De la non-identité de la diphtérie humaine et de la diphtérie des oiseaux.* (Revue d'Hyg. et de police sanit., 1890. p. 410.)

355. Loeffler. — *Untersuch. ub. die Bedeutung der microorg.* etc. (Mittheil. aus dem Kaiserl. Gesundheitsamte. Zweiter Bd. 1884, p. 482.)

356. Haas. — *Contribut. à l'étiol. gén. de la dipht.* (Thèse de Paris, 1894, p. 29-30.)

357. Faguet. — *Recherches sur la dipht. aviaire et ses rapports avec la dipht. de l'homme.* (Thèse de Bordeaux, 1895-1896, n° 74, p. 16 et suiv.)

358. Loeffler. — *Loc. cit.*, p. 482.

359. Mégnin. — Recueil vétérin. de M. Bouley, 1878, et Revue d'Hyg. et de pol. sanit., 1879. p. 586.

360. Faguet. — *Loc. cit.*, p. 15.

361. Delthil.— *Traité de la dipht.*, p. 615.

362. Damman. — Cité par Loeffler, *Loc. cit.*, p. 489.

363. Strebel. — *Diphterie oder was sonst ? bei einer 17 Monate alten Färse.* (Schweitz. Arch. f. Thierheilk., Bd. 41, Heft 4, p. 178. Anal. dans Baumgarten's Jahrb., 1899, p. 271.)

364. Loeffler. — *Loc. cit.*, p. 493 et Vallin. Revue d'Hyg. et de pol. sanit., 1882, p. 265.

365.   —   *Ibid.*, p. 492.

366. Behring. — *Loc. cit.*, p. 17.

367. Delthil. — *Loc. cit.*, p. 620.

368. Barella. — *Considérations sur la diphtérie.* (Bull. acad. roy. de méd. de Belgique. 1896. w. 3 p. 97.)

369. Cobbet. — *Diphteria occuring spontaneously in the horse.* (Lancet, vol. 2, p. 573. — Ctbl. f. Bakter. Bd. 28, p. 631. Baumgarten's. Jahrb., 1900, p. 171.)

370. Bruno Galli-Valeriv. — *L'état actuel de la question sur l'identité de la diphtérie de l'homme et des oiseaux.* (Centralbl. f. Bakteriol., Parasit. u. Infectionskr., 1897. Bd. XXII, p. 500.)

371. Loeffler. — *Loc. cit.*, p. 482.

372. Cornil et Mégnin. — *Mémoire sur la tuberculose et la diphtérie des gallinacés.* (Journ. de l'anatomie et de la physiol. norm. et pathol. de l'homme et des animaux, 1885.)

373. Emmerich. — *Loc. cit.*

374. Pfeiffer. — Zeitsch. f. Hyg. Bd. V, 1889, p. 363.

375. Babès et Puscariu. — Zeitsch. f. Hyg. Bd. VIII, 1890, p. 376.

376. Loir et Ducloux. — *Contribution à l'étude de la diphtérie aviaire en Tunisie.* (Ann. Inst. Pasteur, 1894, t. VIII, p. 599.)

277. Stephan Artault de Vevey. — *Deux coqs diphtériques traités par le sérum de Roux.* (Comptes rendus des séances et Mém. de la soc. de biologie, 1895, 1re série. p. 683.)

378. Ritter. — *Thierdiphterie u. ansteckende Halsbräune.* (Allg. med. Centralztg., n°s 83 et 84. Anal. dans Baumgarten's Jahrb. 1895, p. 271.)

379. Gratia et Liénaux. — *Contribution à l'étude bactériologique de la diphtérie aviaire.* (Bull. acad. med. belge. Avril 1898.)

380. Guérin. — *La diphtérie aviaire. Etude expérimentale. Vaccination. Sérothérapie.* (Ann. Inst. Pasteur, 1901, t. XV, p. 941.)

381. Faguet. — *Loc. cit.*, p. 41-43.

382. Rappin. — *Un cas de diphtérie aviaire.* (Bull. du laborat. de bactér. de l'Institut Pasteur de la Loire-Infér. 1901-1902, p. 58.)

383. Loeffler. — *Loc. cit.*, p. 482.

384. Behring. — *Loc. cit.*, p. 17.

385. THOINOT. — *Sur l'étiologie de la diphtérie.* (Revue d'hygiène et de police sanitaire, 1887. t. IX. 658.)

386. RETZ. — *Comptes rendus des suites de diphtérie observées à l'hôpital Sainte-Eugénie. Paris. 1860.)*

387. MENZILS. — *Sur quelques cas de diphtérite, avec des réflexions relatives à l'origine commune de la diphtérite, de la fièvre typhoïde et de la méningite cérébro-spinale.* (Thèse de Paris. 1881, n° 5. p. 7.)

388. GERHARDT. — Verhandlung. des zweiten Congress f. inn. Med. p. 120, 1882. cité dans la thèse de M. Haas : *Contribution à l'étude de l'étiologie générale de la diphtérie.* (Thèse de Paris. 1894. p. 54.)

389. *Étiologie d'une épidémie de diphtérie.* (Bull. méd., 1888. n° 6.)

390. FAGUET. — *Loc. cit.. p. 47.*
HAAS. — *Loc. cit.. p. 60.*

391. BANG-MERMING. — *Direct. Uebertrag. der Dipht. vom Thiere auf den Mensch.* (Deut. med. Wochenschr. Berlin. 1888.)

392. HINGWORTH. — Brit. med. Journ., 1888. Vol. II, p. 166. (Cité par M. HAAS. *Loc. cit*).

393. EMMERICH. — *Loc. cit.. p. 852.*

394. LONGUET. — Statistique médic. de l'Armée. 1886. p. 45.

395. *La nature et les voies de propagation de la diphtérie. Les rapports de la diphtérie avec les fumiers.* Revue d'Hyg. et de police sanitaire. 1887, p. 914-917.)

396. TURNER. — Britisch. med. Journ. 1887. T. II, p. 416. (Cité dans la thèse de M. HAAS. *loc. cit.. p. 56*.)

397. WHELER. — *Americ. practit. a. News.* 1887, 1888. (Cité par M. HAAS. *Loc. cit.,* p. 55).

398. DELTHIL. — *Traité de la Diphi..* (Gaz. méd. de Paris. 18 février 1888).

399. BARRIER. — *De l'importance des fumiers et des oiseaux de basse-cour dans l'étiologie de la diphtérie.* (Gaz. méd. de Paris. 1889, p. 37.)

400. POINCARRÉ. — Revue de médecine de l'Est. 1896, p. 633. Cité dans la thèse de M. HAAS : *Contribution à l'étude de l'étiologie générale de la diphtérie.* (Thèse de Paris. 1894. p. 61.)

401. ROSSIGNEUX. — *Recherches sur l'étiologie de la diphtérie.* (Thèse de Lyon 1890. p. 36.)
ZALESKI. — *Contribution à l'étude étiologique de la diphtérie.* (Thèse de Montpellier. 1890. p. 39.)

402. DEBRIE. — *Diphtérie humaine et diphtérie aviaire. Épidémies concomitantes.* (Arch. de Méd. et de Pharm. milit.. 1892. t. XIX. p. 204.)

403. FAGUET. — *Loc. cit.. p. 49.*

404.   —   *Loc. cit.. p. 47.*

405.   —   *Loc. cit., p. 48.*

406. HAAS. — *Loc. cit., p. 69-70.*

407.   —   *Ibid.. p. 70-73.*

408. FERRÉ. — *Diphtérie humaine et diphtérie aviaire.* (Arch. clinique de Bordeaux. 1896. n° 6, p. 67.)

409. FERNET. — *Rapport général sur les épidémies qui ont régné en France pendant l'année 1898.* (Mém. de l'Acad. de méd., t. XXXIX, 2e fasc.. p. 14.)

410. LAVERAN et TEISSIER. — *Nouveaux éléments de pathol. méd.* 1894. (t. II, p. 528.)

411. ROTH. — Adam's Wochensch.. 1883, 27. I. p, 173. (Cité par le Dr BRUNO GALLI-VALERIO. *Loc. cit.. p. 504.)*

412. CHIGOLI. — Cité par GALLI-VALERIO, *loc. cit.. p. 505.*

413. ROSSI. — Cité par HAAS. *Loc. cit.. p. 67.*

414. HASS. — *Loc. cit., p. 67.*

415. RIVOLTA. — *Giornale di anat. e. fisiol.,* 1884. p. 3. (Cité par BRUNO GALLI-VALERIO. *Loc. cit.. p. 506.)*

416. SAINT-YVES MÉNARD. — *De la non-identité de la diphtérie humaine et de la diphté-*

rie des oiseaux. (Revue d'Hyg. et de police sanit., 1890, p. 410 : Bull. médic.. 1890, p. 389.)

417. Saint-Yves Ménard. — *Loc. citat.*

418. *La non-identité de la diphtérie humaine et de la diphtérie aviaire.* (Journal des Praticiens, 1ᵉʳ novembre 1902, p. 702.)

419. Annales de médecine vétérinaire, 1879, p. 465.

420. Mégnin. — *Sur une cause possible de propagation de la diphtérie.* (Revue d'Hyg. et de police sanitaire, 1879, p. 585.)

421. Gratia et Liénaux. — Annales de médecine vétérinaire. 1896, p. 186.

422. Lang. — *Sur un moyen sérothérapique de préserver les poules de la diphtérie.* (Rec. de méd. vétér. t. 76, nᵒ 13. Anal. dans Baumgarten's Jahrb., 1899, p. 271.)

423. Gallez. — *Diphtérie animale et diphtérie humaine.* (Presse méd. belge, nᵒˢ 22 et 23, 1895, et Bull. de la soc. roy. de médecine de Belgique, 1895. Anal. dans Baumgarten's Jahrb., 1895, p. 189.)

424. Loir et Ducloux. — *Loc. cit.*, p. 607.

425. Gallez. — *Recherches expérimentales sur la diphtérie aviaire et ses rapports avec la diphtérie de l'homme.* (Bulletin de l'Académie royale de Méd. de Belgique, nᵒ 3, p. 218. 1896. Semaine médicale, 1896, p. 136.)

426. Scharp. — *Contagious catarrh or « roup » in fowls a. diphteria in nean.* (Lancet. vol. II, p. 18. Anal. dans Baumgarten's Jahrb., 1900, p. 201.)

427. Stephan Artault de Vevey. — *Loc. cit.*, p. 683.

428. Ferré. — *Diphtérie humaine et diphtérie aviaire.* (Arch. clin. de Bordeaux, 1896. nᵒ 7, p. 67.)

   Ferré et Faguet. — *Contribution à l'étude des rapports qui existent entre la diphtérie humaine et la diphtérie aviaire.* (Travaux communiqués à la Soc. d'anat. et de Physiol. de Bordeaux. Séance du 6 juillet 1896.)

   Ferré. — Neuvième congrès international d'hyg. et de démogr. tenu à Madrid du 10 au 16 avril 1898. (Semaine médic. 1898, p. 169.)

429. Ferré. — *Dipht. humaine et dipht. aviaire* (Arch. de clin. médic. de Bordeaux. Juin 1897.)

430. Ferré et Faguet. — *Loc. cit.*

431. Creignou. — *Le bacille de* Loeffler *chez les animaux sains.* (Thèse de Bordeaux. 1898.)

432. Loeffler. — Neuvième congrès, etc. Semaine médicale, 1898, p. 164.

433. Macfadyen et Hewlett. — *A diphteria-like organism found in pigeons.* (Brit. med. Journ., vol. II, p. 1357, Anal. dans Baumgarten's Jahrb., 1899, p. 271.)

434. Baginsky. — *Loc. cit.*, p. 91.

435. Stutel. — *Rapport sur l'épidémie de diphtérie et d'angines diphtériques qui a régné à Saint-Dié dans les années 1880 et 1881.* (Extr. du Bullet. de la société philomatique vosgienne, 1881-1882.)

436. Féréol. — *Loc. cit.*, p. 178.

437. Bard. — *Loc. cit.*, p. 40.

438. Trousseau. — *Rapport sur les épidémies qui ont régné en France en 1857.* (Mém. de l'Académie de Méd., t. XXIII, p. 29.)

   Rapport sur les épidémies qui ont régné en France pendant l'année 1858. (Ibid., t. XXIV, p. 31.)

439. — *Ibid.*

440. Briquet. — *Rapport général sur les épidémies de 1874, 1875, 1876.* (Mém. de l'Acad. de Méd., t. XXXII, p. 3, 185, 344).

   Hérard. — *Rapport général sur les épidémies pendant l'année 1878.* (Mém. Acad. de méd., t. XXXIII, p. 193).

   Bucquoy. — *Rapport général sur les épidémies qui ont sévi en France pendant l'année 1883.* (Ibid., t. XXXV, p. 53.)

   Féréol. — *Loc. cit.*

Siredey. — *Loc. cit.*

Lancereaux. — *Rapport général sur les épidémies de* 1879. (Mém. de l'Acad. de méd., t. XXXIV, p. 40.)

Kelsch. — *Rapport gén. sur les épidémies qui ont régné en France pendant l'année* 1892. (Mém. de l'Acad. de méd., t. XXXVIII, 2ᵉ fasc. p. 60).

—   *Rapport gen. sur les épidémies qui ont régné en France pendant l'année* 1893. (Mém. de l'Acad. de méd., t. XXXVIII, 2ᵉ fasc. p. 95).

441. Flügge. — *Die Verbreitungsweise der Diphterie, mit. speciel. Berucksicht. des Verhaltens der Dipht. in Breslau,* 1886-1890. (Zeitsch. f. Hyg. u. Infect. Krank., 1894, t. VIII, p. 401.)

442. Feer. — *Loc. cit.*

443. Vincent. — *Sur les aptitudes pathogènes des microbes saprophyt.* (Ann. Inst. Pasteur, 25 décembre, 1898, p. 785-798.)

444. J. Auclair. — *Les modifications du bacille tuberculeux humain. Aptitude du bacille de Koch à se transformer en saprophyte* (Arch. de méd. expérimentale, juillet 1903, nᵒ 4, p. 469).

—   Ferran. — *Evolution de la tuberculose produite chez les cobayes sur le bacille phtisiogène ou spermigène contenu dans les crachats des personnes atteintes de tuberculose pulmonaire, etc.* (Arch. gén. de méd., 1903, nᵒ 1, 6 janvier).

445. Vincent. — *Angine due au bacille megaterium.* (Presse médicale, nᵒ 60, 26 juillet 1902.)

446. Briquet. — *Loc. cit. Rapport sur les épidémies de* 1875.

447.   —   *Ibid.*

448. Lespiau. — *Relation d'une épidémie de dipht. qui a sévi au 75ᵉ de ligne à Avignon depuis le 14 août jusqu'au 30 octobre* 1859. (Rec. de méd., de chirurg. et de pharm. mil., 1854, t. XIII, p. 167.)

449. Fergusson. — Cité par Aust. *loc. cit.*, p. 295.

450. Bard. — *Loc. cit.*, p. 40-41.

451. Dupuy. — *La diphtérie à Saint-Denis en* 1895-1896. (Progrès médical, 1896.)

452. Flügge. — *Loc. cit.*, p. 415.

453. Gottstein. — *Epidemiolog. Studien ub. Diphterie u. Scharlach.* Berlin, 1895, p. 52.

454. Flügge. — *Loc. cit.*, p. 405 et 415.

455. Richard, Larger. — *Etiologie de la diphtérie.* (Société de médecine publique et d'hygiène professionnelle, séance du 27 juillet 1887. Revue d'Hyg. et de police sanitaire, 1887, t. IX, p. 666.)

456. Uffelmann. — Cité par Gottstein, *Loc. cit.*, p. 57.

457. Gottstein. — *Loc. cit.*, p. 57.

458. Trousseau. — *Rapport sur les épidémies qui ont régné en France en* 1858. (Mém. de l'Acad. de Méd., t. XXIV.)

459. Bailly. — *Epid. d'ang. dipht. au 11ᵉ régiment de chasseurs.* (Lettre adressée au Président du conseil de santé, en date du 21 juillet 1880. Docum. inédit des Arch. du comité de santé de la guerre.)

460. Eude. — *La diphtérie au 10ᵉ bataillon de chasseurs à pied en* 1881. (Mém. de Méd., de Chir. et de pharm. milit., 1882, t. XXXVIII, p. 352.)

461. Maljean. — *Relat. d'une épid. de dipht. au 115ᵉ de ligne à Tunis, en* 1882. (Arch. de méd. milit., t. III, p. 193, 1884.)

462. André. — *Relat. d'une épid. de dipht.* (Arch. de méd., de chirurg. et de pharm. milit., 1880, t. XIV, p. 25.)

463. Briquet. — *Rapport général sur les épidémies de* 1876. Loc. cit.

464. Siredey. — *Loc. cit.*, p. 287.

—   Dujardin-Beaumetz. — *Rapp. général sur les épid. qui ont sévi en France pendant l'année* 1885. (Mém. de l'Acad. de méd., t. XXXV, p. 16-19.)

465. Briquet. — *Rapport général sur les épid. de* 1875. Loc. cit.

466. Dennig. — *Beiträg zur Kenntniss der diptherie* (Munchn. med. Wochenschr., n° 6,
     p. 133; anal. dans Baumgarten's Jahrb, 1897, Erste Hälfte. p. 330.)
467. Fränkel. — *Bekämpfung der Dipht.* (Deut. Vierteljahrschr. f. öffentliche Gesund-
     heitspfl., 1897, t. XXIX, p. 96.)
468. Colin. — *Loc. cit.*, p. 252.
469. Pelletier. — *Diphtérie.* Cité par Fernet, *Rapport gén. sur les épidémies qui ont
     régné en France pendant l'année* 1898 (Mém. de l'Acad. de méd., t. XXXIX,
     2ᵉ fasc., p. 41).
470. Dunham. — *Dipht., Etiology, Diagnosis, Prophylaxis.* (Med. News, LXXV, 14,
     p. 417, sept. 1899. Analysé dans Schmidts Jahrb., 1901, t. CCLXX, p. 187.)
471. Fränkel. — *Loc. cit.*, p. 133.
472.   —   *Ibid.*, p. 113.
473. Aust. — *Loc. cit.*, p. 338.
474. Fränkel. — *Loc. cit.*, p. 116.
475. Aust. — *Loc. cit.*, p. 339.
476. E. Hagenbach-Burckhardt. — *Ueber Diphterieprophylaxe.* Cor.-Bl.f. Schweitzer
     Aerzte, XXVIII, 3, p. 65, 1898. Analysé dans Schmidt's Jahrb., 1899, t. CCLXIV,
     p. 245.)
477. Aust. — *Loc. cit.*, p. 347.
478.   —   *Ibid.*
     E. Hagenbach-Burckhardt. — *Loc. cit.*, p. 246.
479. Deschamps. — *Note sur un mode de propagation de la **diphtérie**.* (Revue d'hyg.
     et de police sanitaire, 1893, t. 15, p. 241.)
480. Fränkel. — *Loc. cit.*
     Aaser. — *Zur Frage der Bedeutung des Auftretens der Loeffler'schen Bacill. bei
     scheinbar gesunden Menschen.* (Deutsche Med. Wochenschr., 1895, n° 22.)
     Fibiger. — *Ueber die Bekämpfung von Diphterieepidemieen durch Isolation der
     Individuen mit Diphteriebacillen im Schlunde.* (Berlin. klin. Wochenschr., 1897,
     nᵒˢ 35, 36, 37, 38.)
     Gabritschewsky. — *Zur Prophylaxie der Diphterie.* (Zeitschr. f. Hyg. u. Infec-
     tionskrankh. von Koch u. Flügge. 1901, t. XXXVI, p. 50.)
481. Kelsch. — *Rapp. général sur les épidémies qui ont régné en France en* 1893,
     (Mém. de l'Acad. de méd., t. XXXVIII, 2ᵉ fasc., p. 107.)
482. Le Roy des Barres. — *Relat. comparée de cinq épidémies de dipht. à la Maison
     nat. d'Éducation de Saint-Denis.* (Gaz. des mal. infant., nᵒˢ 11 et 12, 1902.)
483. Gillet. — *Prophylaxie des écoles.* (Journal des praticiens, 14 févr. 1903, p. 107-
     109.)
484. Naether. — *Versuche über die Beseitigung der Diphteriebacillen aus der Munde
     von Reconvalescenten.* (Deut. militärärztliche Zeitschr., 1900, t. XXIX, p. 241.)
485. Sevestre. — *Rapport sur un mémoire de MM. les docteurs* Netter, Bourges *et*
     Bergeron, *concernant la prophylaxie de la diphtérie par les injections préven-
     tives de sérum.* (Bull. Acad. de méd., 1902. Séance du 18 mars, p. 366.)
486. Voisin et Guinon. — *Sérothérapie préventive dans une épidémie de diphtérie.* (Bull.
     et Mém. de la Soc. de méd. des hôpitaux de Paris. Séance du 7 juin 1901,
     p. 585.)
487. Voisin et Guinon. — Citation consignée dans : Bull. et Mém. de la Soc. médic.
     des Hôpitaux, n° 21, séance du 14 juin 1901, p. 598.
488. Netter et Bourges. — *De la propagat. de la dipht. dans les écoles et des mesures
     à lui opposer.* (Soc. de méd. publ. et de génie sanitaire, 23 avril 1902.)
489. Voisin et Guinon. — *Loc. cit.*
490. L. Martin. — *Etudes sur la prophylaxie de la diphtérie.* (Revue d'hyg. et de po-
     lice sanitaire, 1899, p. 119.)
491. Fränkel. — *Loc. cit.*, p. 125-126.
492. Sevestre. — *Loc. cit.*, p. 377.

493. NETTER. — Comptes rendus du Congrès international de 1900. Section de mé-
    decine de l'enfance, p. 425.
    SEVESTRE. — Séance de l'Acad. de méd. du 18 mars 1902, *Bull.*, p. 378.
494. NETTER. — Soc. de Pédiatrie. Séance du 18 février 1902.
495. SEVESTRE. — *Loc. cit.*, p. 378.
496. FRÄNKEL. — *Loc. cit.*, p. 125-126.
497. MOIZARD. — *Sérothérapie préventive dans une épidémie de diphtérie : discussion.*
    (Bull. et Mém. de la soc. méd. des hôpit., 1901, p. 594).
498. SEVESTRE. — *Loc. cit.*, p. 379.
499. FRÄNKEL. — *Loc. cit.*, p. 125.
500.   —   *Ibid.*, p. 116.
501.   —   *Ibid.*, p. 117.
    FIBIGER. — *Loc. cit.*, p. 45.
    AASER. — *Loc. cit.*
    GABRITSCHEWSKY. — *Loc. cit.*, p. 45 et suivantes.
502. FRÄNKEL. — *Loc. cit.*, p. 116.
503. E. HAGENBACH-BURKHARDT. — *Loc. cit.*, p. 246.
504. CHAUVEL. — *Rapport sur les épid. qui ont régné en France pendant l'année* 1891.
    (Mém. Acad. de méd., t. XXXVII).
    KELSCH. — *Rapports sur les épid. qui ont régné en France pendant les années* 1892
    et 1893. (*Loc. cit.*).
505. FRÄNKEL. — *Loc. cit.*, p. 116.
506. GABRITSCHEWSKY. — *Loc. cit.* p. 61.
507. THIEL. — *Bekämpfung der Diphterie.* (Versammlung d. D. Vereins f. öffentliche
    Gesundheitspflge. zu Kiel, 1897. Deut. Vierteljahrsch. f. öffentl. Gesundheitsp-
    flege, 1897. t. XXIX. p. 128.)
508. DUCLAUX. — *L'hygiène sociale.* Paris. 1902. p. 24.

CHAPITRE IX

LA STOMATITE ULCÉREUSE OU ULCÉRO-MEMBRANEUSE

Au commencement de l'année 1818, dans le temps même où la diphtérie sévissait à Tours et dans la campagne environnante, Bretonneau observait chez les militaires de la légion de la Vendée, qui venaient de prendre garnison dans cette ville, une maladie dont il a fixé les traits dans la description suivante :

« Ordinairement elle se présente sous l'apparence d'une ulcération gri-
« sâtre qui occupe le bord onduleux des gencives ; le tartre est déposé en
« plus grande quantité que dans l'état sain, à la surface des dents, ou
« plutôt elles sont enduites d'une boue grise, brune, de couleur de rouille.
« Leur sertissage est plus particulièrement le siège du mal, de sorte que
« l'adhérence de la gencive au collet de la dent se détruisant peu à peu, il
« en résulte enfin un ébranlement irrémédiable, qui est une des consé-
« quences ordinaires et fâcheuses de la gangrène scorbutique.

« Les parties malades laissent transsuder le sang avec une telle facilité,
« qu'il suffit d'entrouvrir doucement les lèvres pour le voir sourdre en
« gouttelettes de toutes les surfaces ulcéreuses.

« Quand l'affection se communique des gencives à la membrane mu-
« queuse qui tapisse les lèvres et les joues, une tache blanche naît au point
« de contact ; bientôt elle s'agrandit, devient grise, livide, noirâtre ; quel-
« quefois elle s'enfonce profondément, alors les bords de cet ulcère sordide
« sont gonflés, d'un rouge livide ; des lambeaux épais se détachent de sa
« surface et sont remplacés par de nouvelles couches. Une sérosité sanieuse
« coule de la bouche en abondance, et ce flux, qui continue pendant le
« sommeil, imbibe et tache le linge des malades. Le tissu cellulaire envi-
« ronnant et les ganglions lymphatiques circonvoisins se tuméfient. L'ha-
« leine devient d'une puanteur insupportable, et le mal prend alors la plus
« trompeuse ressemblance avec la gangrène vraie de la bouche, maladie
« plus dangereuse et de nature entièrement différente (1) ».

C'est cette affection, connue actuellement sous le nom de stomatite ulcéreuse ou ulcéro-membraneuse, que Bretonneau confondit avec la diphtérie.

tout en la décrivant sous le nom de gangrène scorbutique, et que plusieurs de ses successeurs, notamment Blache, Guersant et Trousseau, continuèrent, suivant l'exemple du médecin de Tours, à identifier avec l'angine maligne. Cette erreur nosographique, qui s'abrite sous des noms si illustres, établit un lien historique entre la diphtérie et la stomatite, et c'est ce qui nous a déterminé à ne point séparer l'une de l'autre dans nos études.

On a souvent fait ressortir, depuis Michel Lévy, la similitude des aptitudes pathologiques du premier âge et de l'armée. La stomatite ulcéreuse en est un exemple des plus intéressants. Par une affinité élective dont la raison nous échappe, elle ne se manifeste guère que dans deux groupes de la population, les enfants et les militaires, exceptionnellement chez les adultes des prisons et des ateliers encombrés et insalubres. C'est dans les deux premiers milieux que nous allons successivement l'étudier, non seulement parce que cet ordre est tracé par la nature même des choses, mais parce que les enseignements recueillis de part et d'autre se contrôlent et se complètent mutuellement.

I. — LA STOMATITE ULCÉREUSE DES ENFANTS

Définition et historique. — Stomacace, gangrène scorbutique des gencives, stomatite gangréneuse, stomatite ulcéreuse ou ulcéro-membraneuse, stomatite diphtéroïde, fégarite. etc., telles sont les diverses dénominations sous lesquelles cette affection est mentionnée dans la littérature médicale. Dans l'article qu'il lui a consacré, Bergeron l'a désignée simplement du nom de stomatite ulcéreuse, et lui a donné une définition qui en résume les traits essentiels. « La stomatite ulcéreuse est une maladie spécifique, contagieuse « et caractérisée anatomiquement, à sa période d'état, par des ulcérations « de forme et d'étendue variables, qui peuvent se développer sur tous les « points de la cavité buccale, mais qui ont pour siège de prédilection les « gencives et la face interne des joues, et qu'accompagnent toujours une « salivation abondante, une fétidité extrême de l'haleine, et un engorge- « ment plus ou moins prononcé des ganglions sous-maxillaires (2) ».

L'histoire de la stomatite ulcéreuse ne se laisse guère poursuivre au-delà de la fin du XVIIIᵉ siècle. Jusqu'à cette date, elle se perd dans les affections multiples de la bouche, englobées sous les dénominations d'aphtes malins, de noma, et surtout de gangrène ou de stomacace scorbutique. Quelques médecins, s'appuyant sur les témoignages de l'épidémiologie militaire qui seront exposés plus loin, estiment qu'elle était inconnue avant la fin du XVIIIᵉ siècle. Il est impossible d'affirmer rien de précis à cet égard. On peut du moins présumer qu'elle était beaucoup plus rare qu'aujourd'hui dans la catégorie de la population civile où elle fut le plus communément observée au cours du dernier siècle, c'est-à-dire chez les enfants du prolétariat, réunis dans des hôpitaux étroits, des orphelinats, des asiles, des écoles insalubres ; car au XVIII⁰ siècle ces institutions de l'Assistance publique n'étaient point encore créées, ou n'existaient qu'à l'état rudimentaire. Quoiqu'il en soit, la conception de son individualité appartient aux médecins français, et avant tous autres aux médecins militaires du premier Empire, ainsi que nous l'établirons au paragraphe consacré à la stomatite des soldats. C'est vers le milieu du XIX⁰ siècle que des monographies spéciales lui furent consacrées par des praticiens de renom, qui eurent l'occasion de l'étudier dans son autre milieu de prédilection, les hôpitaux d'enfants. Tels furent TAUPIN (3), GUERSANT et BLACHE (4) et BARBIER (5). La littérature médicale étrangère est extrêmement pauvre en documents concernant cette affection ; nous voyons dans cette pénurie une preuve de sa rareté en dehors de notre pays. A l'énumération des travaux utilisés par HIRSCH dans la rédaction du chapitre qu'il lui a consacré, ne figurent guère que des noms français (6). C'est à TAUPIN que revient incontestablement le mérite d'avoir le premier, parmi les médecins de l'École de Paris, étudié et bien décrit la stomatite ulcéreuse. Sa monographie est des plus complètes, elle a servi de modèle à tous ses successeurs.

Ces écrits cependant ne suffirent point à fixer la nosographie de cette affection. GUERSANT et BLACHE, suivant les errements de BRETONNEAU, l'identifièrent avec la diphtérie et la décrivirent sous les noms de stomatite couenneuse, ou pseudo-membraneuse, ou diphtérique (7). HARDY et BÉHIER commirent la même confusion (8). TAUPIN la sépare bien de la diphtérie, mais la rapporte à la gangrène. « Je comprends sous le nom de stomatite gangré-
« neuse le charbon des joues et les stomatites couenneuse et ulcéreuse des
« auteurs. Toutes ces affections qu'on a séparées jusqu'à ce jour, ne me
« semblent que des variétés d'une même maladie : la gangrène, et j'espère
« que ma conviction sera partagée par toutes les personnes qui liront ce
« mémoire (9) ». Elle le fut du moins par VALLEIX qui, dans son Guide des médecins praticiens, unit la stomatite couenneuse à la gangréneuse (10). BARBIER admet à la fois dans ses divisions une stomatite pseudo-membraneuse et une stomatite ulcéreuse, mais il ne semble pas croire à l'existence de la première, puisqu'il se borne à la nommer sans la décrire, tandis qu'il trace de la stomatite ulcéreuse un tableau très complet, et qui d'ailleurs ressemble de tous points à celui qu'ont donné de la stomatite couenneuse ou diphtérique GUERSANT et BLACHE. RILLIET et BARTHEZ ne reconnaissent que trois espèces de phlegmasie de la muqueuse buccale : la stomatite ulcéreuse, le muguet et les aphtes. Ils déclarent n'avoir jamais vu la stomatite diphtérique ; mais l'image qu'ils nous donnent de la stomatite ulcéro-membraneuse

— ce sont eux qui ont employé les premiers ce mot composé, destiné à rappeler les deux caractères qui sont à leurs yeux pathognomoniques — cette image reproduit exactement tous les traits essentiels de la gangrène scorbutique de Bretonneau, de la stomatite couenneuse de Guersant et Blache, de la stomatite ulcéreuse de Barrier, enfin de la stomatite gangréneuse de Taupin (11). En d'autres termes, la même maladie est étudiée sous cinq noms différents. La comparaison, en effet, des descriptions qui nous ont été transmises sous ces cinq dénominations, montre qu'elles s'appliquent en réalité à un groupe de phénomènes rigoureusement identiques, à une seule espèce pathologique.

C'est ce qu'au milieu du siècle dernier Bergeron a établi d'une façon magistrale, dans un mémoire qui est un modèle de nosographie clinique et qui est resté justement classique (12). Il y met merveilleusement en lumière les caractères fondamentaux qui opposent cette espèce de stomatite à la diphtérie, au scorbut et à la gangrène, avec lesquels elle fut si longtemps confondue, consacre définitivement sa distinction comme espèce pathologique, et substitue aux dénominations diverses et incorrectes sous lesquelles elle était désignée jusqu'alors et qui s'inspiraient toujours des idées de Bretonneau (stomatite couenneuse, diphtérique et ulcéro-membraneuse), celle de stomatite ulcéreuse spécifique, qui a le mérite de réunir à la fois les deux caractères essentiels anatomique et nosologique de l'affection. Enfin, il établit son identité, entrevue déjà par Guersant et Blache (13), avec la stomatite des soldats. Médecin, d'une part de l'hôpital des Enfants et familiarisé à ce titre avec les affections du premier âge, appelé d'autre part, pendant la guerre de Crimée, à diriger un service à l'hôpital militaire du Roule où affluaient des soldats atteints de stomatite ulcéreuse qui était alors épidémique dans la garnison, et où précisément il a recueilli les matériaux de son étude, Bergeron a été merveilleusement servi par les circonstances pour aborder et résoudre ce problème de nosographie, et il l'a fait de main de maître. « Tandis que d'un côté, par l'observation directe,
« je reconnaissais sans peine que j'avais affaire à une maladie complète-
« ment distincte de la diphtérie, d'un autre côté, en rapprochant les faits
« que j'avais sous les yeux de ceux que j'avais observés précédemment à
« l'hôpital des Enfants, et de la description que les auteurs qui se sont
« spécialement occupés des maladies de l'enfance ont donnée de la stoma-
« tite ulcéro-membraneuse, j'acquérais la conviction que la stomatite spé-
« cifique des soldats et la stomatite spécifique des enfants ne sont qu'une
« seule et même maladie (14) ».

Il est de notre strict devoir cependant, de marquer ici, par anticipation, que pendant les soixante ou soixante-dix ans qui ont précédé la publication du mémoire de Bergeron, les médecins militaires ont observé sur tous les points du territoire la stomatite ulcéreuse; qu'ils ont consacré à sa clinique et à son épidémiologie des relations pleines d'intérêt, où leur collègue improvisé a d'ailleurs largement puisé, et que de tout temps, ils l'ont considérée comme une affection spéciale, distincte du scorbut, de la gangrène et de la diphtérie. Sous cette réserve, nous devons reconnaître que Bergeron a eu le mérite de formuler avec netteté et précision une opinion qui était déjà implicitement admise par ses prédécesseurs, de l'avoir fortifiée par des développements empreints d'une grande hauteur de vue et par des arguments d'une valeur décisive, enfin d'avoir fixé définitivement la nosographie de cette affection.

S'il est aisé de concevoir que dans les milieux où naguère le scorbut et la gangrène buccale étaient endémiques, la stomatite ulcéreuse a pu être englobée dans l'une ou l'autre de ces deux affections, on s'explique moins bien qu'elle ait été confondue avec l'angine maligne. On ne comprend surtout point que cette erreur remonte à Bretonneau lui-même. C'est qu'en effet, l'intégrité de la muqueuse sous-jacente à l'exsudat est un des caractères de la diphtérie auquel il attache le plus d'importance. Or, dans sa description de la gangrène scorbutique de la Légion Vendéenne, description qui donne un tableau si exact de la stomatite des soldats, l'ulcération, l'ulcère apparaissent comme la lésion fondamentale. « Elle (l'affection) se « présente sous l'apparence d'une *ulcération* grisâtre qui occupe le bord « onduleux des gencives »; et plus loin, à propos des lésions pariétales « les « bords de cet *ulcère* sordide sont gonflés, d'un rouge livide, etc (15). » Et, comme le fait très justement remarquer Bergeron, le mot ulcère a bien là sa signification réelle, il n'est pas, comme le nom de *gangrène scorbutique*, une concession aux idées régnantes ou au langage médical du temps : il exprime bien pour l'auteur une solution de continuité avec perte de substance. Car, dans le même ouvrage, lorsqu'il est question de l'angine diphtérique et du croup, le mot ne reparaît plus. D'autre part, comment le médecin de Tours a-t-il pu confondre deux produits aussi dissemblables que le lambeau de tissu mortifié de l'ulcère buccal, et la fausse membrane diphtérique qu'il a si bien décrite? Enfin, il est dans la nature de l'inflammation pelliculaire d'être essentiellement envahissante; et pourtant, il ne semble pas, d'après les observations de gangrène scorbutique produites par l'auteur, que celle-ci se soit compliquée d'angine diphtérique (16).

Ce qui a pu donner le change à Bretonneau, ce sont l'extension de la maladie, chez certains enfants, de la bouche aux amygdales (17), son début éventuel par celles-ci (18), enfin peut-être son association réelle à la diphtérie pharyngée dans certains cas. Mais son erreur semble tenir surtout à une cause d'ordre psychologique. Profondément impressionné par les ravages de l'épidémie d'angine maligne et de croup qui se déroulait autour de lui,

absorbé par les recherches qu'il entreprit au sujet de cette maladie en
quelque sorte nouvelle pour son temps, il n'accorda sans doute qu'une
attention secondaire aux faits morbides qui se manifestaient parallèlement
dans la légion de la Vendée. Les analogies superficielles qui les rappro-
chaient de l'autre affection régnante l'emportèrent dans son esprit sur les
différences fondamentales qui les en séparaient, et l'illustre auteur de
Traité de l'Inflammation pelliculaire fut amené à croire à l'identité de deux
processus, qui n'avaient de commun que la coïncidence de leur règne épidémique et la similitude de leur localisation anatomique.

Étiologie et pathogénie ; nature. — Il y a peu de maladies qui, au premier
abord, offrent aux recherches étiologiques des conditions aussi favorables
au succès que la stomatite ulcéreuse. Circonscrite à des groupes d'individus
du même âge et du même état social, ne se déployant guère qu'en petites épi-
demies renfermées dans des limites étroites, elle devrait, semble-t-il, livrer
facilement le secret de sa pathogénèse. Il n'en est rien. Les patientes
recherches dont elle est l'objet depuis si longtemps n'ont mis en relief que
les causes secondes incriminées dès l'origine. Et si l'on ne veut point com-
bler par des hypothèses hasardées les lacunes qui entachent son étiologie,
il nous faut avouer que celle-ci n'est guère plus avancée qu'il n'y a soixante
ans, malgré les nombreuses observations dont son histoire a continué à
s'enrichir après la publication du travail de BERGERON. Sa cause première
reste toujours à découvrir, sa transmissibilité, comme naguère, est acceptée
par les uns et niée par les autres ; sa spécificité même est contestée. Nous
nous efforcerons de donner une solution à ces diverses questions, au moins
aux deux dernières, à la fin de ce chapitre, quand nous aurons complété
l'étude de la stomatite des enfants par celle des soldats.

La stomatite est infiniment rare chez les adultes. Les quelques cas relevés
par OZANAM à Lyon et par BRETONNEAU à Tours dans cette catégorie de la population, sont certainement exceptionnels : ni TAUPIN, ni BERGERON, ne l'ont
jamais observée dans leur pratique privée (19). Elle serait pourtant assez
commune, selon WEST, dans les ateliers en Angleterre (20). En France du
moins, elle est à peu près exclusive, dans la population civile, à l'enfance et
notamment à la deuxième enfance, car les petits nourrissons à la mamelle
n'en sont presque jamais atteints. Il convient de marquer dès l'abord, que
les enfants sont sujets à des phlegmasies, des ulcérations diverses de la
bouche, s'accompagnant de fétidité d'haleine et d'adénopathie sous-maxillaire, qui doivent rester en dehors de cette étude. Ces accidents, dus à des
causes banales, telles que les mauvaises dents, les caries négligées, sont des
septicémies buccales bien distinctes de la stomatite endémo-épidémique,
qui est au moins spéciale, si ce n'est spécifique. A la vérité, il peut paraître

délicat, à ne considérer que les symptômes et les lésions, d'établir une ligne de démarcation bien précise entre celle-ci et celles-là. Aussi, s'est-il trouvé des médecins, tels que Guersant et Blache qui, méconnaissant l'indépendance de la stomatite épidémique, l'ont rattachée à la gingivite simple, ou ont mentionné parmi ses causes occasionnelles l'irritation provoquée par un fragment de dent malade, et même l'emploi des mercuriaux (21). D'autres en ont fait une maladie d'évolution. Considérant que la stomatite s'observe d'ordinaire chez les enfants de cinq à dix ans, qu'elle débute toujours par le bord libre des gencives, qu'on ne la voit jamais chez les nourrissons dépourvus de dents, que l'ulcération, dans ses progrès le long du bord gingival s'arrête d'ordinaire aux points où l'arcade dentaire présente des lacunes, que le maximum de fréquence de la maladie coïncide avec l'époque où s'accomplit le changement des canines et des premières molaires, d'autres médecins, disons-nous, faisant valoir toutes ces circonstances, attribuent un rôle pathogénique prépondérant à l'hyperémie habituelle entretenue dans les gencives par le travail de la dentition. Les enfants vigoureux triomphent de cette disposition morbide; chez les faibles au contraire, l'éruption dentaire est capable de convertir en une phlegmasie ulcéreuse cette irritation chronique des parties molles, surtout si celle-ci est renforcée par d'autres stimulations morbides, ressortissant à l'alimentation ou aux habitudes des petits sujets. Cette opinion, formulée entre autres par Bouin (22), est en désaccord avec les observations de Taupin, qui spécifie, à l'encontre des considérants formulés ci-dessus, que le renouvellement des dents ne lui a pas semblé avoir une influence appréciable sur la production de la stomatite, car c'est le plus fréquemment avant ou après la septième année qu'il l'a constatée, et rarement à l'époque de la première dentition (23).

Bergeron s'exprime d'une façon tout aussi catégorique. Pour que cette pathogénie fût acceptable, écrit-il, il faudrait que la majorité des enfants atteints de stomatite ulcéreuse fût âgée de moins de deux ans ou de six à dix ans. Or, sur quarante-huit enfants de deux à douze ans qu'il a traités à l'hôpital Trousseau pour cette affection, trente avaient moins de six ans, et n'étaient par conséquent sous le coup ni de la première ni de la deuxième dentition; des dix-huit autres, seize avaient de six à neuf ans, les deux derniers étaient âgés de onze et douze ans (24). Il paraît donc bien établi que chez les enfants, la stomatite ulcéreuse est indépendante de tout travail d'évolution dentaire. Nous verrons qu'il en est de même des soldats.

Quoiqu'il en soit, nous nous refusons à voir dans la stomatite qui nous occupe une affection banale, à la mettre sur le même rang que les diverses phlegmasies qui se développent dans la bouche à la faveur des multiples causes d'irritation auxquelles cette cavité est exposée. Son individualité se fonde, si ce n'est sur les lésions et les symptômes considérés en eux-mêmes, du moins sur la constance et l'invariabilité de leurs traits les plus saillants, sur l'épidémicité, qui est son mode habituel de manifestation, enfin sur l'ensemble de ses caractères anatomo-cliniques et pathogéniques.

Parmi ces caractères, nous en relevons un qui est décisif eu égard à la nature de cette affection : c'est sa transmissibilité admise par les meilleurs observateurs. Sans la nier, GUERSANT et BLACHE font cependant valoir qu'ils n'en ont pas observé d'exemple certain (25). Mais l'opinion de TAUPIN est formelle à cet égard. La stomatite ulcéreuse est évidemment contagieuse, écrit-il dans son excellent article. Mainte fois, en effet, ce consciencieux observateur a pu constater qu'elle avait été gagnée par des enfants qui mangeaient avec la cuiller, ou buvaient dans le verre servant à leurs petits camarades atteints de cette affection; et la preuve en est, en ce qu'elle se développait tout d'abord sur les parties qui s'étaient trouvées en contact avec ces ustensiles, c'est-à-dire sur les lèvres (26). Si les inoculations de BERGERON n'ont pas donné de résultats positifs et indiscutables, cet observateur a cependant rapporté des faits concluants de transmission d'enfant à enfant, ou d'enfant à adulte (27). M. COMBY mentionne de son côté, dans son intéressant article, qu'il a vu soit à la consultation de l'hôpital, soit au dispensaire pour enfants de la Villette, plusieurs cas de contagion familiale qui lui ont paru indéniables: mais il n'en a pas observé un seul à l'hôpital des Enfants (28).

En ce qui concerne le mode de transmission, on se demandait naguère si indépendamment du contact direct ou indirect, celle-ci ne s'effectuait pas également par des miasmes, ou comme nous dirions aujourd'hui, par l'intermédiaire de l'atmosphère. Il est vraisemblable que la contagion miasmatique est tout aussi rarement en cause ici que dans les autres maladies infectieuses. Elle serait d'ailleurs difficile à prouver dans les foyers où la stomatite est endémique, car celle-ci a mainte chance de s'y communiquer à notre insu par le contact d'objets contaminés dont on ne soupçonne pas la souillure virulente.

Du temps de TAUPIN, il se déclarait toujours de nombreux cas intérieurs à l'hôpital des Enfants. La maladie atteignait au moins le vingtième des sujets qui s'y trouvaient en traitement, et une grande partie de ceux qui s'y présentaient en foule à la consultation chaque jour (29). Aujourd'hui elle est devenue très rare (30). Nous tenons pour vraisemblable que cet heureux changement est dû à la fois à l'atténuation du principe virulent, et aux progrès de l'hygiène hospitalière. Quelle que soit sa cause, il peut du moins être exploité en faveur de la spécificité de l'affection qui nous occupe, car il oppose celle-ci non moins que ses autres caractères, aux stomatites plus ou moins similaires occasionnées par des causes banales, lesquelles sont restées aussi communes qu'autrefois (31).

Cause première — Les recherches microbiologiques, tentées en vue de découvrir son moteur pathogène, sont demeurées jusqu'aujourd'hui à peu près infructueuses. Pasteur a examiné naguère le liquide sanieux pris sur un enfant atteint de stomatite ulcéreuse. Il fut frappé d'y trouver une quantité considérable de spirilles avec des specimens variés de la flore buccale. Pensant que ce microbe devait être l'agent pathogène de la maladie, il le cultiva, et l'inocula à des lapins, mais ce fut sans succès. Avec l'aide de son interne, M. Netter, Bergeron a retrouvé ces spirilles qui rappellent ceux du typhus récurrent, mais sans pouvoir reproduire expérimentalement la stomatite chez les animaux (32).

Frühwald enfin a décrit dans la stomatite un bacille spécial qui lui aurait donné des inoculations positives (33). Il ne semble pas que ces observations se soient confirmées ultérieurement.

Avec Bergeron, avec la plupart des médecins militaires, nous croyons à la spécificité de la stomatite, et nous motiverons plus amplement cette conviction quand nous traiterons en particulier de la stomatite des soldats.

Causes secondes. — A défaut du moteur pathogène qui reste à trouver, l'observation s'est efforcée de fixer les causes secondes qui paraissent actionnées dans la genèse de cette affection.

L'âge en est la condition prédisposante décisive. Nous avons marqué plus haut sa prédilection exclusive pour l'enfance. C'est entre l'âge de dix-huit mois et quinze ans qu'elle se manifeste d'ordinaire, mais c'est sur la période comprise entre cinq et dix ans qu'elle concentre le maximum de ses atteintes.

Après l'âge, la condition sociale exerce dans l'espèce une influence de premier ordre. Ce n'est qu'exceptionnellement que la stomatite se manifeste dans les classes aisées. A peu près invariablement, on l'observe parmi les enfants du prolétariat, voués à la misère et aux privations, entassés dans des habitations étroites, humides, sales et mal aérées. A ce titre, elle est endémique et subit souvent des exacerbations épidémiques dans les quartiers pauvres des cités populeuses, dans les orphelinats, les hôpitaux d'enfants, les salles d'asile et tous les établissements similaires édifiés par la charité publique. Les enfants robustes ne sont pas absolument à l'abri de ses atteintes; mais il est certain qu'elle attaque le plus souvent les sujets chétifs, affaiblis par des maladies antérieures, telles que la pneumonie, les diarrhées rebelles, les fièvres éruptives, les cachexies scrofuleuse, palustre, etc. Taupin a fait ressortir d'une manière saisissante la haute signification des vices de l'hygiène dans la genèse de la stomatite par ses observations faites parallèlement dans les salles de garçons et de filles au service de chirurgie de l'hôpital des Enfants de Paris. La salle des garçons, expose-t-il, située au premier étage, est bien aérée et saine à tous égards ; celle des filles, non seulement a une ventillation insuffisante, elle est en outre placée près de latrines infectes, entre une étable et un magasin où on étend des paillassons couverts de déjections alvines provenant des enfants gâteux. Or, ici la stomatite ulcéreuse s'observe assez souvent avec la pourriture d'hôpital et la gangrène des parties génitales : là elle se montre au contraire fort rare, et seulement chez les sujets porteurs de plaies anciennes ou atteints de suppurations chroniques abondantes : il est bon d'ajouter que garçons et filles sont admis à l'hôpital pour des affections semblables.

Enfin, ajoute Taupin pour terminer, la stomatite est exceptionnelle chez les enfants galeux, bien qu'ils soient souvent affaiblis par des affections chroniques concomitantes de la peau, installés dans des salles basses et humides, assujettis à une nourriture grossière, et mal garantis du froid par des vêtements généralement insuffisants. Mais ils ne séjournent guère dans les salles que le temps nécessaire au sommeil, ils passent le reste de la journée à jouer dans une vaste cour : et c'est incontestablement cette vie au grand air qui leur confère le privilège d'échapper à la maladie endémique dans l'hôpital : cette observation donne la contrépreuve du rôle du confinement de l'atmosphère dans sa genèse (34).

Les observateurs sont à peu près unanimes à reconnaître qu'une atmosphère froide et humide est favorable au développement de la maladie. Les épidémies, en effet, naissent le plus souvent dans les saisons de transition. « La stomatite, écrit Taupin, se développe de préférence dans le printemps « et l'automne, quelquefois l'hiver : on ne la voit guère en été, à moins que « cette saison ne soit humide et un peu froide… Dans les hivers comme « dans les automnes secs, on en observe bien moins de cas que dans les « circonstances contraires : et si, après avoir employé vainement un grand « nombre de remèdes, on abandonne les maladies à elles-mêmes, on les « voit souvent se modifier avantageusement quand le temps, qui était « humide, devient sec » (35).

A ces influences favorisantes générales, il convient d'ajouter toutes les causes locales, susceptibles de créer l'aptitude morbide de la muqueuse buccale, telles que les irritations mécaniques de cette dernière, et en particulier celles qui sont produites par des fragments aigus de dents, par des dents cariées ou simplement par le travail de la dentition.

Prophylaxie. — La prophylaxie se résume dans la suppression de toutes les causes générales ou locales à la faveur desquelles la stomatite se développait habituellement. C'est ainsi qu'en vue de prévenir l'encombrement.

on insistait sur la nécessité de mettre partout le nombre des salles d'asile en rapport avec le chiffre de la population infantile, et de les approprier rigoureusement à leur destination, c'est-à-dire d'y faciliter le large accès de l'air et de la lumière. Mais il ne suffit pas d'agrandir et d'assainir les lieux où se trouvent réunis les enfants; il importe également d'accorder à ceux-ci une nourriture variée et substantielle, de les vêtir chaudement, de les tenir dans une propreté rigoureuse, et de relever leur constitution affaiblie au moyen des toniques et de l'exercice en plein air. On procédera à des inspections périodiques de la bouche, afin de surprendre et d'enrayer l'affection à son début; on assurera la propreté de cette cavité par l'emploi de gargarismes ou de lavages antiseptiques, et on en préviendra la phlogose par la suppression de toutes les causes d'irritation, notamment des aspérités dentaires ou des dents cariées. Tels sont, avec l'isolement des petits sujets atteints de stomatite confirmée, les moyens de défense qui ont été employés contre cette dernière. Ils ont témoigné de leur efficacité, car la stomatite a presque complètement disparu des établissements où elle était autrefois endémique, et c'est assurément, en partie au moins, aux progrès accomplis dans l'hygiène de l'enfance qu'est dû cet heureux résultat.

II. — LA STOMATITE ULCÉREUSE DES SOLDATS

Historique. — Les quelques pages qui précèdent nous ont suffi pour exposer l'état de nos connaissances sur la pathogénie de la stomatite ulcéreuse dans la population civile. L'histoire de cette maladie au milieu des armées de terre et de mer tiendra plus de place. Elle est plus richement documentée et surtout plus fertile en enseignements, parce que les épidémies s'y sont manifestées dans des conditions multiples et variées, et ont ainsi mis en relief des facteurs pathogéniques qui ne pouvaient guère se révéler sur le théâtre restreint d'une salle d'hôpital.

Il est à peu près certain que la stomatite s'est montrée pour la première fois dans l'armée française à la fin du xviii° siècle. C'est en vain que nous en avons cherché la trace dans les premières annales scientifiques de la médecine militaire, conservées dans le Journal de Médecine militaire de DEHORNE qui précéda le « Recueil de médecine, de chirurgie et de pharmacie militaires ». C'est DESGENETTES qui en parla le premier. Il la vit se développer épidémiquement dans l'armée d'Italie, au printemps de 1793, et lui consacra une courte mais substantielle description qui mérite d'être reproduite, car c'est un document historique. « L'hiver précédent avait été froid et humide : « les troupes avaient beaucoup souffert durant cette saison, soit dans les « montagnes, soit pendant leur navigation, dans les mois les plus rigoureux, « sur la Méditerranée, soit enfin, en exécutant leurs diverses expéditions.

« Ces circonstances ont beaucoup influé sur les maladies du printemps,
« qui ont été, en quelque sorte, une suite. ou plutôt une prolongation de
« celles de l'hiver. De ce nombre est la maladie suivante, à laquellle on peut
« assigner pour cause les transitions subites du chaud au froid, et assez
« fréquemment l'usage journalier de l'eau de neige fondue.

« Cette affection s'est présentée sous différentes formes et avec plus ou
« moins d'intensité. Chez quelques militaires, et ceux-là étaient les plus
« robustes ou ceux qui avaient essuyé le moins de fatigue, elle s'est pronon-
« cée comme un catarrhe simple, avec plus ou moins de fièvre. Chez d'autres,
« la maladie se manifestait avec des élancements vers la tête, sur les mem-
« branes qui tapissent la bouche, l'arrière bouche et même les narines. Les
« glandes répandues dans ces parties s'engorgeaient et se tuméfiaient : les
« gencives s'enflaient, s'ulcéraient et donnaient une suppuration souvent
« ichoreuse et toujours très fétide. Les portions des dents ordinairement
« recouvertes par les gencives, les alvéoles même étaient en partie dénudés.
« Souvent, on voyait aussi des ulcères dans l'intérieur de la bouche, surtout
« aux environs de l'ouverture des conduits salivaires, et sur les bords de la
« langue même. Les malades réduits à cet état, qui durait depuis plusieurs
« semaines, arrivaient des avant-postes aux hôpitaux sous la dénomination
« impropre de scorbutiques. Cette erreur s'accrédita, et le ministre de la
« Guerre ayant demandé des renseignements précis à ce sujet, le docteur
« LORENTZ. premier médecin de l'armée, et praticien très distingué, prouva
« jusqu'à l'évidence qu'on n'avait jamais observé, dans les malades dont il
« était question, aucun des symptômes caractéristiques qui se développent
« successivement et régulièrement dans le scorbut. Lorsqu'on essaya le trai-
« tement employé d'ordinaire contre cette maladie, il causa dans les parties
« ulcérées une inflammation vive, qui en fit bientôt sentir les dangers. Le
« gargarisme antiscorbutique du Formulaire des hôpitaux militaires, dans
« lequel entre la teinture alcoolique de cochléaria, suffisait pour produire
« cet effet. On ne conserva donc rien du traitement antiscorbutique que le
« régime végétal, et on se contenta d'un gargarisme de décoction d'orge
« avec un peu de vinaigre et du suc de limon, comme détersif des ulcères
« des gencives et de l'intérieur de la bouche. D'abondantes salivations, d'un
« caractère assez bénin. ont souvent annoncé une terminaison heureuse de
« la maladie ; mais aussi, dans des cas pourtant infiniment rares, on a vu
« ces salivations, devenues sanieuses et d'une fétidité insupportable, accom-
« pagner une fonte générale des humeurs, qui amenait rapidement la mort.
« Ceux qui terminèrent ainsi leur vie étaient vraiment scorbutiques, soit
« prédisposition naturelle, soit complication secondaire, développée dans
« un air froid et humide ; ils furent couverts de pétéchies et eurent des
« écoulements fréquents de matières séreuses, ichoreuses et putrides. » (36)

L'année suivante, au printemps de 1794 (an II), LARREY observa la même affection parmi les troupes des Alpes-Maritimes, à leur retour de la prise de Saourgio et des autres défilés des montagnes. Elle atteignit un nombre assez considérable d'hommes. Une sensation de chaleur incommode de la muqueuse buccale en marquait le début; puis survenaient des aphtes, d'un aspect blanchâtre et chancreux à leur surface, limités par des bords rouges et frangés, qui couvraient en peu de jours les gencives, les parois de la cavité buccale, le palais et quelquefois la langue. Les individus atteints de cette affection déclarèrent qu'en descendant les montagnes encore couvertes de neige, ils avaient bu, à défaut d'autre boisson, l'eau provenant de la fusion de cette dernière, et que peu de temps après les aphtes avaient apparu dans leur bouche. C'était, ajoute LARREY, une maladie singulière, que les uns rapportaient à la syphilis, les autres au scorbut. L'illustre chirurgien eut de nouveau l'occasion de l'observer, toujours à l'état épidémique, une quinzaine d'années après, en 1807, parmi les troupes de la grande armée, à leur arrivée aux camps d'Osterode (Pologne prussienne), où elles prirent leurs cantonnements après la campagne d'Eylau (37).

A peu près à la même époque, en 1805, FODÉRÉ observa à Embrun, dans l'armée française campée sur les hauteurs des Alpes, une affection dans laquelle il est difficile de ne pas reconnaître la stomatite de DESGENETTES et de LARREY, bien qu'il la considérât comme le premier degré du scorbut qui régnait en même temps qu'elle, comme une sorte de scorbut local, précédant l'état scorbutique de tout le système. « J'ai eu une grande occasion
« de la voir (l'affection scorbutique) locale, et quelquefois générale, à l'ar-
« mée française campée sur les points élevés des Alpes, puisque j'en ai
« traité sept à huit cents malades à l'hôpital d'Embrun, dans l'espace de
« trois à quatre mois. Ce n'était dans le principe qu'un engorgement des
« gencives, d'où sortait spontanément pendant le sommeil un sang noir et
« fétide, et d'où suintait une matière grisâtre, épaisse, qui recouvrait peu
« à peu tout l'émail des dents, qui les décharnait et les rendait vacillantes,
« avec une puanteur insupportable aux malades eux-mêmes ; naissaient
« successivement des ulcères très rebelles, de la largeur d'un liard, blancs,
« fongueux..... situés aux angles des mâchoires, au voile du palais, près
« des amygdales, sous la langue, de chaque côté du frein, et généralement
« à toutes les ouvertures des conduits salivaires : les glandes de ce nom
« étaient pareillement engorgées, tuméfiées, et donnaient lieu à une sali-
« vation très abondante; le visage et le cou étaient enflés, etc... . . . .

« Je ne considérai pas d'abord cette affection comme scorbutique, parce
« que, dans la première période, les malades continuaient leurs exercices
« militaires; mais je ne tardai pas à être éclairé sur sa vraie nature, parce
« que quelques uns de ceux qui n'étaient entrés à l'hôpital que pour le mal

« local, présentèrent incessamment des symptômes généraux, tels que pouls
« lent, dyspnée, pesanteur des jambes, taches à divers endroits du corps,
« douleurs articulaires, affaissement profond, hypocondres enflés, hémor-
« rhagie d'un sang noir et fluide par la bouche et par le nez, etc. » (38).

Tout nous porte à croire que l'auteur a eu affaire à deux affections distinctes, qui s'associaient ou se succédaient chez le même individu. N'ayant
jamais observé la première, il devait être fatalement amené à en faire la
période initiale de la seconde. Il produit d'ailleurs lui-même, en quelque
sorte, le témoignage de son erreur, en avouant qu'il n'était pas convaincu
que l'état scorbutique de tout le système fût contagieux, mais qu'il tenait
pour certain — et il en donne la preuve, comme nous le verrons plus loin,
— que les ulcères de la bouche étaient éminemment transmissibles (39). Si
donc il a confondu les deux états morbides en clinique, son esprit sagace
n'a pas manqué de lui faire entrevoir leur distinction spécifique.

C'est vraisemblablement la stomatite ulcéreuse que le docteur Montgarni
a observée chez les militaires français en Espagne, en 1810, et rapportée à
une maladie endémique dans ce pays, la *fegra* ou *fégarite*. C'était une affection de la bouche, siégeant de préférence sur le côté du decubitus habituel,
caractérisée par des ulcères malins qui se développaient rapidement à la
face interne des joues, depuis la commissure des lèvres, en suivant la
direction du canal de Stenon, jusqu'à la dernière molaire, plus rarement
sur les bords et au-dessous de la langue. La bouche, remplie d'une muco-
sité âcre, exhalait une odeur fétide. La glandes parotidiennes et sous-
maxillaires s'engorgeaient, le visage devenait pâle et bouffi, et les dents
noircissaient du côté du mal. Prise dans son principe, la maladie guéris-
sait d'ordinaire par les gargarismes détersifs et un régime sain ; mais aban-
donnée à elle-même, elle amenait parfois la mort par un flux de ventre
colliquatif et le marasme. Elle paraissait contagieuse et sévissait surtout à
Madrid et à Tolède. Plus de cent soldats venant du dépôt du Ritiro entrè-
rent à l'hôpital de la première de ces villes avec la fégarite. Elle semblait
avoir quelque rapport avec le scorbut, dont elle différait cependant par
le siège et l'aspect des ulcères. Elle se rapprochait plutôt des aphtes gangréneux ou de la pustule maligne, communs en Espagne parmi les enfants
du peuple (40).

Telle est la première partie de cet historique. Née au milieu des troupes
en campagne, la stomatite n'a donné lieu, dans cette période, qu'à des
manifestations isolées et clairsemées, par lesquelles elle semble préluder
au rôle qu'elle va prendre dans la pathologie militaire à partir de 1820. Il
résulte, en attendant, de cet aperçu, que c'est à des médecins d'armée, à
Desgenettes et Larrey que nous devons la première mention de cette affec-

tion. Ils eurent le mérite de reconnaître, dès le principe, son individualité, et de la séparer nettement du scorbut avec lequel quelques-uns étaient disposés à la confondre, comme elle devait être confondue plus tard, dans les hôpitaux d'enfants, avec la gangrène et la diphtérie buccales. Il n'est pas sans intérêt de remarquer que cette distinction leur fut suggérée en partie par l'inefficacité du traitement antiscorbutique à l'égard de la maladie qui s'offrait si inopinément à leur observation. Ce précieux enseignement fourni par la thérapeutique à la clinique, en rappelle un autre semblable, recueilli cent ans auparavant par TORTI, lorsque soumettant les fièvres des marais au traitement par le quinquina, il reconnut l'existence d'une pyrexie continue réfractaire à ce remède, et entrevit ainsi la fièvre typhoïde.

De 1810, l'historique de la stomatite nous conduit à 1818, à cette épidémie de la Légion de la Vendée, dont BRETONNEAU fut le témoin et le narrateur, qui paraît avoir été la première épidémie de garnison, et dont le récit sert d'introduction à ce chapitre. Cette affection, qui s'était déjà montrée parmi les soldats de la Légion lorsqu'ils étaient encore à Bourbon, prit peu à peu le caractère épidémique après leur arrivée à Tours. Elle pullula surtout dans la caserne de l'Ouest, précédemment occupée par un autre régiment qui n'en avait offert aucun exemple. Elle fut attribuée tout d'abord au scorbut. BRETONNEAU, qui paraît avoir ignoré les relations qu'en firent DESGENETTES et LARREY, n'eut pas de peine à se convaincre qu'elle n'avait rien de commun avec cette maladie. Mais, ainsi qu'il a été dit plus haut, il crut reconnaître entre elle et la diphtérie qui régnait en même temps dans la ville et les communes voisines, une identité absolue de nature, parce qu'il la vit s'étendre parfois de la bouche au pharynx, ou marquer ses premiers vestiges sur les tonsilles. Et c'est ainsi que cette affection, qui était très certainement la stomatite de DESGENETTES et LARREY, la fégarite de MONTGARNI, fut rattachée par l'illustre médecin de Tours à la diphtérie, erreur qui devait se maintenir pendant de longues années dans l'École.

A partir de cette date, la stomatite entre dans une phase nouvelle. Ses manifestations éparses et isolées jusqu'alors, se multiplient de tous côtés. Entre 1820 et 1830, elle devient une affection de plus en plus commune dans l'armée, si l'on en juge par les mémoires que lui consacrent les médecins militaires de l'époque. Elle s'y installe à demeure fixe, et y prend peu à peu le caractère d'une maladie endémo-épidémique, qu'elle conservera jusque vers le milieu de la septième décade du siècle. Elle se déploie, dans cet intervalle de soixante ans, tantôt dans une garnison, tantôt dans une autre, en petites épidémies locales, rattachées entre elles par des atteintes sporadiques plus ou moins nombreuses. Dans le principe, entre 1825 et 1835, elle paraît rechercher surtout les garnisons du midi : Toulon, Toulouse, Aix, Béziers, Montpellier, Saint-Esprit. A plusieurs reprises, les hôpitaux de ces villes étaient remplis de soldats atteints de cette affection (41). C'est ainsi, entre autres, qu'elle régna épidémiquement dans les garnisons de Toulon, Aix, Montpellier, Marseille (42) et Narbonne (43) en 1829; de Beaucaire (44) en 1831, et de Carcassonne (45) en 1833; en 1834 et 1835, elle se montra de nouveau à Toulon, ainsi qu'à Aix, et pour la première fois à Antibes (46). Mais il est certain, bien que la littérature médicale soit pauvre en renseignements à cet égard, que dans le même intervalle, elle n'épargnait point d'autres villes, situées à une latitude plus élevée de notre pays. De 1828 à 1829, elle fut très fréquente à Paris, du moins un grand nombre de militaires qui en étaient atteints, furent-ils soignés à cette époque au Val-de-Grâce (47). De 1830 à 1833, elle était signalée à Rochefort (48), Schlestadt (49) et Douai (50). Plus tard, de 1842 à 1848, elle fut observée à Perpignan et à Briançon (51), ainsi qu'à Brest (52). En 1855 et 1856, mais surtout en 1855, la garnison de Paris subit une forte recrudescence épidémique de stomatite : ce fut elle qui fournit à Bergeron les matériaux de son beau travail. Des publications ultérieures font connaître son développement épidémique à Thionville en 1859 (53), à Strasbourg en 1863 (54), au Mans en 1868 (55), à Paris en 1869 (56), à Bordeaux en 1871 (57), à Auxerre enfin en 1872 (58).

Mais, indépendamment de ces mémoires épars dans la littérature du siècle dernier, nous avons trouvé dans les Archives du Comité technique de santé de la guerre de nombreux rapports semestriels et quelques relations manuscrites traitant de la stomatite, documents inédits qui témoignent de l'ubiquité et de la constance du règne de cette maladie sur la plupart des points de notre territoire, pendant tout le deuxième tiers du dernier siècle. Elle figure, durant cet intervalle, parmi les maladies les plus communes de la caserne.

Toutefois, elle ne devait point survivre au siècle qui l'avait vu naître. La période comprise entre 1875 et 1890 marque son déclin : elle y perd en effet son caractère épidémique, et n'introduit plus dans nos hôpitaux que des unités éparses et de plus en plus rares. Enfin, depuis 1890, nos statistiques mensuelles n'en font plus aucune mention.

Ainsi, après avoir pris inopinément rang dans la pathologie de notre armée, au début des guerres de la Révolution, elle s'en élimine discrètement, cent ans après, laissant derrière elle un cycle évolutif dont le fastigium se place au milieu environ du dernier siècle. Ce fait ne manque pas d'intérêt, nous y reviendrons plus loin.

Les troupes stationnées dans les colonies n'ont pas été épargnées par la stomatite. Il semble cependant, d'après la rareté des relations dont elle a été l'objet, qu'elle y a été infiniment moins commune que chez les troupes métropolitaines. Quoi qu'il en soit, elle a été signalée en Algérie par ARMAND (59), BERTHERAND (60) et MOUSSU (61), et par CARPENTIN à la Guadeloupe, où elle règne parfois épidémiquement au camp de JACOB (62).

BERGERON avait écrit à tort, en 1859, que la stomatite ulcéreuse était à peu près inconnue dans la flotte. Son erreur provenait de ce que jusqu'alors les médecins de la marine ne lui avaient consacré aucune étude spéciale ; et cette disette elle-même de documents tenait à ce qu'ils la confondaient avec des gingivites ulcéreuses banales, ou des pyorrhées alvéolo-dentaires, affections très communes parmi les matelots, et surtout avec le scorbut, comme l'a très bien établi MARTIN-DUPONT. « La stomatite scorbutique, con-
« sidérée dans ses manifestations purement locales, présente, avec celle
« qui fait le sujet de notre étude (gingivite ulcéreuse des matelots) de nom-
« breux traits de ressemblance, à tel point que souvent on les a confon-
« dues l'une avec l'autre, et que la plupart de ces cas bénins de scorbut
« signalés dans les rapports de fin de campagne de nos collègues, et qui se
« bornent à l'altération des gencives, ne sont, le plus souvent que des gin-
« givites ulcéreuses simples. » (63).

La stomatite ulcéreuse a été même confondue avec la diphtérie à bord, comme en témoigne un passage du rapport de M. le docteur LAGARDE, sur le service médical de la frégate la *Vengeance* pendant l'accomplissement d'un voyage de transport de troupes en Chine, de novembre 1859 à septembre 1862. Pendant les trois premières semaines de la traversée de Lorient au cap de Bonne-Espérance, il s'est présenté chaque jour à la visite un grand nombre de militaires, et plus tard quelques matelots atteints de stomatite. L'auteur la décrit sous le nom de stomatite diphtérique, et pense que le germe en a été emporté de Lorient. Mais le tableau très précis qu'il en trace, ne permet pas de douter qu'il se soit agi de la stomatite ulcéreuse. Du reste, dans la plupart des cas, la maladie était sans gravité aucune : un grand nombre de ceux qui en étaient atteints n'étaient même pas exemptés de service. Dans quelques rares faits, elle a envahi l'isthme du gosier, et c'est sans doute cette circonstance qui l'a fait prendre pour la diphtérie. L'auteur ajoute que la frégate l'*Andromaque*, moins favorisée par le temps que la *Vengeance*, lui a payé jusqu'en Chine un regrettable tribut (64).

C'est le mémoire de BERGERON qui fixa sur elle l'attention des médecins de la flotte, et les amena à la séparer des maladies similaires qui l'avaient absorbée jusqu'alors. La première mention qui en est faite en connaissance de cause est due, croyons-nous, à M. le docteur HUGUET, qui en observa un grand nombre de cas en 1860 à bord de la *Dryade*, vaisseau de transport, portant 1100 hommes à destination de l'expédition de Chine. Elle s'y déclara deux mois après le départ de Toulon, dans les mers de l'hémisphère Sud. M. Huguet ne se méprit point sur sa nature, car, en outre des collutoires avec l'acide chlorhydrique et des cautérisations au nitrate d'argent, il employa, pour la combattre, le *chlorate de potasse* en gargarisme et en potion, et en obtint d'excellents résultats (65).

C'est ici que se place, dans l'ordre chronologique de cette énumération, la thèse inaugurale de M. Martin-Dupont à laquelle nous avons emprunté plus haut un passage où l'auteur marque la confusion si souvent faite par les médecins navigateurs entre le scorbut et les stomatites proprement dites. Mais il est à son tour passible du reproche d'avoir englobé la stomatite infectieuse spécifique dont, sur la foi de Bergeron, il semble révoquer en doute l'existence dans la flotte, avec ce qu'il décrit sous le nom de « gingivite ulcéreuse des matelots ». C'est une pyorrhée, une périostite alvéo-dentaire qu'il rattache à la stomatite érythémateuse simple, très commune dans les équipages, et déterminée par l'habitude de chiquer, la mastication du biscuit, l'abus des salaisons et des épices, et surtout l'accumulation du tartre autour des dents (66).

A la vérité, cette gingivite buccale ne saurait être confondue avec la stomatite ulcéreuse spécifique. Les deux affections n'ont de commun que le siège et des symptômes objectifs secondaires, de leur essence elles sont distinctes, encore que la ligne de démarcation soit parfois très difficile à tracer entre elles. La première est très répandue, elle est endémique parmi les matelots, elle prédispose à la seconde et y aboutit à l'occasion. C'est ce qui explique pourquoi M. Martin-Dupont et d'autres médecins de la flotte ont pu méconnaître celle-ci au profit de celle-là, c'est-à-dire ne voir dans toute stomatite qu'une affection banale, déterminée par diverses causes d'irritation de la muqueuse buccale.

Dans un long mémoire, connu surtout en raison des idées personnelles qu'il y expose sur l'origine de la stomatite ulcéro-membraneuse, M. le docteur Catelan établit d'une manière indubitable que cette maladie a été souvent observée à bord des navires de guerre. Étant, au cours de l'année 1875 médecin major du vaisseau École des canonniers, en rade d'Hyères, il a recueilli plus de 400 observations de stomatite ulcéreuse sur un effectif d'environ 1100 hommes, proportion d'atteintes qui fut rarement observée dans les armées de terre. Il s'assura en outre, par le dépouillement des rapports de fin de campagne déposés aux Archives du conseil de santé de Toulon de 1859 à 1875, que cette affection régnait souvent à l'état de petites épidémies dans la flotte, particulièrement à bord des navires d'instruction destinés aux recrues (67).

En 1877-78, l'endémicité de la stomatite fut signalée à nouveau à bord du vaisseau école des canonniers par M. Moursou, qui constata cette maladie sur le quart des hommes examinés et traités par lui (68).

A peu près à la même époque, en 1877, le docteur Maget observa 63 cas
de stomatite à bord du *Tage*, transport à voile, conduisant en Nouvelle
Calédonie un convoi de condamnés aux travaux forcés et à la déportation.
A l'instar de M. Catelan, M. Maget a profité d'un court séjour à Brest
pour dépouiller les rapports de voyage conservés dans les Archives du
comité de santé de cette ville, et y a trouvé de nombreux témoignages de
l'apparition ordinaire de la stomatite ulcéreuse au cours des longues navigation (69).

Cette énumération, bien qu'incomplète, établit de la façon la plus formelle que la stomatite ulcéreuse des soldats ne fut rien moins que rare
dans la flotte, qu'elle s'y est montrée, comme dans les garnisons, sous
forme de petites épidémies circonscrites, qu'elle s'observa non seulement
sur les côtes de France, mais dans tous les parages et sous toutes les latitudes, dans la Méditerranée, l'Atlantique, les mers de Chine et du Japon,
le Pacifique, qu'elle semble avoir eu une certaine prédilection pour les
navires d'instruction destinés à recevoir les recrues tels que l'École des
canonniers, qu'enfin, si l'on a pu croire pendant longtemps qu'elle était
inconnue dans le milieu nautique, c'est qu'elle y a été confondue avec des
maladies similaires qui y ont été ou qui y sont encore endémiques, avec la
stomacace scorbutique, et notamment avec la gingivite ulcéreuse commune.
Ajoutons que d'après les renseignements que nous avons pris aux sources
officielles, elle a à peu près complètement disparu, depuis la fin du siècle
dernier, des équipages des navires de guerre et des troupes coloniales,
comme elle a disparu de l'armée métropolitaine.

L'endémicité de la stomatite ulcéreuse dans l'armée et la flotte, opposée
à sa rareté dans la population civile est digne de retenir l'attention. Mais
l'intérêt qui s'attache à cette observation est rehaussée encore par cette
circonstance que dans les autres armées que la nôtre, à l'exception de celles
du Portugal, de la Belgique et de la Turquie, la stomatite ne fût jamais
observée ni sporadiquement ni épidémiquement. Ainsi les troupes espa-
gnole, italienne, prussienne, autrichienne, wurtembergeoise, hollandaise,
anglaise, danoise, suédoise, russe et égyptienne ne l'ont point connue.
Cette prédilection exclusive de la maladie pour certaines armées a été
établie en 1856 par Bergeron dans une consciencieuse enquête dont le
résultat n'a point été infirmé par l'observation ultérieure. En effet, en
1886, Hirsch a pu écrire, dans la 2e édition de son livre, que depuis la publication du travail de Bergeron (1858) il n'était pas arrivé à sa connaissance
une seule relation attestant que la stomatite se fût manifestée dans les
armées classées parmi les réfractaires par le médecin français. Il n'a pas
non plus trouvé aucune mention de son existence chez les troupes améri-
caines dans les innombrables rapports compulsés par lui des médecins

militaires des États-Unis. Nous n'avons pas été plus heureux en poursuivant cette enquête pour toutes les armées jusqu'à nos jours. Leur littérature médicale, y compris les publications officielles, est absolument muette sur la stomatite; et d'autre part, les médecins militaires étrangers que nous avons eu l'occasion d'interroger à son sujet dans ces dernières années, nous ont confirmé qu'elle leur était inconnue.

Cette distribution irrégulière de la maladie dans des groupes recrutés de la même façon, astreints à un régime de vie et à des obligations à peu près identiques, cause plus de surprise encore que l'immunité dont jouit vis-à-vis d'elle la population civile adulte. Elle n'est pourtant pas spéciale à la stomatite : nous la rencontrerons dans d'autres maladies infectieuses, notamment dans la conjonctivite granuleuse qui, pendant les longues années où elle éprouvait les armées belge, danoise et portugaise, a épargné notre armée, bien que celle-ci se fût, autant qu'aucune autre, exposée à la contracter. Elle mérite d'être méditée, moins en raison de la difficulté de son interprétation, que de l'intérêt théorique qu'elle porte avec elle. Elle implique, en effet, que la stomatite des soldats n'est point déterminée par une de ces influences pathogènes banales, communes aux troupes de toutes les armées, elle a une véritable signification nosologique, car elle permet de pressentir la spécificité de sa cause, notion qui se dégage, comme nous allons le montrer, de l'ensemble de son histoire.

Étiologie et Pathogénie. Nature. Spécificité. — Les diverses conceptions étiologiques qu'ont fait naître les doctrines qui ont tour à tour régi la médecine depuis un siècle, se reflètent fidèlement dans l'histoire des causes auxquelles la stomatite ulcéreuse a été successivement attribuée dans cette longue période. Rapportée tout d'abord à des influences générales, aux fatigues, aux intempéries, aux vices du régime, elle fut considérée plus tard comme une affection miasmatique créée par la spontanéité de l'organisme, à la faveur de certaines conditions plus ou moins bien déterminées; puis, en dernier lieu, la pathogénie pastorienne induisit quelques médecins à la faire passer au rang des affections microbiennes et à lui chercher un générateur animé. Toutefois, celui-ci est toujours à trouver. La spécificité elle-même de la maladie n'est pas si solidement établie ni si généralement acceptée, qu'elle ne puisse être encore controversée de temps à autre. Nous allons tout d'abord passer rapidement en revue les influences diverses, plus ou moins banales, d'ordre général ou individuel, qui ont défrayé l'étiologie de cette maladie. Nous verrons qu'aucune d'elles n'a le caractère de constance ni de suffisance nécessaire, pour pouvoir être érigée en cause efficiente prochaine. Cette conclusion sera comme un témoignage indirect de la spécificité de la stomatite.

La pathogénie selon les médecins de la période prémicrobienne. — Parmi ces influences, l'encombrement est celle qui a réuni le plus de témoignages en sa faveur, du moins parmi les médecins de l'armée de terre. C'est à la viciation de l'air, déterminée par l'agglomération des hommes et le voisinage des fosses d'aisances, que MALAPERT attribua les atteintes multiples de stomatite qui se déclarèrent en 1833 dans une chambre de la citadelle de Carcassonne (70).

Le rôle de l'encombrement ne parut pas moins manifeste à LÉONARD dans l'explosion de la double épidémie de stomatite et de fièvre typhoïde qui eut lieu dans un détachement du 55ᵉ de ligne, pendant son rapatriement de Bône à Toulon en août 1834. La traversée se fit à bord d'un bâtiment napolitain que le mauvais temps retint en mer dix-huit jours, durant lesquels les hommes restèrent entassés dans les flancs du navire, et y subirent les fâcheux effets d'un air confiné, plus méphitique que celui des plus mauvais casernements (71).

L'encombrement a paru être à M. LAVERAN la principale cause de l'épidémie qui régna à la caserne du Prince Eugène, en 1869 (72). C'est à lui que M. FEUVRIER attribua celle d'Auxerre. En effet, le dépôt du 69ᵉ de ligne était réparti en deux fractions : l'une logée au quartier, et l'autre chez l'habitant, toutes les deux vivant d'ailleurs au même ordinaire. Or, cette dernière, très au large dans les maisons particulières, fut beaucoup moins éprouvée que la portion casernée; et d'autre part, dans celle-ci, l'épidémie se distribua d'une manière fort inégale. Les deux compagnies les plus mal partagées au point de vue de l'aération, comptèrent la plus forte proportion d'atteintes, et trois autres moins défectueusement installées, payèrent à la maladie régnante un tribut moins lourd que celui des compagnies voisines, mais cependant toujours supérieur à celui de la fraction logée en ville. Bref, la densité des atteintes dans les divers groupes était en raison directe de l'étroitesse et de l'insuffisance d'aération des locaux occupés par eux (73).

Les médecins de la marine ont produit des témoignages semblables. Le docteur LAGARDE, en rendant compte de la petite épidémie dont il fut témoin à bord de la *Vengeance,* signale que la frégate comptait 272 personnes de plus que si elle avait été armée en guerre, et que la maladie apparut à la suite d'une série de jours de mauvais temps qui contraignirent les passagers à s'entasser dans la batterie dont les sabords durent rester fermés (74). C'est également à la suite de mauvais temps prolongés qui s'opposèrent à une aération suffisante de la batterie basse, que M. le docteur HUGUET vit se produire les nombreux cas de stomatite qu'il eut à traiter à bord de la *Dryade* (75).

Il n'est peut-être pas inutile de rappeler ici que la stomatite ulcéreuse des enfants naissait presque constamment dans des logements d'ouvriers, des salles d'asile, des écoles communales, des services d'hôpital, c'est-à-dire dans des lieux où l'agglomération et l'absence de ventillation régulière engendrent un méphitisme analogue à celui des casernes.

Le rôle de l'encombrement peut aussi se déduire de la coïncidence des manifestations épidémiques générales, telles que celles qui se produisirent au commencement du siècle dernier, puis de 1830 à 1840, finalement en 1855 et en 1870-71, avec les appels exceptionnels et les grandes concentrations d'hommes, motivés respectivement par les guerres de la République et de l'Empire, la conquête du Nord de l'Afrique, l'expédition de Crimée et la lutte de la France avec l'Allemagne. Ces immenses levées de combattants eurent pour résultat immédiat de renforcer dans une proportion considérable l'effectif de chaque régiment, et de multiplier ainsi dans les garnisons et les camps les chances d'encombrement (76).

Enfin, la contrépreuve de la valeur de ce facteur réside dans la disparition, ou au moins la diminution fréquemment observées de la stomatite à la suite de la réduction des effectifs dans les casernes encombrées, ou du percement d'ouvertures dans les locaux insuffisamment aérés (77).

Ces faits ont paru tellement imposants à Bergeron, qu'à l'instar de la plupart des médecins militaires qui le précédèrent, il considéra l'encombrement comme la cause génératrice de la stomatite. Il convint toutefois que cette opinion ne s'appuyait pas sur une base suffisamment solide pour entraîner une conviction absolue (78), réserve qui n'était que trop justifiée.

Tout d'abord, en effet, l'encombrement n'engendre pas nécessairement la stomatite. Il s'est sans doute produit plus d'une fois dans les casernes des armées étrangères où cette maladie est restée inconnue. Par la force des choses, écrit Catelan, il règne d'une manière constante sur tout bâtiment armé en guerre ou en transport ; et pourtant celle-ci s'y développait, à tout prendre, moins fréquemment que dans les casernes. Il n'est pas d'année, ajoute-t-il, où quelque transport de ravitaillement pour les colonies lointaines ne se trouve dans des conditions analogues à celles du bâtiment napolitain dont Léonard nous a conservé la lamentable odyssée, et cependant, on n'y voit jamais naître la stomatite des soldats (79).

D'autre part, elle s'est déclarée plus d'une fois dans des conditions qui ne permettaient point d'incriminer l'encombrement. Telle fut la petite épidémie qui se manifesta dans l'été de 1863 à la caserne des Ponts-Couverts de Strasbourg. On y était au large, car 400 hommes y occupaient la place affectée normalement à 580 (80). L'épidémie du camp de Laghouat s'est pour ainsi dire développée en plein air. Les hommes étaient logés dans des gourbis spacieux, bien bâtis et bien couverts, reposant sur un sol sec, solide, et légèrement en pente. Catelan mentionne expressément qu'au moment où la stomatite se déclara sur le vaisseau École l'*Alexandre*, celui-ci se trouvait, sous le rapport de l'hygiène, dans des conditions très satisfaisantes, comparativement à la plupart de nos navires armés ; et les mesures de propreté, de désinfection, d'aération et de ventilation y étaient appliquées chaque jour avec la plus rigoureuse ponctualité (81). Enfin, M. Maget expose également qu'à bord du Tage, les manifestations de la stomatite coïncidèrent avec une température douce, et non pas avec le froid et les mauvais temps qui incitent d'ordinaire les hommes non retenus par le service sur le pont, à se mettre à l'abri dans les espaces confinés du navire dont l'aération est alors impossible (82).

L'encombrement ne se rencontre donc pas d'une façon constante à l'origine des épidémies de stomatite. Tout important que nous apparaisse ce facteur, il n'en est pas la cause essentielle, il ne joue qu'un rôle secondaire dans sa genèse.

Il convient de faire la même réserve à l'égard des intempéries qui ont été souvent incriminées lors des premières apparitions de la stomatite. Il était difficile de leur conserver une signification étiologique décisive devant la limitation si fréquente de cette dernière à une seule caserne d'une garnison, ou à une fraction de corps de troupe.

Il s'est trouvé des médecins qui, orientés dans une direction différente par les faits dont ils furent témoins, fixèrent leur attention, non sur les circumfusa, tels que le méphitisme des locaux ou les influences atmosphériques, mais sur les ingesta. C'est ainsi que Descenettes et Larrey furent amenés par les circonstances au milieu desquelles leur apparut la stomatite, à l'attribuer à l'usage, comme boisson, de l'eau provenant de la fonte des neiges, opinion à laquelle l'observation ultérieure devait enlever tout fondement, en montrant la prédilection de cette maladie pour les saisons chaudes.

Frappé du contraste qui existe le plus souvent entre l'alimentation du conscrit dans ses foyers, et l'ordinaire auquel il est soumis à son entrée au corps, Caffort vit la cause principale sinon unique de la stomatite dans ce brusque changement de régime, c'est-à-dire dans cette substitution, sans transition, d'une alimentation richement carnée à une nourriture presque exclusivement végétale (83), opinion qui a été également exprimée par Sagot-Duvauroux à l'égard du développement de la maladie dans la marine française (84). Mais, tandis que ces deux médecins s'en prennent ainsi aux propriétés excitantes de ce régime, Bergeron accuse de préférence son uniformité (85), et Guépratte, son insuffisance ou sa mauvaise qualité (86) ; enfin, Walle et Mendez imputent même, en opposition formelle avec Caffort, l'endémicité de la stomatite dans l'armée portugaise à la prédominance des végétaux dans son régime (87). Cette contradiction entre les différents observateurs nous dispense de tout commentaire pour juger l'influence pathogène de l'alimentation, qu'il était difficile d'ailleurs d'incriminer en raison de la circonscription fréquente de la maladie à une fraction d'un corps, alors que l'ordinaire est cependant le même pour le corps tout entier.

Certaines épidémies, celles de Toulon en 1829, de Strasbourg en 1863, ont éveillé l'attention sur l'éventualité du rôle de l'eau dans le développement de la stomatite. L'analyse qui en fut faite à l'occasion de ces deux épidémies n'y fit découvrir aucune altération appréciable. Dans mainte circonstance d'ailleurs, l'observation directe la mit hors de cause. C'est ainsi que Moussu mentionne explicitement qu'au camp de Laghouat, les deux compagnies du 1ᵉʳ bataillon d'Afrique buvaient la même eau, d'ailleurs excellente, que le bataillon du 50ᵉ de ligne qui seul présenta des malades.

La localisation si nette de la maladie à la bouche devait naturellement porter d'autres observateurs à l'attribuer uniquement aux nombreuses causes d'irritation auxquelles cette cavité est soumise, telles que la malpropreté, le mauvais état des dents, la stagnation entre elles de débris alimentaires fermentescibles, l'accumulation de tartre autour de leur couronne, l'évolution de la dent de sagesse, la mastication du biscuit, le tabac, la pipe, la chique, etc.

Cette opinion avait d'autant plus de chances de trouver des adhérents, que ces diverses causes sont susceptibles de provoquer des érythèmes diffus de la muqueuse buccale, des gingivites ulcéreuses, des pyorrhées alvéolodentaires qui ne sont pas sans avoir des analogies symptomatiques réelles avec la stomatite que nous étudions, qui, dans certains cas même, la précèdent ou la compliquent. Aussi ses partisans en sont-ils venus à effacer toute distinction essentielle entre celle-ci et celle-là, et à admettre que les mêmes influences banales sont actionnées dans la pathogénie de l'une et de l'autre.

Parmi ces influences, il en est une à laquelle le Dʳ CATELAN, médecin distingué de la marine, a donné un relief tout particulier par la conviction avec laquelle il a cherché à la faire prévaloir. Frappé de la prédilection de la maladie pour les jeunes recrues de l'armée de terre et de mer âgés de dix-huit à vingt-deux ans, il a émis l'hypothèse qu'elle reconnaissait pour cause première et nécessaire le travail fluxionnaire suscité par l'évolution de la dernière molaire, laquelle s'accomplit, comme on sait, entre dix-huit et vingt-cinq ans, les autres facteurs tels que l'encombrement, les vicissitudes atmosphériques, la débilitation créée par les vices du régime et les fatigues n'intervenant qu'à titre secondaire, à titre de causes adjuvantes. Cette conception, qui rappelle celle de Bonn à l'égard de la stomatite des enfants, a été acceptée par quelques-uns des collègues de CATELAN. MM. Moursou (88) et Maget (89) entre autres s'y sont ralliés, et ont pensé la fortifier par les contributions personnelles qu'ils y ont apportées. Et pourtant, elle ne peut se soutenir, non plus que celle de Boux, malgré le réel talent que Catelan a déployé pour sa défense. Que l'éruption de la dent de sagesse puisse se compliquer d'accidents locaux, d'un travail inflammatoire ulcéreux ou non qui prépare le terrain à la stomatite, personne ne peut en douter ; mais elle n'est pas nécessaire à la genèse de cette dernière. Sans doute, les malades de Catelan avaient tous de vingt à vingt-deux ans, tandis que les hommes de vingt-cinq à quarante-cinq ans furent épargnés par l'épidémie régnante. Mais il s'en faut qu'il en ait toujours été ainsi. En 1863, à Strasbourg, les atteintes se répartirent presque également entre les jeunes et les vieux soldats, ceux-ci comptant généralement de trois à dix ans de service (90). Il en fut de même, en 1873, au camp de Lagouhat. Sur dix-neuf malades suivis par Moussu, trois avaient six ans de service, quatre en comptaient sept, et les douze autres de trois à cinq. Les sujets des trois observations de Martin-Dupont étaient âgés respectivement de vingt-trois, vingt-six et trente-cinq ans (91). Sur ses soixante-trois malades, Maget en comptait six qui avaient plus de quatre ans de service (92). Il est du reste impossible de comprendre dans cette conception pourquoi, dans le plus grand nombre de cas, les lésions apparaissaient tout d'abord loin du point où se fera l'éruption de la dent de sagesse, pourquoi la stomatite est restée inconnue dans la plupart des armées, notamment dans l'armée prussienne, bien qu'elles se recrutent exactement comme la nôtre, pourquoi elle a disparu de cette dernière, ainsi que de la flotte depuis trente ans, bien que l'évolution de la dent de sagesse s'y accomplisse toujours, pourquoi enfin elle épargne les adultes civils de l'âge de vingt à vingt-deux ans, ainsi que les écoles militaires ou civiles du gouvernement dont les élèves sont tous du même âge que les jeunes soldats du contingent.

Il semble d'ailleurs tout aussi malaisé de concilier une semblable pathogénie avec le mode épidémique que revêtent si souvent les manifestations de la stomatite. Pour y réussir, il faudrait admettre, contre toute vraisemblance, que dans certaines circonstances la dernière phase du travail de la dentition permanente est susceptible de se produire simultanément et périodiquement chez un grand nombre d'individus groupés ensemble, et de se compliquer chez tous de lésions phlegmasiques plus ou moins profondes. Comment ! écrit Bergeron, il a suffi d'enfermer les soldats de Léonard dans l'entrepont d'un navire, et ceux de Malapert dans une chambre trop étroite, et ainsi de tant d'autres, pour provoquer tout à coup chez ces hommes le travail d'éruption de la dernière molaire et imprimer à cet acte physiologique le caractère d'un processus morbide (93) ! Une conception pathogénique qui comporte de pareilles déductions se juge d'elle-même.

Pour nous, nous ne saurions nous résoudre à abaisser au niveau d'un accident de dentition une maladie si nettement définie par l'ensemble de ses caractères anatomo-cliniques, une maladie que nos anciens ont vue naître, comme nous l'avons vue disparaître, qui a ses foyers de sélection endémo-épidémiques parmi de vastes agglomérations d'adultes, soumis tous à l'acte physiologique qu'on accuse de la produire, qui, en un mot, est limitée dans le temps et l'espace, alors que, si cette dernière interprétation était fondée, elle devrait être de toutes les époques et de tous les lieux.

Il résulte de cet examen critique, qu'il est inutile de pousser plus loin, parce qu'il a déjà été mainte fois fait, qu'aucune des causes générales ou locales auxquelles la maladie a été successivement attribuée depuis qu'elle est connue, n'est susceptible de s'appliquer à l'ensemble des faits enregistrés par l'épidémiologie. Aucune d'elles ne se présente avec ce caractère de constance et de suffisance que l'on a le droit d'exiger d'un facteur étiologique qui s'érige en moteur pathogène doué d'un pouvoir absolu et exclusif. La constance des caractères anatomo-cliniques de la maladie, sa localisation à des groupes restreints, ses manifestations épidémiques s'accomplissant avec les phases classiques si nettement caractérisées, son apparition et sa disparition après un cycle d'évolution de la durée d'un siècle environ portent témoignage qu'elle ne ressortit point à ces causes banales si souvent incriminées, qui ont toujours été et que l'on trouve partout. Ces attributs n'appartiennent qu'aux états morbides *sui generis* : la stomatite est une maladie spécifique, infectieuse, telle est la conclusion qui s'impose après l'analyse des faits consignés dans son histoire.

Pathogénie microbienne. Cause première. — La spécificité ainsi établie, implique l'origine microbienne de la maladie. Malheureusement, nous ne possédons que des notions rudimentaires sur son moteur pathogène. Toutefois, bien que ce chapitre soit à peine ouvert, il porte cependant le témoignage qu'il a été fait dans cette direction quelques tentatives qui méritent d'être retenues et méditées.

Ainsi que nous l'avons déjà mentionné plus haut, c'est Pasteur lui-même qui, il y a une vingtaine d'années, a ouvert la voie. C'est à lui que nous devons le premier examen bactériologique appliqué à cette maladie. Dans le liquide sanieux pris sur un enfant atteint de stomatite ulcéreuse type et que Bergeron lui amena dans son laboratoire, il trouva un grand nombre de spirilles, au milieu de globules de pus et de spécimens variés de la flore et de la faune buccales. Il cultiva ce microbe avec succès dans un liquide approprié, mais l'inocula sans résultat au lapin.

Ultérieurement Bergeron et M. Netter ont retrouvé ces spirilles dans tous les cas de stomatite qu'ils ont observés. Ils ont réussi à les cultiver, mais ils ne furent pas plus heureux que Pasteur dans leurs tentatives d'inoculation.

En 1889, Frühwald soumit à l'étude bactériologique onze cas de stomacace type. Il trouva, aussi bien sur les frottis que dans les cultures, des cocci et de nombreux organismes bacillaires. Parmi ces derniers, il en distingua un qui le frappa par son odeur fétide. Il l'étudia d'une manière toute particulière, et crut reconnaître qu'il était plus actionné dans le processus que ses congénères (94). M. Bernheim estime cependant, d'après les descriptions que Frühwal en donna, qu'il ne s'agissait que du coli-bacille, que l'on trouve éventuellement dans toute espèce d'angine, et qui se rencontre même à l'état normal dans la bouche (95).

On a pensé pouvoir reconstituer rétrospectivement la microbiologie de la stomatite épidémique par celle de quelques affections semblables, peut-être identiques à elle, sur lesquelles l'attention s'est fixée depuis un certain temps. Les recherches entreprises dans ces dernières années par notre collègue de l'armée, M. le professeur Vincent, sur la diphtérie des plaies et l'angine ulcéreuse qui porte son nom (96), et celles qu'elles provoquèrent ultérieurement en France et à l'étranger, sont venues, en effet, jeter quelque jour sur la bactériologie de la stomatite. Vincent a établi que ces deux affections étaient unies entre elles par une affinité des plus étroites. Elles sont caractérisées, en effet, toutes les deux, par la production de néo-membranes avec ramollissement putride du tissu sous-jacent, et engendrées par un bacille dit : fusiforme, que notre collègue a été le premier à décrire, qui présente de part et d'autre les mêmes attributs physico-chimiques et biologiques, et auquel se trouve ordinairement associé un microbe adventice, un fin spirille qui, en désorganisant préalablement les tissus, laboure et prépare le terrain sur lequel l'agent spécifique va s'ensemencer. De ces recherches du maître du Val-de-Grâce, nous n'avons à retenir que celles qui se rapportent à l'angine. Il se rencontre deux formes principales de cette affection : l'une diphtéroïde, dans laquelle la fausse membrane recouvre une exulcération insignifiante ; cette variété est la moins commune et simule entièrement la diphtérie ; la deuxième forme est primitivement diphtéroïde, et secondairement ulcéro-membraneuse. Ces deux modalités cliniques de l'angine correspondent à un processus bactériologique un peu différent : le bacille fusiforme est pur dans le premier cas ; dans le deuxième, il est associé au spirille.

Les travaux de Vincent sur l'angine ulcéreuse sont exposés dans une communication faite à la société médicale des hôpitaux de Paris, le 17 mars 1898 (97), et dans deux mémoires visés plus haut des Annales de l'Institut Pasteur.

Il se trouve que vers la même époque, le docteur Bernheim, docent à la clinique pédiatrique de Zurich, publia, dans le Centralblatt für Bakteriologie, un mémoire portant sur 30 observations de stomatite ou d'amygdalo-stomatite ulcéreuse, où il trouva à peu près invariablement l'association fuso-spirillaire de Vincent (98). Sans affirmer la relation causale entre celle-ci et l'affection buccale, car, pas plus que Vincent, il n'avait réussi à cultiver et à inoculer les deux microbes, il incline cependant vers cette solution, en raison de la constance et de l'abondance avec lesquelles ceux-ci se trouvaient dans les foyers morbides. Quant à la signification réciproque de l'angine et de la stomatite, il n'hésita pas à voir dans la première une localisation atypique de la seconde. M. Bernheim ne cite point Vincent, et s'attribue implicitement par cette omission le mérite d'avoir découvert la symbiose fuso-spirillaire et ses rapports avec l'amygdalo-stomatite ulcéreuse. Son mémoire, il est vrai, date de février 1898, et c'est le mois suivant que Vincent a fait sa communication sur le même sujet à la Société médicale des hôpitaux de Paris. Mais, dans son mémoire publié en 1896 sur la pourriture d'hôpital, ce dernier a laissé entrevoir qu'il avait observé des angines dans les fausses membranes desquelles pullulait un bacille fusiforme qui ne lui paraissait point distinct de celui qui était actionné dans la diphtérie des plaies, si bien qu'en toute justice, la question de priorité doit être résolue en faveur de notre compatriote.

Quoiqu'il en soit, les recherches de MM. Vincent et Bernheim éveillèrent l'attention sur ce sujet, et l'impulsion qu'elles imprimèrent à son étude, se traduisit par la publication, dans ces six dernières années, tant en France qu'à l'étranger, d'un assez grand nombre de mémoires et d'observations de stomatites et d'angines ulcéreuses à symbiose fuso-spirillaire. La biblio-graphie en est déjà assez longue. Nous y relevons, pour la France, les mé-moires de MM. Raoult et Thiry (99), Nicolle (100), Lacoarret (101), Niclot et Marotte (102), Simonin (103), les thèses de MM. Panoff (104), Freyche (105), Lescœur (106); et à l'étranger les articles de MM. Abel (107), Bernheim et Popischill (108), Salomon (109), Stoecklin (110), etc.

Les observations produites dans ces divers écrits se laissent diviser, au point de vue des localisations morbides, en trois groupes : les angines ulcéreuses avec stomatite, les angines ulcéreuses sans stomatite, et les stomatites ulcéro-membraneuses sans amygdalite. Elles nous amènent à nous demander, d'une part si les deux localisations morbides sont unes de leur nature, et d'autre part si la stomacace actuelle se rattache à l'ancienne stomatite épidémique, cette dernière question est celle par laquelle et pour laquelle nous avons ouvert ce paragraphe.

La signification réciproque de la stomatite et de l'angine ulcéreuse avait déjà préoccupé les médecins qui furent témoins des épidémies de stomatite du siècle dernier. En 1855, Bergeron observa l'angine ulcéreuse simple et associée à la stomatite, et devant la similitude des lésions tonsillaire et buc-cale, il n'hésita pas à identifier les deux localisations morbides. Ce rapprochement fut d'ailleurs consacré par le sentiment de tous les médecins de l'armée et de la flotte qui eurent l'occasion de voir les ulcères de la voûte palatine coïncider avec la stomatite (111). Peut-être est-ce cette forme diffuse de la maladie que van Swieten observa parmi les troupes de Marie-Thérèse ; il est permis d'en émettre la pensée, puisqu'il nous a fait connaître qu'elle se manifestait par des lésions ulcéreuses portant à la fois sur les tonsilles et la muqueuse buccale [1].

En ce qui concerne les angines et les stomatites ulcéreuses actuelles, les médecins qui se sont occupés de leur étude s'accordent, en général, à les rattacher ensemble. La concomitance des lésions buccale et pharyngée, la similitude de leurs caractères anatomo-cliniques, le parallélisme de leur évolution respective, la coïncidence de petites épidémies familiales de stomatite et d'angine distinctes, la transmission, par contagion, d'une stomatite effectuée par un individu atteint d'amygdalite (Thiry), sont des arguments d'une incontestable valeur en faveur de l'identité des deux localisations morbides. Cette conception peut d'ailleurs s'appuyer sur la bactériologie qui signale, d'une façon à peu près constante, le bacille fusiforme, avec ou sans spirille, au niveau des lésions buccale et pharyngée, dans toutes les observations produites depuis la publication des mémoires de MM. Vincent et Bernheim. Sans doute, la spécificité pathogène de la symbiose fuso-spirillaire n'a pu être démontrée expérimentalement. Aussi, la présence normale dans la bouche des deux microorganismes a-t-elle paru suffisante à quelques-uns (112) pour leur dénier cette signification. Mais la constance et l'abondance avec lesquelles on les rencontre dans les foyers morbides, témoignent en faveur du rôle qui leur est attribué. Le streptocoque et le staphylocoque sont, eux aussi, des hôtes habituels de la bouche, et néanmoins on les considère comme les fauteurs de certaines angines, parce qu'ils s'y rencontrent en grande masse, et presqu'en culture pure. N'en est-il pas de même du bacille de Loeffler à l'égard des angines diphtériques ? Bernheim a du reste remarqué, dans quelques épidémies de maison, que les deux microbes en cause se rencontraient et chez les premiers malades, et chez ceux qui, atteints ultérieurement, passaient pour avoir été infectés par eux (113). Il semble donc que les deux localisations morbides se confondent à la fois par leurs caractères anatomo-cliniques et par leur genèse microbienne ; aussi, la plupart des observateurs cités plus haut, MM. Bernheim, Salomon, Lacoarret, Raoult et

---

[1] Van Swieten décrit effectivement une maladie de la bouche qu'il a observée parmi les troupes de Marie-Thérèse et qui se confond par quelques-uns de ses traits avec la stomatite ulcéreuse. (Comment. in Aphor. 432. Lugd. Bat. p. 766. 1742. — Guersant et Blache, loc. cit. p. 589, et Perier, loc. cit. p. LXXXVI. Mais on éprouve de la peine à l'identifier avec cette dernière, car elle se montrait surtout à la gorge, région qui est presque toujours épargnée par l'endémo-épidémie de notre armée.

Thiry, Abel, Lesueur, Panoff, etc., se prononcent-ils en faveur de leur identité. M. le professeur Vincent n'a garde d'être aussi affirmatif, si nous en jugeons d'après la lecture d'un mémoire inédit dont il a bien voulu nous donner communication. Tout en reconnaissant que l'angine et la stomatite ulcéreuse sont souvent sous la dépendance de la symbiose fuso-spirillaire, il estime cependant que cette pathogénie n'est exclusive ni pour l'une ni pour l'autre de ces deux déterminations morbides. Sur 17 observations de stomatite ulcéreuse primitive qu'il a eu l'occasion de recueillir dans ces dernières années, 6 seulement lui ont permis de mettre nettement en cause l'infection fuso-spirillaire. Les 11 autres se répartissent, au point de vue de la flore bactérienne, en deux groupes : dans le premier, l'analyse microscopique fit reconnaitre, au foyer morbide, des microorganismes divers (mesentericus vulgatus, bac. ulna, b. coli, leptothrix, etc.); dans le deuxième, les microbes de la suppuration, isolés ou associés ensemble, (streptoc., staphyloc., colibac., tétragène, etc.).

Ces observations sont pleines d'intérêt : elles nous enseignent que la symbiose fuso-spirillaire n'est pas le moteur pathogène exclusif de l'amygdalo-stomatite, et qu'en réalité la genèse de celle-ci relève du polymorphisme microbien. M. Vincent croit pouvoir en déduire que l'examen bactériologique seul nous met à même de spécifier la nature d'une stomatite, c'est-à-dire qu'il parait disposé à en multiplier les espèces avec celles des microbes révélés dans chaque cas examiné. Nous hésitons à nous rallier à cette opinion. La nosographie appuie la conception de l'entité morbide sur la cause, la lésion et le symptôme. Mais il y a, entre ces trois notions fondamentales, une sorte d'hiérarchie, de subordination respective, qui varie suivant les circonstances. Si la stomatite ulcéreuse peut être déterminée par une série de microbes qui sont aptes à se suppléer dans cet acte pathogénique sans que l'expression symptomatique, l'unité clinique du syndrome en reçoive la moindre atteinte, c'est qu'il faut orienter la conception nosographique de cette maladie vers le symptôme et non la cause. Celle-ci est changeante, le type clinique reste immuable, c'est lui qui doit servir de base à la détermination de l'espèce. L'observation elle-même nous induit dans cette voie, en nous montrant réunies dans une même épidémie familiale des stomatites à fuso-spirilles, et des stomatites à pyogènes, dans la proportion de un quart pour celles-ci, et de trois quarts pour celles-là. (Lobloviz). Il en est de la stomatite ulcéreuse, comme de certaines autres maladies infectieuses, auxquelles nous avons fait allusion déjà dans nos remarques sur la nosographie de la diphtérie : sa causalité est complexe, générique en quelque sorte. Son unité, sa spécificité parait résider non pas dans l'invariabilité de son moteur pathogène, mais dans celle de son appareil clinique, et dans le groupement éventuel en un même faisceau épidémique de ses diverses manifestations, qu'elle qu'en soit la cause microbienne.

En résumé, nous estimons que la stomatite et l'angine ulcéreuses étant généralement semblables à elles-mêmes, et semblables entre-elles dans leurs signes objectifs, peuvent être considérées comme un seul et même processus, toujours identique à lui-même, malgré la diversité de sa flore microbienne. Cette conclusion s'impose devant la constance de sa caractéristique anatomo-clinique, dont les suggestions doivent prévaloir dans ce débat contre celles de la bactériologie.

Reste à envisager les rapports de l'amygdalo-stomatite avec la stomatite ulcéro-membraneuse épidémique. Si l'amygdalo-stomatite actuelle s'impose à l'attention du clinicien par la possibilité de sa confusion avec la diphtérie ou la syphilis pharyngées, elle éveille d'autre part un intérêt rétrograde par sa ressemblance avec l'ancienne stomatite épidémique. Nous nous sommes demandé en effet, devant cette similitude d'aspect des deux maladies, si celle-ci n'était point fondée à s'appliquer les notions dont la bactériologie avait doté celle-là.

La plupart des médecins qui ont traité de ce sujet dans ces dernières années, MM. Bernheim, Lesueur, Surmont, etc., ne craignent point d'affirmer l'identité de l'ancienne stomatite épidémique et de la stomatite à bacilles fusiformes et à spirilles. Ils n'ont produit à l'appui de cette opinion, il est vrai, aucune preuve décisive. Mais, il serait d'autre part difficile de lui opposer quelqu'argument contradictoire, capable de lui faire échec. Nous ignorons la caractéristique bactériologique de l'ancienne stomatite, mais nous connaissons son expression clinique qui ne diffère en rien de celle de la stomatite de Vincent et de Bernheim. L'épidémicité, qui était un des traits saillants de celle-là fait, il est vrai, défaut à celle-ci ; mais, attribut contingent des maladies infectieuses, elle n'a qu'une valeur secondaire dans les déterminations nosographiques.

Sans exprimer une opinion ferme, nous inclinons à penser que les stomatites simples et amygdalo-stomatites qui ont fixé l'attention depuis les études de Vincent, sont le reliquat de l'ancienne stomatite endémo-épidémique, de même que la suette moderne représente en quelque sorte le prolongement rétréci dans le temps et l'espace de la terrible suette du moyen âge. S'il en est ainsi, la symbiose fuso-spirillaire avec d'autres microbes de la bouche, notamment les pyogènes, devait être actionnée dans la stomatite de Desgenettes et de Taupin. Nous donnons cette conclusion pour ce qu'elle vaut, sans nous dissimuler qu'elle n'est pas de nature à forcer la conviction.

Contagion. — En principe, cette conclusion résoud la question de la contagion, car les affections parasitaires sont en général transmissibles. Mais elle ne nous dispense pas d'interroger quand même l'observation et de recueillir ses enseignements qui sont décisifs dans la pratique.

Parmi les médecins d'armée qui ont observé la stomatite, la plupart l'ont considérée comme transmissible ; ils accusaient les ustensiles de table d'être les véhicules habituels du contage; et c'est dans cette conviction qu'ils faisaient manger à part les militaires atteints de stomacace et supprimer la gamelle et le bidon communs (H. LARREY).

On connaît les témoignages qui ont été produits en faveur de la contagion. Les uns se réduisent à de simples affirmations, comme celles de PAYEN et GOURDON, qui avancent dans leur relation de l'épidémie de Toulon, que les soldats qui ne se décidaient que fort tard à entrer à l'hôpital « pouvaient pendant ce temps rendre la maladie contagieuse de simplement épidémique qu'elle avait été d'abord » (114). D'autres, et c'est le plus grand nombre, sont nettement favorables à la contagion miasmatique, qu'il est à la vérité plus facile de mettre en cause qu'en évidence. Quelques uns, enfin, se rapportent à des faits de transmission plus ou moins précis, souvent cités dans les écrits classiques. Tel est celui de ce bataillon du 55ᵉ de ligne, dont LÉONARD nous a raconté les douloureuses épreuves. Embarqué à Bône, à destination de France, en août 1834, il resta dix-sept jours en mer, entassé dans les parties basses d'un navire de commerce, où il vit se développer dans son sein une double épidémie de fièvre typhoïde et de stomatite ulcéreuse. Arrivés à Aix, ces militaires furent fusionnés avec les deux autres bataillons qui y tenaient garnison, et auxquels jusqu'alors le mal de la bouche était resté complètement inconnu. Or, peu de temps après, on s'aperçut que la stomatite avait infecté toutes les compagnies du régiment. Après sa réorganisation, le 55ᵉ se disloqua encore, et fut réparti sur trois points différents. Une portion resta à Aix, deux autres allèrent occuper Antibes et Toulon. Depuis le mois d'août 1834, époque à laquelle se déclara l'affection buccale, elle ne cessa de causer des atteintes dans les trois fractions du régiment, jusqu'au mois d'avril 1835 (115).

Le mémoire manuscrit de MOUSSU, que nous avons eu entre les mains, contient quelques exemples de transmission de la stomatite par l'intermédiaire d'une pipe et d'un bidon commun. Ils ont été reproduits par BERGERON dans son article *stomatite* du dictionnaire encyclopédique (116). Peut-être n'ont-ils pas la valeur décisive que leur attribue cet observateur, attendu qu'ils ont été recueillis dans un foyer épidémique, c'est-à-dire dans des conditions qui n'excluent pas l'éventualité d'un autre mode de développement.

Il n'est pas hors de propos de rappeler ici que BRETONNEAU fait allusion dans un passage de son livre (117) à l'apparition de quelques cas de stomacace chez les habitants de Tours à l'époque où cette maladie se montrait si commune parmi les militaires de la légion de la Vendée, que Taupin ne mettait point en doute sa transmissibilité (118), et qu'enfin Bergeron a rapporté dans son article quelques exemples où celle-ci a paru s'effectuer d'enfants qui fréquentaient l'asile ou les écoles mal tenues à leurs parents et à d'autres enfants qui n'avaient point quitté le foyer (119).

Léonard et Malapert, qui croyaient l'un et l'autre à la contagion de la stomatite, différaient cependant dans leur conception du mode de sa transmission. Tandis que le premier accusait surtout les ustensiles de table communs entre les militaires de répandre le contage parmi eux (120), le deuxième leur déniait ce rôle, et proclamait que l'air était le seul véhicule de ce dernier (121).

Les successeurs de ces médecins, réunissant ces deux opinions dans un éclectisme que justifiait avant tout l'incertitude qui planait sur l'une et sur l'autre, admirent que la stomatite se transmettait à la fois par les ustensiles de table ou par contage fixe, et par l'air, ou par contage volatil. Telle fut l'opinion exprimée entre autres par MM Colin, Bergeron et Feuvrier. Et comme la stomatite, d'une part survécut de beaucoup à la suppression de la gamelle et du bidon communs, et d'autre part se montra réfractaire aux essais d'inoculation tentés par Bergeron au Roule et par Catelan à bord de « l'Alexandre », on en vint à penser que des deux modes de transmission, par contact et par infection miasmatique, généralement admis, c'était ce dernier qui se trouvait le plus souvent en cause (122).

Ce n'est d'ailleurs pas seulement le mode, mais la notion elle-même de la transmissibilité qui a divisé les médecins civils et militaires. Caffort la niait, parce que la maladie ne se propageait pas aux anciens soldats, et parce qu'elle se déclarait souvent simultanément chez plusieurs sujets d'une même agglomération (123). Taupin affirmait au contraire l'avoir vue mainte fois se développer sur les points de la bouche saine qui subissaient le contact de la cuiller ou du gobelet d'enfants malades (124). Sans révoquer en doute de semblables faits, Guersant et Blache avancent cependant que la maladie ne leur « a point paru contagieuse, au moins d'une manière évidente » (125). D'autre part, Barrier lui reconnaît cette propriété sur la foi de Taupin (126), et Rilliet et Barthez rapportent simplement l'opinion de ce dernier, en évitant de se prononcer (127).

Dans les dernières années du règne de la stomatite épidémique, l'opinion des médecins de l'armée de terre et de la flotte se montrait moins favorable à la contagion que dans la première moitié du siècle. Perier ne lui consacre qu'une phrase insignifiante (128). Catelan, Moursou, Maget la combattent énergiquement. Laveran, sans la repousser en principe, lui oppose des objections qui méritent d'être méditées. Lorsque la stomatite

se répand dans une caserne, écrit-il, il est impossible de rattacher entre
elles les différentes atteintes par le lien du contact direct ou de l'usage d'un
ustensile contaminé ; de la caserne, les militaires ne la propagent jamais
à la population civile ambiante ; elle ne rayonne pas en dehors de son foyer
d'origine. A l'hôpital, elle ne se propage ni aux infirmiers ni aux autres
malades en traitement. Enfin, les inoculations tentées par BERGERON et par
CATELAN ont toutes échoué.

Ainsi qu'on le voit, les faits sur lesquels s'appuie la croyance à la contagion sont peu nombreux, et n'échappent pas entièrement à la critique.
Nous partageons cependant avec M. COLIN la conviction que la stomatite est
transmissible, parce que les objections formulées contre cette notion nous
paraissent parfaitement conciliables avec elle. Il en est de la puissance de
rayonnement des contages comme de leur virulence : elle est une propriété
contingente, très variable dans ses degrés suivant les temps et les lieux.
Nous avons mainte fois insisté sur cette vérité fondamentale en pathologie
générale. Il est certain que pendant son règne épidémique, une maladie
infectieuse est momentanément pourvue d'un pouvoir contagieux supérieur
à celui dont elle est douée sous sa forme sporadique. L'épidémicité n'est
souvent que le renforcement de la contagion. Au début et au cours d'une
épidémie de variole, la transmissibilité est à son maximum, elle se manifeste presque fatalement vis-à-vis de tous les sujets réceptifs. A la fin, elle
devient hésitante ; sa puissance s'épuise peu à peu, elle finit par s'éteindre
presqu'entièrement, au point que les dernières victimes de la maladie
régnante peuvent être mêlées impunément aux malades ordinaires. (V. les
généralités sur les fièvres éruptives. p. 14). Et sans sortir du domaine de la
stomatite, nous pourrions rappeler ici une observation très suggestive, consignée dans les Études cliniques de médecine militaire de M. le Médecin
Inspecteur général COLIN. Les cas sporadiques, écrit ce maître, qui sont
introduits dans nos salles en temps ordinaire, n'ont aucune tendance à se
transmettre au voisinage, tandis que ceux qui nous arrivent au cours des
épidémies ne laissent pas que de témoigner à l'occasion de cette funeste
aptitude (129). Or. les variations que peut subir la transmissibilité d'une
maladie en passant du mode sporadique au mode épidémique, se manifestent également dans son évolution multiannuelle. Nous avont exposé plus
haut les épouvantables ravages que la contagion de la diphtérie causait, il y
a un demi-siècle, dans des fermes et des hameaux de nombre de nos départements ; et nous avons marqué à cette occasion qu'elle avait perdu ces allures
tumultueuses et expansives avant l'avènement de la sérothérapie. Serait-il
donc téméraire de supposer, d'après ces exemples auxquels nous pourrions
en ajouter maint autre, que le pouvoir expansif de la stomatite, non plus
n'a pas toujours été égal à lui-même, que dans le principe, notamment,

il se manifestait d'une manière plus visible que dans les époques ultérieures? Cette interprétation se justifie par les enseignements de l'épidémiologie. Elle nous donne la clef des divergences d'opinion qui se sont produites, suivant les temps et les lieux, à l'égard de la transmissibilité de la
maladie qui nous occupe. Nous estimons que la variabilité de cette propriété
ne ressort pas seulement de la comparaison entre les allures qu'elle
affecte respectivement dans ses modes sporadique et épidémique, elle se
marque également dans son évolution à travers les années. Notre conviction est que la contagion était plus active, plus apparente dans les manifestations épidémiques dont furent témoins Payen, Léonard et d'autres, que
dans celles qui se produisirent trente ou quarante ans plus tard, alors que
la maladie était entrée dans sa phase de déclin. Nous en trouvons
un témoignage saisissant dans un passage de l'ouvrage de Fodéré, qui
mérite de fixer l'attention à ce point de vue. Nous avons rappelé dans l'historique que ce médecin eut l'occasion de soigner à l'hôpital d'Embrun,
en 1805, un grand nombre de militaires (plusieurs centaines) de l'armée
des Alpes atteints de stomatite ulcéreuse. Il la considérait comme le premier
degré, comme une forme locale du scorbut qui régnait en même temps
dans la troupe. Mais, si en clinique, il commit cette confusion, sa clair-
voyance et son instinct l'amenèrent à établir une distinction essentielle
dans la pathogénie des deux états morbides. Voici, en effet, ce qu'il expose
à cet égard. « L'épidémie d'affection scorbutique de l'armée des Alpes m'a
« mis à même de résoudre la question de la contagion du scorbut, qui
« était encore un problème pour moi. En effet, le défaut d'espace dans
« l'hôpital, m'ayant obligé de laisser les scorbutiques avec les autres
« malades, bientôt ceux qui les avoisinaient et qui les fréquentaient le
« plus, se plaignirent de l'affection des gencives ; affection que je n'eus
« plus lieu d'observer, lorsque je fus parvenu à placer les scorbutiques
« dans un local à part. Cela n'empêcha cependant pas plusieurs jeunes
« chirurgiens, chargés des pansements des ulcères scorbutiques, de gagner
« la maladie. C'était d'ailleurs une voix générale parmi les militaires,
« qu'ils l'avaient contractée en couchant avec des camarades qui l'avaient
« déjà, en buvant et en mangeant après eux dans les mêmes vases. *Si ces*
« *faits ne prouvent pas que l'état scorbutique de tout le système soit contagieux,*
« *ils démontrent certainement que les ulcères le sont, quand on reçoit dans la*
« *bouche quelque parcelle de leur matière, et les exhalaisons fétides qui en*
« *émanent.* Ils attestent de plus la propriété qu'ont ces ulcères des gencives
« et du reste de la bouche de produire un scorbut général, quand on en
« avale la matière (130). »

Ce passage est très suggestif. Nous y voyons la raison pour laquelle
Fodéré tenait le scorbut pour une maladie transmissible. Il se trouvait

naturellement amené à cette croyance parce qu'il ne séparait pas de lui
l'affection ulcéreuse de la bouche qui lui apparaissait comme éminemment
contagieuse. C'est à tort qu'il a uni les deux états morbides dans sa conception clinique du scorbut : mais cette erreur ne l'a pas empêché de les opposer l'un à l'autre par leur mode pathogénique respectif, en attribuant la
stomacace à la contagion, et l'état scorbutique de tout le système à l'auto-
infection réalisée par le scorbut buccal.

On a fait valoir contre la contagion de la stomatite les inoculations
stériles de BERGERON et d'autres expérimentateurs. Ces insuccès pourtant
ne témoignent ni pour ni contre cette dernière : ils ne prouvent rien.
La contagiosité de la pourriture d'hôpital, cette maladie si voisine de la
stomatite ulcéreuse, a été mise en évidence non seulement par les observations cliniques de DANILLO, A. LARREY, DELPECH, OLLIVIER, WOLF,
mais aussi par des transmissions accidentelles dont furent victimes
certains chirurgiens, POUTEAU, DANILLO, PIROGOFF, etc., et qui se manifestèrent au niveau d'excoriations qu'ils portaient à la main en opérant.
Et pourtant les inoculations pratiquées sur l'homme par PERCY, RICHE-
RAND, DUPUYTREN, MARMY, HIRSCH, von PITHA, WILLAUME, VINCENT, échouèrent
invariablement, aussi bien que celles que THOMAS, PERCY, v. PITHA, FISCHER,
COLIN, TERRIER et VINCENT tentèrent sur les animaux. Les intéressantes
recherches de ce dernier montrent que, malgré le caractère spécifique et
contagieux de la pourriture d'hôpital, cette affection n'est transmissible
aux sujets sains, et même aux opérés et aux blessés qu'à la faveur de circonstances particulières qui n'ont pas été suffisamment étudiées. Il n'a
réussi à l'inoculer au lapin qu'en choisissant pour sujets d'expérience des
animaux atteints de cachexie tuberculeuse, et qu'en renforçant l'activité
du bacille pathogène par l'association des microbes de la suppuration (131).
Les chances de réussite des inoculations de la stomatite ulcéreuse à
l'homme sont vraisemblablement subordonnées à des conditions de même
ordre. Les considérations qui précèdent suffisent en tous cas pour enlever
toute signification à l'insuccès de ces tentatives.

Par cet exposé de faits et de principes, nous pensons avoir suffisamment
justifié notre croyance à la transmissibilité de la stomatite, et l'obligation,
pour l'hygiène, de lui appliquer la prophylaxie des maladies contagieuses.
Il va sans dire que la théorie et la pratique devront renoncer à la distinction
surannée entre le contage fixe et le contage volatil ou miasmatique. Les voies
de transmission de la stomatite ne diffèrent point de celles des autres maladies infectieuses, dont les germes vivent et déploient leur activité pathogène dans la bouche ou les cavités qui communiquent avec elle : elles sont
multiples. La salive virulente se propage par l'intermédiaire des ustensiles
de table, principalement incriminés naguère : mais elle peut être projetée

directement par les malades dans l'acte de la toux, et même dans la conversation sur les lèvres des personnes leur faisant face, ou sur les aliments solides et liquides ainsi que les objets divers placés dans leur voisinage.

L'infection se produit en outre par les vêtements et la literie imprégnés des mucosités que laisse échapper la bouche des patients ; enfin, elle a lieu éventuellement par ces dernières desséchées et mêlées à l'air ambiant pendant la manipulation des effets qui en sont souillés. Mais ce dernier mode de contamination est tout aussi rare dans la stomatite que dans les autres maladies infectieuses, de sorte que contrairement au sentiment de Bergeron, la contagion miasmatique, au lieu d'être la règle dans l'espèce, doit être tenue pour l'exception. C'est ce qu'avait déjà pressenti Taupin quand il écrivait que la transmission de la maladie par des miasmes mêlés à l'air était difficile à affirmer dans des foyers où celle-ci pouvait se communiquer « par des attouchements impurs dont on n'était pas toujours instruit » (132).

Causes secondes. — En établissant sur des preuves épidémiologiques la spécificité de la stomatite, nous avons implicitement fait passer au rang des causes secondes les facteurs étiologiques tels que les vices du régime et l'encombrement auxquels, dans le principe, on rapportait directement le développement de cette affection. Il est quelques autres influences de même ordre qui deviennent à l'occasion des auxiliaires plus ou moins efficaces de la cause spécifique, et qui méritent de retenir un instant notre attention. Les unes favorisent la production et la propagation du germe, les autres créent la prédisposition à son égard.

L'historique nous a montré la stomatite se développant dans des contrées très variables, telles que la France, l'Allemagne, le Portugal, l'Espagne, la Belgique, la Turquie, l'Algérie, la Cochinchine, la Nouvelle-Calédonie et les Antilles. On peut inférer de sa distribution géographique qui embrasse des latitudes si différentes, qu'elle n'était guère subordonnée à l'action des climats ; mais dans les milieux où elle était endémique, elle ne s'affranchissait pas au même point, il s'en fallait de beaucoup, des influences atmosphériques. A l'instar de tant d'autres affections infectieuses, elle s'y présentait avec les allures d'une maladie nettement saisonnière. Les atteintes sporadiques s'y observaient en tout temps, mais les recrudescences annuelles et les manifestations épidémiques survenaient d'ordinaire entre les mois d'avril et de décembre. Aussi la plupart des observateurs s'accordaient-ils à considérer la chaleur, et surtout la chaleur humide, comme un facteur important dans leur développement. Dans mainte circonstance, sa signification est apparue de la façon la plus évidente. Au cours de l'épidémie qui régnait à Paris, en juillet 1855, Bergeron remarqua que les chutes d'eau se produisant après quelques journées chaudes, amenaient toujours à la visite un nombre plus ou moins considérable de malades. Aussi, lorsqu'après les chaleurs exceptionnelles de la première quinzaine d'août, les pluies reparurent, annonça-t-il, comme très probable, une recrudescence de l'épidémie, et l'événement confirma entièrement ses prévisions (133). Les observations de Fecvrier ne sont pas moins précises. La stomatite d'Auxerre prit nettement le caractère épidémique après les fortes chaleurs des vingt premiers jours de juillet, pendant les pluies qui marquèrent la fin de ce mois : et les recrudescences qui survinrent en septembre et en octobre, se produisirent sous des influences atmosphériques semblables. Leur concours n'est cependant pas indispensable ; la règle que nous venons de formuler ne va pas sans exception. La stomatite de la Légion de Bourbon-Vendée se manifesta au commencement de l'année (134). L'épidémie qui régna à Beaucaire en 1831, se déclara dans la saison froide (135). Il en fut de même de celle que le médecin major Duhautier observa en 1865-66 au 7e de ligne, à Aix en Savoie (136). Enfin, l'épidémie du camp d'Avor a régné en plein hiver, et un hiver des plus rigoureux. Née à la fin de l'automne 1871, elle prit un développement considérable en janvier et surtout en février, où le médecin major Delon compta près de 400 atteintes sur un effectif de 700 hommes (137).

Le surmenage a été souvent accusé de renforcer l'action nocive des vicissitudes atmosphériques. Desgenettes incriminait, en même temps que l'absorption de l'eau de neige fondue, les fatigues et la transition subite du chaud au froid (138). Payen et Gourdon estimèrent que si les troupes casernées au fort Lamalgue furent beaucoup plus éprouvées par l'épidémie de Toulon que les autres corps de la garnison, c'est qu'elles se fatiguaient plus que ces derniers, en raison des corvées auxquelles elles étaient quotidiennement astreintes, pour assurer l'approvisionnement de leur résidence. On les voyait incessamment aller du fort à la ville et vice versa, avec des charges plus ou moins pesantes, exposées soit à l'ardeur du soleil, soit à la pluie à laquelle s'associaient d'ordinaire des vents très chauds ou très froids (139). M. Moursou note qu'à bord du vaisseau École des canonniers, c'est généralement vers la fin de l'instruction, dans le troisième mois, au moment où les effets du surmenage commençaient à se manifester, que les atteintes de stomatite se multipliaient le plus (140).

Enfin, dans toutes les épidémies, il s'est trouvé des malades qui déclaraient que leur affection avait débuté immédiatement après une corvée exceptionnelle, une marche militaire, une revue, en un mot à la suite d'un effort excessif ou trop prolongé. Mais pas plus que les influences saisonnières, la fatigue ne constitue un facteur constant et nécessaire dans la pathogénie de la stomatite. Elle a fait défaut dans mainte observation, et il y a même lieu de remarquer qu'à l'époque où cette maladie florissait dans l'armée, celle-ci se surmenait beaucoup moins que depuis qu'elle y est éteinte.

La plupart des médecins qui ont observé la stomatite épidémique ont signalé sa prédilection pour les jeunes soldats. Payen et Gourdon mentionnent déjà la fréquence de ses atteintes parmi eux, et le Dr Caffort estimait qu'ils étaient à peu près seuls aptes à la contracter; il s'appuyait même sur l'immunité des vieux soldats pour nier la transmissibilité de cette affection. L'âge moyen des malades observés par Bergeron fut de vingt et un à vingt et un ans et demi. Il en était de même dans l'armée portugaise d'après le témoignage de Valle et de Mendez. Bergeron inclinait à croire que la stomatite recherchait moins les jeunes sujets que ceux qui étaient récemment incorporés. Il l'a observée en effet chez un soldat de vingt-neuf ans, et même chez un militaire qui était dans sa trentième année : mais tous les deux, tardivement engagés, ne se trouvaient au service que depuis un an. Il est difficile de comprendre comment un pareil facteur peut contribuer à créer la réceptivité morbide vis-à-vis de cette affection. A vrai dire, nous ne craignons pas d'avancer que ni l'âge ni la date de l'incorporation n'ont, dans l'espèce, une influence pathogénique aussi décisive, aussi absolue que l'ont pensé les premiers observateurs. Péchaud rapporte que l'épidémie de Strasbourg a causé presque autant d'atteintes parmi les anciens soldats (trois à dix ans de service) que parmi les jeunes. Halbron fait remarquer dans son compte rendu de celle du 6e cuirassiers au Mans, que contrairement à l'opinion généralement accréditée, la maladie ne marqua aucune préférence pour les recrues. La plupart des sujets qui la contractèrent comptaient de quatre à cinq ans de service : l'auteur a eu à soigner plusieurs cavaliers de trente à trente-cinq ans, qui étaient assez gravement atteints. Dans l'épidémie d'Auxerre, les malades se répartirent indistinctement entre les jeunes soldats et ceux qui comptaient de deux à quatre ans de service. Enfin, au camp de Laghouat, les dix-neuf sujets traités par Moussu étaient tous d'anciens soldats de deux à six ans de service.

On peut résumer et concilier ensemble ces observations contradictoires, en concluant que la stomatite, à l'instar de beaucoup d'autres maladies infectieuses, marque d'ordinaire une incontestable affinité pour les jeunes soldats, mais que dans certaines épidémies, son contage étant doué d'une énergie exceptionnelle, triomphe de la résistance que lui oppose l'âge, et dès lors elle porte ses atteintes indistinctement sur les recrues et leurs aînés.

Elle épargne d'ordinaire les officiers et les sous-officiers, probablement parce qu'ils ont dépassé l'âge qui prédispose à ses atteintes, et que le grade comporte un adoucissement aux fatigues professionnelles et une amélioration dans le bien-être.

Toutes les causes d'irritation de la bouche sont à même de devenir à l'occasion des auxiliaires efficaces de la cause première, soit en contribuant à exalter sa puissance, soit en affaiblissant les moyens de résistance dont la muqueuse est armée vis à vis d'elle. Telles sont la malpropreté habituelle de cette cavité, l'accumulation excessive de tartre autour des dents, la carie de celles-ci, l'évolution de la dent de sagesse, la mastication du biscuit, l'usage abusif des salaisons, du tabac. etc. L'influence de ces causes est réelle, car leur suppression suffit d'habitude pour amener la guérison des formes légères de la maladie. Mais leur valeur n'en est pas moins secondaire, car on a vu mainte fois celle-ci se développer chez des individus dont la denture et l'entretien de la bouche étaient irréprochables.

Les diverses causes d'irritation buccale mentionnées ci-dessus créent souvent une inflammation chronique et suppurative du bord libre des gencives et des alvéoles. Cette pyorrhée alvéolo-dentaire appelait volontiers la stomatite dans les milieux où elle était endémique. Nous avons vu qu'elle était très commune naguère dans la flotte, et qu'elle servait très souvent de prélude à la stomatite spécifique.

L'encombrement (Bergeron, Feuvrier), les perturbations atmosphériques (Payen et Gourdon), les vices du régime (Caffort. Sagot-Duvauroux), les fatigues (Desgenettes, Larrey), la malpropreté de la bouche et l'usage du biscuit (Martin-Dupont). telles sont les principales causes secondes qui ont été tour à tour plus spécialement incriminées dans les diverses épidémies dont l'histoire a fixé le souvenir. L'examen que nous en avons fait nous a montré qu'aucune d'elles n'a été actionnée d'une façon constante dans ces dernières. et que par conséquent aucune d'elles n'est indispensable à la genèse de la maladie. vraisemblablement parce qu'elles sont aptes à se suppléer mutuellement dans leur insuffisance respective. Mais inversement, lorsqu'elles se trouvent unies ensemble et confondues dans une action commune, leurs effets s'ajoutent et aboutissent fréquemment à la réalisation d'épidémies sévères, soit par leur expression symptomatique, soit par leur ténacité. Cette association se produit souvent parmi les troupes en campagne. fatalement vouées aux privations et aux souffrances de tous genres. N'est-ce point dans les armées de la République et de l'Empire. au milieu des viscissitudes de la guerre, en Italie, en Allemagne. en Espagne, que la stomatite a fait sa première apparition ? On n'a pas oublié les traits sévères sous lesquels l'ont dépeinte ses premiers observateurs. notamment Desgenettes. Depuis cette époque. elle s'est manifestée plus d'une fois dans des conditions et avec des caractères similaires. En juillet 1871, elle se déclara au camp du Château (Auvergne). dans le 12ᵉ de ligne, reconstitué avec des hommes qui revenaient de captivité où ils avaient eu beaucoup à souffrir, notamment de la privation de nourriture. Elle sévit pendant plus d'un an dans ce corps, qui la transporta successivement à Riom, à Marseille et enfin à Avignon, où elle nécessita l'envoi à l'hôpital d'un grand nombre d'individus.

Au moment où le 3e bataillon d'Afrique fut atteint de la stomatite au camp de Laghouat, en avril 1873, il venait d'être soumis à de dures et de longues épreuves. Après la campagne de France, au cours de laquelle il avait enduré les fatigues et les privations inhérentes aux guerres malheureuses, il fut envoyé presqu'aussitôt en Algérie, où pendant deux ans il se trouva constamment en colonne ou campé au dehors.

L'épidémie la plus suggestive au point de vue qui nous occupe, est celle qui survint au camp d'Avor dans l'hiver de 1871-1872. Elle attaqua plus de la moitié de l'effectif, quatre cents hommes sur un total de sept cents, et un grand nombre d'entre eux furent très gravement atteints. Elle était due, d'après l'étude consciencieuse et minutieuse qu'en firent les médecins majors Delon, Baudon, Mabillot et Vincens, à des causes multiples : au défaut de résistance des hommes résultant des fatigues et des privations subies par eux pendant leur captivité en Allemagne, aux défectuosités de leur installation dans un camp qui était alors en voie de formation, et notamment à la pénurie des moyens de protection contre le froid et l'humidité, enfin à l'insuffisance qualitative et quantitative de l'alimentation. C'est dans la conviction de la prépondérance du rôle de ces divers facteurs que les médecins qualifièrent cette sévère épidémie de *maladie de la misère*, et aux témoignages directs fournis par leur enquête en faveur de cette origine, ils ajoutèrent celui du mode de répartition de la maladie régnante parmi les troupes du camp. C'est en effet le corps qui avait eu le plus à souffrir des causes incriminées, le 77e de ligne, qui fournit le plus de malades. Au moment de l'explosion de l'épidémie, ses bataillons ne s'étaient pas reposés un seul jour depuis un an et demi. Après la guerre de Prusse, ils furent mêlés aux événements de Marseille, et pendant de longs mois, ils durent camper, bivouaquer, ou se contenter d'installations des plus rudimentaires. Ils comptaient un nombre considérable d'hommes qui ne s'étaient point déshabillés, qui n'avaient point couché dans un lit depuis dix-huit mois ! Un seul bataillon, le troisième, échappa en partie à ces dures obligations : au lieu de rester à Marseille, il fut envoyé à Draguignan ; c'est lui aussi qui fut le moins éprouvé par la gingivite. Les militaires du génie et du train qui, avant leur arrivée au camp, n'avaient point subi les mêmes vicissitudes que le 77e, payèrent néanmoins leur tribut à l'épidémie, mais elle ne les atteignit que tardivement, et fut loin de prendre parmi eux l'extension et la gravité qu'elle manifesta au 77e. Sa prédilection pour ce dernier corps, si éprouvé par les dures nécessités de la guerre, justifie l'interprétation pathogénique des médecins du camp, de même que l'immunité rela-

tive des autres troupes de ce dernier, qui eurent beaucoup moins à souffrir
des fatigues et des privations, et la préservation absolue de la garnison de
Bourges mieux nourrie et mieux installée, donne la contrépreuve de la
justesse de cette conception (141).

Nous nous croyons autorisé à conclure de ces observations que le surmenage, les vices du régime, l'exposition aux intempéries, l'installation pré-
caire dans les camps, en un mot toutes les souffrances réunies de la guerre
sont des facteurs éminemment propres à créer la prédisposition à la stomatite ou à exalter la virulence de ses agents générateurs.

Incubation. — Sa durée est difficile à déterminer, son existence même
serait à démontrer, car elle fut contestée par plus d'un médecin : PÉRIER
entre autres, la niait résolument. La clinique parviendrait à dissiper cette
double incertitude, si elle pouvait s'appuyer sur des faits probants de transmission. S'il était acquis, en effet, qu'il s'écoule toujours un certain intervalle entre le moment de la contamination et celui de l'apparition des
premiers accidents, il serait permis d'en déduire la réalité et la durée approximative de la période silencieuse de la maladie. Mais les faits produits en
faveur de la transmissibilité de celle-ci, ne sont pas à l'abri de toute
objection. MOUSSU, qui a cru que l'épidémie de Laghouat s'était propagée
par l'usage d'ustensiles communs, attribuait à l'incubation une période de
deux à trois jours. Mais, ainsi que nous l'avons déjà fait remarquer, on ne
peut accorder qu'une confiance limitée aux témoignages de la contagion
recueillis dans un foyer épidémique. D'autre part, le moment précis du
début de la maladie n'est guère plus facile à établir que celui de la contamination. Les phénomènes prodromiques sont en effet trop peu accusés
ou trop fugitifs pour fixer l'attention des malades ; ils se confondent souvent avec ceux que provoque et entretient l'inflammation déterminée par
des causes banales. Les éléments d'appréciation manquent donc pour
donner une solution satisfaisante à cette question. Aussi la plupart des
observateurs l'ont-ils laissée en suspens ou passée simplement sous silence.
La prudence nous commande d'imiter leur réserve.

Stomatite ulcéreuse et maladies concomitantes. — Notre historique a
suffisamment mis en relief le lien épidémiologique qui unissait naguère
le scorbut et la stomatite. Mainte fois, au début, les deux affections ont
régné simultanément dans les mêmes groupes, et il ressort des descriptions
de DESGENETTES et de FODÉRÉ qu'elles se sont parfois associées ou succédé
chez le même sujet. En 1855, elles témoignèrent une fois de plus de
leur tendance à surgir sous l'empire de la même constitution épidémique.
l'épidémie scorbutique qui affligeait alors la garnison de Paris n'était

pas encore éteinte. quand celle de la stomatite vint à se déclarer. BERGE-
RON vit encore simultanément les deux affections dans ses salles du Roule,
et reconnut l'affinité qui unissait l'une à l'autre. Il inclinait à admettre
une connexion non moins étroite entre la stomatite et la fièvre typhoïde.
En 1854 et 1855, les deux endémo-épidémies évoluèrent d'une façon tout
à fait parallèle dans la garnison de Paris. En 1855, surtout, la fièvre
typhoïde a suivi dans toutes ses phases la marche de sa compagne, pro-
gressant avec elle pendant le mois d'août, de septembre et d'octobre,
et perdant en même temps qu'elle le caractère épidémique dans les derniers jours de décembre (142). On n'a pas oublié que la stomatite et la
fièvre typhoïde se déclarèrent simultanément parmi les débris du 55e de
ligne, rapatriés en 1834 de Bône à Toulon. D'autre part, nous avons
déjà exposé plus haut, d'après le travail inédit de Moussu, que la fièvre
typhoïde qui éclata au milieu de la population civile d'Avignon, en septembre 1872, après les premières inondations du Rhône, épargna tous les
corps de la garnison, à l'exception du 12e de ligne, affligé depuis plus d'un
an de la stomatite qu'il avait contractée au camp du Château. Elle sévit
d'ailleurs avec assez de violence dans ce corps.

Au cours de l'épidémie de 1855, BERGERON a eu l'occasion de voir la fièvre
typhoïde, la dysenterie et le choléra s'unir cliniquement à la stomatite.
Ces affections intercurrentes ont exercé momentanément une influence
modératrice sur les sécrétions salivaire et purulente de cette dernière, mais
aucune d'elles n'a modifié son caractère de simplicité et de bénignité. Seules
la carie et la pyorrhée alvéolo-dentaire ont manifesté une action nettement
défavorable à son égard, en retardant la guérison des ulcérations gingi-
vales. Et, en effet, tandis que les pertes de substance pariétales se cicatri-
saient rapidement, celles-là se montraient rebelles à l'action salutaire du
chlorate de potasse (143).

Épidémiologie. — *Évolution séculaire de la stomatite.* — Tout porte à croire
que la stomatite, qui fut signalée pour la première fois dans l'armée française à la fin du xvııı siècle, y était une maladie rare, peut-être inconnue
jusqu'alors.

Il ressort, en effet, des descriptions que lui consacrèrent les médecins
d'armée qui furent témoins de ses manifestations à cette époque, qu'ils la
considéraient comme une maladie nouvelle, ou du moins peu connue.
C'est ainsi qu'elle apparut, selon toute apparence, à DESGENETTES et à ses
collègues, puisque les compte-rendus qu'ils en firent au ministre, provoquèrent de la part de ce dernier une demande de renseignements à son
sujet, et que l'ancien médecin en chef de l'armée du Bas-Rhin. le docteur
LORENTZ, un des praticiens les plus éclairés de son temps, pour répondre

au désir du conseil de santé, la soumit à une étude approfondie, qui l'amena à lui donner une place spéciale, indépendante, à côté du scorbut. LARREY, qui l'observa l'année suivante, à son tour, sur le même théâtre que DESGENETTES, l'appelle une *maladie singulière*, que les uns attribuaient à la syphilis, et les autres au scorbut. Cette épithète et cette hésitation n'impliquent-elles point qu'on ne l'avait pas observée auparavant ? Plus de trente ans après, PAYEN et GOURDON fournirent encore le même témoignage. Dans l'incertitude où l'on était, écrivent-ils, sur la nature de ces stomatites lors de leur *première apparition*, on fut entraîné d'abord à penser, à la vue des ulcérations ou des aphtes qui couronnaient le pourtour des lèvres et des gencives, qu'il s'agissait d'une affection scorbutique, surtout lorsque les sujets étaient disposés à l'atonie ou à quelque diathèse de cette nature. Mais un examen plus approfondi faisait bientôt abandonner cette idée, car le plus souvent la maladie n'offrait que quelques symptômes analogues à ceux du scorbut (144).

Quoiqu'il en soit, ainsi que nous l'avons établi dans l'historique, après avoir fixé pour la première fois l'attention des médecins militaires pendant les guerres de la Révolution et de l'Empire, la stomatite se répand dans notre armée, s'y acclimate, et s'élève peu à peu au rang de ses maladies les plus communes. Elle y fut observée d'une façon ininterrompue pendant presque tout le cours du XIXe siècle, et à peu près dans toutes les situations de la vie militaire : en garnison, en expédition, en campagne, dans les camps temporaires et permanents, etc. Durant cette période, elle fut endémique dans tous les corps de troupe ; il ne s'en trouva guère qui ne comptât annuellement un nombre plus ou moins considérable d'atteintes sporadiques. D'autre part, à des intervalles plus ou moins longs, et sous l'influence de causes qui ne sont pas toutes également faciles à déterminer, elle devenait épidémique, tantôt dans une garnison, tantôt dans une autre, et sans que jamais aucune manifestation du même genre fût signalée parallèlement dans la population civile. La fréquence de ces recrudescences périodiques de l'endémie fut bien plus grande que ne le laisse supposer le nombre relativement restreint de relations qui nous ont été conservées dans les Annales de la médecine militaire, ainsi que nous avons pu nous en assurer en compulsant les rapports annuels conservés aux Archives du comité technique de santé de la guerre.

Foyers épidémiques. — De même que dans la population civile la stomatite localisait ses manifestations épidémiques dans des foyers restreints, une salle d'hôpital, un orphelinat, un asile d'enfants pauvres, de même dans l'armée elle se déployait toujours en petites épidémies de garnison, de caserne, de corps ou de fraction de corps de troupe. Parfois cependant, plusieurs villes groupées dans la même région ou éparses sur le territoire étaient ainsi simultanément atteintes, toujours sans aucune manifestation similaire dans la population ambiante. C'est ainsi que dans l'année 1829-1830, la stomatite régnait épidémiquement à Toulon, Marseille, Aix, Montpellier, (145),Toulouse, Montauban, Foix, Carcassonne, Narbonne, Perpignan, Béziers (146). En 1855, elle éprouvait en même temps les garnisons de Paris, de Napoléon-Vendée, de Laval, d'Orléans et de Verdun. Mais dans la même année, on signalait sa fréquence exceptionnelle sur maint autre point de la France, si bien qu'on pouvait, eu égard à la généralisation de l'épidémie, établir un rapprochement entre la période 1854-1856 et celle de 1829 à 1830 (147).

Marche des épidémies. — La marche des épidémies est habituellement des plus régulières. On peut s'en faire une idée exacte, en comparant entre elles celles de Toulon (1829), de Paris (1855) et d'Auxerre (1871). Ayant commencé pour ainsi dire avec l'année, la première atteignit son apogée vers les mois de juin, juillet et août, époque où elle a paru prendre un caractère contagieux. Elle a ensuite diminué vers la fin de ce dernier mois, et a fini par s'éteindre tout à fait en septembre, avec les chaleurs qui ne contribuèrent pas peu sans doute à augmenter son énergie (148).

L'épidémie observée par BERGERON au Roule a débuté en juin 1855, a atteint son maximum d'activité en septembre, et s'est épuisée peu à peu dans le courant de décembre (149).

Au dépôt du 69e de ligne, à Auxerre, on avait noté neuf cas sporadiques du 1er mars au 20 juillet 1871. L'épidémie commença à cette dernière date et s'éteignit à la fin de décembre. Elle compta 145 atteintes, dont 11 du 21 au 31 juillet, 34 (24 p. 1000 h. d'effectif) en août, 32 (24 p. 1000 h. d'effectif) en septembre, 36 (45 p. 1000 pour h. d'effectif) en octobre, 17 (20 p. 1000 h. d'effectif) en novembre, et 15 (16 p. 1000 h. d'effectif) en décembre. Du 1er janvier au 1er mars 1872, on n'enregistra que six atteintes : cette période marque le retour à la sporadicité (150).

Ainsi, les épidémies se détachent très nettement du régime endémique de la maladie. Leur début est généralement bien caractérisé, leur évolution assez continue et régulière, les phases d'augment. d'état et de déclin nettement dessinées ; leur durée varie entre quatre et huit mois. Leur mode de développement, enfin, ne présente d'ordinaire rien de régulier. De même, en effet, qu'elles naissaient parfois simultanément dans plusieurs garnisons d'une même région, de même on voyait dans chacune d'elles ses atteintes se produire fréquemment en même temps sur des points très éloignés les uns des autres. Rarement, leur extension a paru se régler sur la filiation du contact.

Morbidité, gravité. — La densité des atteintes varie entre des limites assez espacées, mais n'atteint qu'exceptionnellement un niveau très élevé. Pour donner une idée de la proportion des sujets affectés de stomatite qui vinrent à l'hôpital, PAYEN et GOURDON mentionnent que sur une salle pouvant contenir 30 lits, par exemple, près de la moitié furent occupés par des malades de cette catégorie.

En 1855, BERGERON compta 150 atteintes dans le 90ᵉ de ligne, soit environ 1/10 de l'effectif. Pour opposer la fréquence respective de la maladie sous ses deux formes endémique et épidémique pendant les deux années 1854 et 1855, il fait valoir que les relevés des deux hôpitaux militaires du Roule et du Val-de-Grâce portent ensemble 368 faits, dont 75 pour le premier semestre et 293 pour le second. Mais il faut considérer, ajoute-t-il, que les cas les plus légers, et il y en eut beaucoup, furent traités à l'infirmerie (151). Le rapport inédit du médecin en chef de l'hôpital de la petite garnison de Thionville nous apprend qu'en 1859, dans l'espace de dix-huit jours, du 23 juillet au 10 août, 131 cas de stomatite ulcéreuse ont été admis dans les salles de cet établissement (152).

A Auxerre, le dépôt du 69ᵉ de ligne, de 1045 hommes environ, compta 145 atteintes, soit à peu près 1/7 de l'effectif (153).

Dans la petite épidémie observée par HALBRON, au 6ᵉ régiment de cuirassiers au Mans, en juin 1868, on enregistra 91 cas (154).

Celle que subit, en mars 1873, le 3ᵉ bataillon du 50ᵉ de ligne, d'un effectif de 585 hommes, campé près de Laghouat, ne dura guère qu'une huitaine de jours, et donna lieu à 19 atteintes confirmées et à un certain nombre de formes légères (155).

Une batterie d'artillerie de 146 hommes détachée à la Rochelle, envoya en avril 1878, 38 sujets à l'hôpital pour stomatite plus ou moins sévère (156).

Il résulte de ces exemples pris au hasard, que la morbidité oscille en général entre 1/10 et 1/5 de l'effectif.

Toutefois, quand la maladie se manifeste dans un groupe d'individus épuisés par les privations et les fatigues, elle peut en attaquer la moitié et même davantage. C'est ainsi qu'en 1872, sur les 700 hommes installés au camp d'Avor, après leur retour de captivité en Allemagne, la stomatite ulcéreuse en atteignit près de 400 en l'espace de quelques semaines (157). D'autre part, on n'a pas oublié qu'en 1875, le Dʳ CATELAN compta également plus de 400 malades sur un effectif de 1.100 hommes assujettis à un travail d'instruction des plus pénibles, à bord du vaisseau École des canonniers, en rade d'Hyères (158).

Il convient d'ajouter que le nombre réel des malades l'emporte d'ordinaire sur les chiffres officiels, parce que bien des faits morbides échappent à l'observation médicale. Quand, en effet. le médecin s'avise, au cours d'une épidémie de stomatite. d'examiner la bouche de tous les hommes valides, il en trouve, en général. un assez grand nombre atteints de formes bénignes de la maladie régnante, et qui, souffrant peu. ne songent pas à faire appel à ses soins. Ces cas légers sont caractérisés par de la tuméfaction douloureuse des gencives, avec ulcérations linéaires de la sertissure des dents, fétidité de l'haleine, ou encore par un simple érythème de la muqueuse, qu'il est difficile de séparer, dans la pratique, des érythèmes de nature banale, causés par le travail de la dentition, l'impression du froid ou l'action de substances irritantes, mais dont bon nombre, surtout pendant une épidémie de stomatite, reviennent à cette dernière, car elle a certainement ses formes atténuées, comme la plupart des autres maladies infectieuses.

Il est à remarquer que quand la maladie prenait une expansion insolite, elle s'aggravait au fur et à mesure que ses atteintes se multipliaient. Ainsi, au début de l'épidémie du camp d'Avor. les gencives étaient à peine malades. rouges, tendues, luisantes ; chez quelques-uns seulement, on les voyait fongueuses, ramollies, avec des ulcérations à fond grisâtre, s'étendant sur les parois buccales le long des grosses molaires. L'état général restait bon ; les hommes ne pâlissaient pas, ne se sentaient point fatigués, et n'avaient ni fièvre ni tache sur la peau. C'est à peine s'ils éprouvaient un peu de chaleur et de prurit aux gencives. Au fort de l'épidémie. les symptômes se montraient autrement graves. Les gencives étaient gonflées. molasses, livides, saignantes. Des ulcérations nombreuses, profondes et étendues se remarquaient chez plus de la moitié des malades. Chez les uns, elles s'étendaient des deux côtés de la mâchoire. chez les autres, toute la bouche était prise, les dents se déchaussaient, se cariaient. la suppuration était abondante, ichoreuse, l'haleine fétide, repoussante, etc. Mais ce qui fixait surtout l'attention. c'était l'affaiblissement. la pâleur, la flaccidité des chairs. symptômes qui n'existaient pas au début, et qui en imposaient pour une maladie générale (159).

Mode de distribution des atteintes. — Un point très important dans l'histoire de la stomatite est l'irrégulière dissémination de ses atteintes dans les localités ou les groupes qui subissent ses invasions épidémiques. Celles-ci se circonscrivent d'ordinaire à une caserne, à une fraction de la population militaire : bien rarement elles se répandent d'une façon uniforme dans la garnison tout entière.

A Toulon. en 1829, le régiment occupant le fort Lamalgue fut bien plus éprouvé que celui qui résidait dans la ville. Sur les 368 malades qui furent admis aux hôpitaux du Roule et du Val-de-Grâce au cours des deux épidémies de Paris de 1854 et 1856, et qui provenaient de 61 corps. 147, c'est-à-dire près de la moitié furent fournis par 4 corps seulement, tandis que le reste se répartissait entre 52 agglomérations distinctes. Les tableaux dressés à cette occasion par Bergeron, montrent en outre que dans la circonscription médicale ressortissant au Roule et au Val-de-Grâce, la maladie régnante n'a véritablement pris le caractère épidémique que dans trois régiments en 1854, et dans six en 1855.

L'épidémie de Strasbourg, de 1863, se localisa au 1er bataillon du 26e de ligne, caserné aux Ponts-Couverts, tandis que le reste du régiment, qui occupait la citadelle, en compta à peine deux ou trois atteintes. Les Ponts-Couverts favorisaient manifestement leur développement : car le 1er bataillon, ayant quitté ce casernement pour tenir garnison à Schlestadt, se vit débarrassé de l'affection régnante en arrivant dans cette localité, tandis que le 3e bataillon qui le remplaça aux Ponts Couverts, et qui n'en avait eu qu'un seul cas au moment de sa prise de possession de ce dernier quartier, en compta un nombre assez considérable au bout d'un mois.

La stomatite qui se déclara au 6e cuirassiers, au Mans, en 1868, épargna complètement le peloton hors rang, ainsi que le dépôt du 71e de ligne, dont le casernement se trouvait dans de bien meilleures conditions de salubrité que le quartier de cavalerie, bâti dans la partie basse de la ville, sur l'emplacement d'anciens marais.

L'épidémie du camp d'Avor s'appesantit surtout sur le 77e de ligne ; elle effleura à peine les détachements du génie et du train campés à côté de lui. A Bourges même, la portion du 77e qui y était installée fut seule atteinte, à l'exclusion des autres troupes de la garnison.

En septembre 1872, la stomatite éprouva assez sévèrement le 12e de ligne à Avignon, sans toucher aux autres troupes de la garnison, les pontonniers et le dépôt des chasseurs à cheval.

Au camp de Laghouat enfin, elle se cantonna dans le 3e bataillon du 50e de ligne, épargnant complètement deux compagnies du 1er bataillon d'Afrique et un escadron du 1er chasseurs d'Afrique, campés à proximité du 50e de ligne (160).

Cette prédilection constante de la stomatite pour certains groupes n'est assurément point un effet du hasard : elle ressortit à des conditions spéciales auxquelles ceux-ci se trouvent soumis, conditions qu'il appartient à l'enquête de mettre en relief et de fixer dans l'étiologie de cette affection.

Mobilité de la stomatite avec les groupes. — La stomatite ulcéreuse, comme la plupart des maladies épidémiques, se déplace avec les groupes qui en sont affectés. Le 77e de ligne, ayant quitté, en 1855, le fort de Noisy et d'Aubervillers pour rentrer à Paris, vit s'éteindre l'épidémie dont il souffrait depuis plusieurs semaines. Mais l'année suivante, ayant pris ses cantonnements dans les Hautes-Pyrénées, il eut à subir un retour offensif de la stomatite qui fut apportée par des recrues venues de Laval et de Bourbon-Vendée. Le 90ᵉ de ligne, parti de Paris en 1855, alors qu'il comptait encore quelques cas de stomatite ulcéreuse dans son sein, vit leur nombre s'accroître après son arrivée au camp de Sathonay, persister au cours des étapes qu'il eut à faire ultérieurement, pour disparaître définitivement au bout de quelques semaines, au pied du mont Jurjura, où un dernier cas fut encore observé, au début de l'expédition de Kabylie. Moussu, enfin, rapporte que le 12ᵉ de ligne, ayant contracté la stomatite en juillet 1871, au camp du Pont-du-Château, la transporta successivement à Riom, à Marseille et à Avignon, non sans la communiquer à quelques-uns des corps de ces différentes garnisons.

Prophylaxie. — La stomatite ulcéreuse est une maladie bénigne. Chez le soldat, comme chez l'enfant, elle évolue généralement sans entraîner de complications sérieuses, et se termine sans laisser de suite appréciable. Mais, comme après tout, elle ne laisse pas d'être douloureuse, qu'elle cause toujours une certaine dépression des forces, et que naguère, lorsqu'elle était en plein essor, elle créait de nombreuses indisponibilités dans les corps de troupes, elle a provoqué en tout temps des mesures prophylactiques, dont il n'est pas inutile de rappeler les principales.

A toutes les époques de son histoire, les médecins militaires ont fait valoir que l'amélioration du régime, une sage réglementation du travail, et le désencombrement des casernes constituaient les moyens les plus efficaces pour prévenir les manifestations épidémiques de cette affection. Comme moyen prophylactique spécial, ils ont préconisé les soins de propreté de la bouche, l'usage de la brosse à dents et le bon entretien de celles-ci. M. BERGERON estimait que toute épidémie naissante imposait au médecin l'obligation d'examiner sans retard la bouche de tous les individus faisant partie du groupe en état d'imminence morbide. Il comptait qu'en dépistant le mal à son début, il était permis d'espérer le couper dans sa racine, parce qu'alors les atteintes étaient d'une part clairsemées, et par suite faciles à isoler, et d'autre part bornées à des lésions superficielles, susceptibles de céder promptement à la médification spécifique dont il fut le promoteur. Dans sa pensée, l'abréviation de leur durée, en réduisant d'autant les chances de leur dissémination par la contagion, devait constituer un moyen des plus propres à enrayer l'extension de l'épidémie. C'est la prophylaxie par la thérapeutique. Elle est très recommandable en principe. Nous doutons cependant que la généralisation de la médication par le chlorate de potasse ait contribué, comme se plaît à le croire l'ancien secrétaire perpétuel de l'Académie, à l'extinction de la stomatite dans l'armée et la flotte.

La suppression des ustensiles communs, et surtout de la gamelle commune, fut une excellente mesure. Elle était réclamée à la fois par l'appréhension légitime de la contagion et par le souci de la propreté. On peut en dire autant de l'isolement des malades, souvent mis en pratique, soit pour les empêcher d'incommoder leur voisinage par la fétidité de leur haleine, soit pour prévenir la contamination de celui-ci.

La stomatite est devenue rare, elle a perdu son caractère épidémique. Mais la plupart des moyens préventifs qui étaient dirigés contre elle lui ont survécu, car ils figurent dans la prophylaxie de presque toutes les maladies infectieuses.

PATHOLOGIE GÉNÉRALE DE LA STOMATITE ULCÉREUSE

La stomatite ulcéreuse n'offre plus au médecin militaire qu'un intérêt rétrospectif : elle a disparu du cadre des maladies épidémiques de l'armée, elle ne se montre plus guère que dans les hôpitaux d'enfants, et à peu près constamment suivant le mode sporadique. Mais, à la considérer du point de vue de la pathologie générale, c'est par cet effacement même qu'elle éveille notre intérêt.

La fin du XVIIIe siècle marque, si ce n'est sa première apparition, du moins le commencement de son essor épidémique, et la fin du XIXe siècle son déclin, et même son extinction à peu près complète dans les milieux militaires. Ainsi envisagée, la stomatite soulève la troublante question des maladies nouvelles et des maladies éteintes.

Il semble que ces termes ne soient guère employés que pour désigner les grands drames pathologiques de l'histoire : ils éveillent le souvenir de la peste d'Athènes, de la peste noire et de la suette du moyen âge, etc. En réalité, les générations actuelles ont vu s'accomplir des événements semblables à ceux que rappellent ces fléaux de l'antiquité et du moyen-âge. Le scorbut s'est éteint après avoir tenu pendant près de trois siècles un des premiers rangs parmi les maladies endémo-épidémiques des populations, des armées et de la flotte. Le choléra et la méningite cérébro-spinale ont surgi inopinément vers le milieu du dernier siècle : pendant près de soixante ans ils ont promené leurs ravages dans l'Europe et le Nouveau-Monde ; à l'heure actuelle, ils rétrogradent, ou du moins ne se signalent plus guère que par des manifestations isolées ou groupées dans des foyers restreints.

Sans avoir la force expansive et l'ampleur de ces grandes maladies populaires, la stomatite ulcéro-membraneuse leur est cependant comparable par son évolution dans la suite des temps. Les doctrines scientifiques nouvelles nous dévoilent en partie le mystère de son origine et de sa fin. Ses microbes générateurs font partie de la flore bactérienne si variée de la bouche, et partagent avec les espèces qui la constituent l'aptitude à acquérir éventuellement des fonctions pathogènes. L'induction et l'expérimentation nous suggèrent que la plupart des germes indifférents sont susceptibles de revêtir cette propriété nouvelle, de la retenir pendant un temps limité, ou de la fixer, soit définitivement, soit au moins pour une longue période. Pasteur a laissé entrevoir que les germes des maladies les plus spécifiques comme la syphilis, la variole sont vraisemblablement des ci-devant saprophytes, devenus virulents par un de ces actes physico-chimiques ou biologiques dont l'expérimentation s'efforce d'arracher le secret à la nature, et qui se sont assuré la pérennité de cette propriété.

D'autre part, ne voyons-nous pas chaque jour l'une ou l'autre de ces espèces banales qui vivent dans nos cavités, devenir momentanément phlogogène ou pyogène, c'est-à-dire passer, pour un temps restreint, au rang des parasites ? Les phlegmasies catarrhales ou parenchymateuses, les fièvres coli-bacillaires qui surgissent sous nos yeux suivant le mode sporadique ou épidémique, en sont des témoignages saisissants. L'acte mystérieux auquel les grandes maladies infectieuses doivent leur origine s'accomplit chaque jour pour des processus infectieux d'un ordre secondaire, avec cette différence que la fonction virulente demeure acquise aux moteurs pathogènes des premières pour un temps plus ou moins long, tandis qu'elle est instable et transitoire dans ceux des seconds.

Il n'y a point de ligne de démarcation précise entre les saprophytes et les pathogènes : les expériences de MM. Vincent, Ferran et Auclair, pour ne citer que les plus récentes dans cet ordre d'idées, démontrent pleinement que les microbes les plus indifférents, les plus vulgaires, peuvent passer du rang des premiers à celui des seconds. Ils subissent cette transformation dans leur état biologique à la faveur de circonstances accidentelles, peu connues, mais parmi lesquelles les modifications survenues dans le chimisme de nos humeurs et les symbioses microbiennes tiennent certes une place importante. C'est dans l'intervention de ces facteurs et dans leur action stimulante sur les germes latents que se trouve le secret de la spontanéité organique qui s'est imposée avec tant de vérité et de force à la médecine d'observation, et que Chauffard a précisément invoqué, à l'occasion de la genèse de la stomatite des soldats (161).

Appliquant ces notions à l'histoire de cette maladie, nous nous croyons autorisé à avancer, avec toute la réserve que comportent la rigueur et la prudence scientifiques, que son microbe générateur est sorti d'une des souches saprophytiques qui colonisent la bouche, qu'il est né à la vie pathogène à une époque relativement peu éloignée de nous, et à la faveur d'une de ces influences que l'expérimentation nous a fait entrevoir, qu'il a exercé ses fonctions virulentes pendant un siècle. subissant dans son énergie les oscillations habituelles aux agents infectieux, telles que les exaltations qui font naître les épidémies, et les atténuations qui ramènent le mode sporadique. voire même l'extinction momentanée de ses manifestations ; qu'enfin, à l'heure actuelle, il est en voie de résigner ses fonctions pathogènes pour retourner à son origine, c'est-à-dire à l'état saprophytique.

La stomatite ulcéreuse épidémique apparaissait à nos devanciers. il y a cent ans. comme une maladie nouvelle ; bientôt, peut-être. nous la considérerons comme une maladie éteinte. Comment disparaît-elle ? Est-ce par l'affaiblissement d'un ou de plusieurs microbes spécifiques. ou par la faillite d'un germe adventice dont le concours était indispensable ? On ne saurait le dire.

Aussi bien. ce cycle évolutif à travers les temps appartient-il à presque toutes les maladies infectieuses. Elles naissent du conflit éventuel des infiniment petits entre eux. ou de l'action modificatrice que les agents cosmiques ou d'autres influences qui nous échappent exercent sur leurs fonctions. Elles s'imposent brusquement ou progressivement à l'attention, s'accroissent, se répandent. se taillent leur place parmi les maladies populaires, et s'y maintiennent avec des oscillations plus ou moins larges ; après quoi, elles déclinent et se relèguent peu à peu à l'arrière-plan des maladies régnantes, si elles ne s'éteignent pas complètement. Et pour n'en citer qu'un exemple qui touche de près à la stomatite, la diphtérie, avec son apparition soudaine à la fin du xvi° siècle, son effacement temporaire à la fin du xviii° jusqu'au milieu du xix°, suivi de son retour offensif et de son essor extraordinaire à partir de cette date, l'histoire de la diphtérie ne montre-t-elle pas d'une manière saisissante les péripéties auxquelles est soumise l'évolution des maladies infectieuses? La stomatite épidémique, pour en revenir à elle, ne mérite-t-elle pas d'être rapprochée d'elle à cet égard. toute réserve faite de la différence que l'ampleur de l'expansion et la largeur des oscillations établissent entre ces deux affections ?

Rien n'est plus digne d'être médité en épidémiologie, que ces levées en masse de germes morbides sur de vastes surfaces de territoire, à l'origine ou lors du retour offensif des maladies infectieuses dont ils sont les moteurs pathogènes. De pareilles observations témoignent formellement de l'insuffisance des interprétations pathogéniques qui rapportent exclusivement à la transmission interhumaine le développement des affections microbiennes. On ne saurait concevoir autrement que par la genèse autochtone les poussées épidémiques de stomatite qui se sont produites simultanément sur tant de points de notre territoire à divers époques de l'histoire de cette maladie. notamment vers 1830 et 1855. Elles trahissent incontestablement l'intervention d'influences générales et ubiquitaires susceptibles d'action-

ner des microbes inoffensifs jusqu'alors, de les faire passer de la vie banale
à la vie spécifique ou d'adapter le terrain à cette dernière. Il est vraisemblable d'ailleurs que cette autogenèse a joué en tout temps un rôle plus important dans la naissance des manifestations sporadiques et épidémiques
de la maladie que la contagion, puisque celle-ci a été mise si souvent en
doute par les meilleurs observateurs.

Ces considérations générales resteraient incomplètes, si nous n'y ajoutions quelques observations sur la conception clinique de la stomatite. La
plupart des médecins qui se sont occupés de son étude, la considéraient
comme une affection locale. Et, en effet, d'une part les troubles généraux y
sont tout à fait rares, et d'autre part, il résulte des recherches de M. le
professeur VINCENT que dans les affections similaires, telles que la pourriture d'hôpital, le bacille se cantonne d'ordinaire à la surface de l'ulcère, ce
n'est qu'exceptionnellement qu'on le voit s'insinuer dans les couches tout
à fait superficielles du tissu sous-jacent (162).

D'ailleurs, au cours de tentatives nombreuses d'inoculation pratiquées
avec les détritus membraneux provenant d'une série de faits de stomatite et
d'angine ulcéro-membraneuse à symbiose fuso-spirillaire, que l'injection
ait été poussée dans l'épaisseur du derme, sous la peau, dans les muscles,
dans le péritoine du cobaye ou du lapin, M. le médecin major SIMONIN n'a pu
retrouver les deux microorganismes que dans le pus des abcès locaux, ou
bien à la surface des lésions ulcéro-nécrosantes ainsi produites (163). Dans
aucun cas, il ne les a constatés soit dans les ganglions du voisinage, soit
dans les organes parenchymateux profonds, soit enfin dans le sang du
cœur. Parasites de surface, ils n'envahissent jamais la circulation générale ; leur action se borne à creuser les revêtements cutané ou muqueux.
VINCENT, ainsi que NICLOT et MAROTTE, avaient déjà signalé cette particularité.

Il est difficile de comprendre, suivant la juste remarque de SIMONIN,
qu'une affection qui fait une si large brèche à la barrière épithéliale, donne
si peu de prise aux infections secondaires. Celles-ci n'y font pourtant pas
absolument défaut. Elles figurent dans quelques-uns des cas de stomatite
et d'angine fuso-spirillaires qui ont été publiés depuis l'apparition du mémoire de VINCENT, notamment dans les observations du travail de SIMONIN
auquel il a été fait allusion plus haut. Elles ressortissent en général au
streptocoque et se caractérisent par les méfaits habituels de ce dernier :
la fièvre, les érythèmes polymorphes ou noueux, les abcès, des arthralgies,
de la myocardite, de l'albuminurie, des éruptions purpuriques, et parfois
de la broncho-pneumonie qui, dans deux cas, a déterminé la mort.

Si nous rappelons ici ces faits, c'est pour établir un nouveau rapprochement entre cette stomatite fuso-spirillaire, et la stomatite endémo-épidé-

mique ; car celle-ci aussi, a suscité dans quelques circonstances exceptionnelles des troubles éloignés plus ou moins sévères. Nous avons marqué plus haut qu'au fort de l'épidémie du camp d'Avor, la maladie régnante se caractérisait non seulement par l'étendue et la profondeur des lésions buccales, mais aussi par l'affaiblissement, la pâleur, la flaccidité des chairs, en un mot par les symptômes d'un état morbide généralisé à tout l'organisme, et auquel les médecins du camp n'ont pas hésité à attribuer cette signification. Nous lisons d'autre part dans le récit de l'épidémie dont fut témoin Desgenettes à l'armée des Alpes, qu'à côté des faits qui se terminaient par la guérison, « on a vu, dans des cas pourtant infiniment rares,
« ces salivations devenues sanieuses et d'une fétidité insupportable, accom-
« pagner une fonte générale des humeurs, qui amenait rapidement la mort.
« Ceux qui terminèrent ainsi leur vie étaient vraiment des scorbutiques,
« soit prédisposition naturelle, soit complication secondaire, développée
« dans un air froid et humide ; ils furent couverts de pétéchies et eurent
« des écoulements fréquents de matières séreuses, ichoreuses et putrides
« (164) ». S'agissait-il réellement du scorbut, ou d'une infection secondaire septique ? Il est difficile de le décider. Souvenons-nous simplement à ce sujet que dans les deux observations de Pagliano-François et Landriau rapportés dans le travail précité de Simonin, l'infection secondaire qui se greffa sur la stomatite ulcéreuse, revêtit la forme purpurique, et par cette modalité en eût facilement imposé pour le scorbut. Cette méprise devait être presqu'inévitable à l'époque où ce dernier régnait côte à côte avec la stomatite.

M. le médecin major Simonin, complétant les recherches dont nous venons de nous inspirer, a démontré dans un deuxième travail, par d'intéressantes observations, que si les microbes pathogènes ou pyogènes de la bouche sont susceptibles de susciter à l'occasion des infections secondaires à la faveur de la brèche ouverte par le bacille fusiforme et le spirille, ceux-ci, à leur tour, peuvent intervenir dans un ordre inverse pour créer, avec les lésions locales qui leur sont propres, des aggravations, des complications au cours d'une série d'affections de nature variée, mais reliées entre elles par ce trait commun qu'elles modifient d'une façon plus ou moins profonde la vitalité et la résistance des épithéliums des premières voies. Telles sont les angines idiopathiques ou liées à d'autres maladies infectieuses, scarlatine, diphtérie, syphilis, etc. (165) Ces observations, relevées dans le domaine de l'angine ulcéreuse, ont leurs équivalentes dans celui de la stomatite épidémique. Nous en trouvons, en effet, les enseignements dans le rôle que les gingivites banales déterminées par les multiples causes d'irritation de la bouche, assument à l'égard de la stomatite épidémique. Elles appellent à l'activité spécifique le moteur pathogène de cette dernière, et favorisent ses actes morbides en affaiblissant la résistance de la barrière épithéliale. Les deux phlegmasies ont paru parfois liées entre elles par une connexion si étroite, que certains médecins, ainsi que nous l'avons vu plus haut, les ont confondues en un seul processus, auquel ils ont attribué la signification exclusive de la première.

Index bibliographique.

1. BRETONNEAU. — *Des inflammations spéciales du tissu muqueux, et en particulier de la diphtérite ou inflammation pelliculaire*. Paris, 1826, p. 14-15.
2. BERGERON. — *Art. stomatite ulcéreuse*. (Dictionnaire encyclopédique des sciences médicales de DECHAMBRE. T. XII, 3° série, p. 167).
3. TAUPIN. — *Stomatite gangréneuse. Sa nature, ses causes, son traitement.* (Journ. des connaissances médico-chirurgicales, 1839, p. 138).
4. GUERSANT et BLACHE. — *Art. stomatite.* (Dict. de méd. en 30 vol., 1844, t. XXVIII, 2° édit. p. 577; 1re édit. 1827, t. XIX. p. 527).
5. BARRIER. — *Traité pratique des maladies de l'enfance*, (t. I., p. 626, 634 et suivantes, et p. 656).
6. HIRSCH. — *Stomatitis ulcerosa.* (Handb. der. Historisch-Geogr. Pathologie. 2° Bearbeit. 1886. Dritte Abtheil., p. 175).
7. GUERSANT et BLACHE. — *Loc. cit.* (p. 577).
8. HARDY et BÉHIER. — *Traité élémentaire de pathologie interne.* (t. II., p. 150).
9. TAUPIN. — *Loc. cit.* p. 135.
10. VALLEIX. — *Guide du médecin praticien.* t. II. p. 1850.
11. RILLIET et BARTHEZ. *Traité clinique et pratique des maladies des enfants.* Paris, 1843., t. I., p. 260-261).
12. BERGERON. — *De la stomatite des soldats et de son identité avec la stomatite des enfants, dite couenneuse, diphtéritique, ulcéro-membraneuse.* (Rec. de mém. de Méd., de Chirurg. et de Pharmac. mil., t. XXII., 2° série, 1858., p. 174-175).
13. GUERSANT et BLACHE. — *Loc. cit.* 2° édit., p. 584.
14. BERGERON. — *Loc. cit.* p. 53.
15. BRETONNEAU. — *Loc. cit.* p. 14-15.
16. BRETONNEAU. — *Ibid.* p. 126.
17. BRETONNEAU. — *Ibid.* p. 127.
18. BRETONNEAU. — *Ibid.* p. 18.
19. BERGERON. — Article *Stomatite ulcéreuse.* (Dict. encyclopéd. des sc. médicales. t. XII., 3° série, p. 197).
20. WEST. — Cité par BERGERON. Ibid. p. 174.
21. GUERSANT et BLACHE. — Art. *Stomatite.* (Dict. en 30 vol., 2° édit. p. 585).
22. BOHN. — *Die Mundkrankheiten der Kinder. Leipzig.* 1866. (Cité par HIRSCH. loc. cit. p. 182).
23. TAUPIN. — *Loc. cit.*, p. 135.
24. BERGERON. — *Ibid.* p. 210.
25. GUERSANT et BLACHE. — *Ibid.* p. 585.
26. TAUPIN. *Loc. cit.* p. 138.
27. BERGERON. — *Ibid.* p. 206.
28. COMBY. — Art. *Stom. ulcér.*, (in Traité des Maladies de l'Enfance, par GRANCHER, COMBY et MARFAN. t. II, p. 368-369).
29. TAUPIN. — *Loc. cit*, p. 135.
30. COMBY. — *Loc. cit.*, p. 368.
31. COMBY. — *Ibid.*, p. 368.
32. BERGERON. — *Ibid.*, p. 201.

33. Frühwald. — *Ueber stomatitis ulcerosa.* (Centralbl. f. die medicin. Wissensch., 1889. n° 21).

34. Taupin. — *Loc. cit.*, p. 137.

35. Taupin. — *Ibid.*, p. 138.

36. Desgenettes. — *Fragments d'un mémoire sur les maladies qui ont régné à l'armée d'Italie,* (lus à la 1re séance. Recueil périodique de la Soc. méd. de Paris, t. II, an VII, 1797, p. 249) et
   Note sur l'inflammat. ulcér. de la bouche et des gencives parmi les troupes. (Recueil de Mém. de Méd., de Chirurg. et de Pharm. militaire, 1830, t. XXVIII, p. 136-139).

37. Larrey. — *Mém. de. Chirurg. milit. et Campagnes.* 1812. t. I, p. 86-88.

38. Fodéré. — *Leçons sur les épidémies et l'hygiène publique faites à la Faculté de Médecine de Strasbourg.* t. II, p. 125-129.

39. Id. *Ibid.*, p. 128.

40. Ozanam. — *Histoire médicale générale et particulière des maladies épidémiques.* Paris, 1835, t. IV, p. 287-289.

41. Caffort. — *Recherches et observations sur la stomatite.* (Arch. gén. de Médec. 1832. t. 28. p. 56).

42. Payen et Gourdon. — *Mém. sur les stomatites et les gingivites affectant le caract. épidém. et contagieux qui se sont montrées dans l'hôpit. milit. de Toulon pendant l'année 1829.* (Rec. de Mém. de Méd., de Chirurgie et de Pharmac. milit.. 1830, t. 28., p. 141).

43. Caffort. — *Loc. cit.*

44. Blaud. — *Revue méd.*, 1832. Juillet 19.

45. Malapert. — *Considérations hygiéniques sur quelques maladies, et particulierement sur les stomatites occasionnées par l'encombrement des troupes dans les bâtiments ou elles sont casernées.* (Rec. de Mém. de Méd. de Chirur. et de Pharmacie milit. 1838. t. 45).

46. Léonard. — *Une stomatite épid. ; sur son mode de propagat. et sur l'emploi du sulfate d'alumine pour la combattre.* (Ibid. 1835, t. 38. p. 296).

47. La Rédaction. — *Note sur l'inflammation ulcéreuse de la bouche et des gencives parmi les troupes.* (Rec. de Mém. de Méd., de Chirurg. et de Pharmac. milit. 1830. t. 28 p. 132).

48. Sagot-Duvauroux. — *Essai sur la stomatite épidémique* (Thèse de Montpellier, 1832).

49. Gugnat. — *Travaux de la société médicale de Dijon.* Année 1832, 22.

50. Brée. — *Mémoire sur la stomatite.* (Rec. Mém. de Méd., de Chirurg. et de Pharmacie milit. 1835, t. 35, p. 169).

51. Lacronique. — Cité par Bergeron dans *Rec. de mém.* etc., p. 69.

52. Guépratte. — *Journal des connaissances méd. chirurg.* 1843. Année XI, p. 115.

53. Bergeron. — *Art. stomatite du diction. encyclopédique des sc. méd.*, t. 12, 3e série, p. 171.

54. Péchaud. — *De la stomatite ulcéreuse spécifique chez les soldats en particulier.* (Thèse de Strasbourg, 1863).

55. Bergeron. — *Ibid.* p. 172.

56. Laveran. — *Traité des maladies et épidémies des armées.* Paris, 1875.

57. Bergeron. — *Ibid.* p. 172.

58. Feuvrier. — *Relation d'une épidémie de stomatite ulcéreuse observée au dépôt du 59e de ligne à Auxerre.* (Recueil de Mém. de Méd., de Chirurg. et de Pharmacie milit. t 29, 3e série, p. 449).

59. Armand. — *Médecine et hygiène des pays chauds.* Paris 1860, p. 413.

60. Bertherand. — Cité par Perier (*Observations sur les maladies des armées dans les camps et les garnisons,* par Pringle ; précédée d'une étude complémentaire et critique par J. Perier. Paris 1863, p. LXXVIII).

61. Moussu. — *Relation d'une épid. de stomat. ulc. observée au camp de Laghouat sur*

le 3e bataillon du 50e de ligne. (Rapp. au conseil de santé du 25 avril 1873. Document inédit du comité technique de santé de la guerre.)

62. CARPENTIN. — *Étude hygiénique et médicale du camp de Jacob.* (Arch. de méd. nav. 1873, p. 447.)

63. MARTIN-DUPONT. — *De la gingivite ulcéreuse des matelots* (Thèse de Paris. 1872, p. 10).

64. LAGARDE. — *Rapport sur le service médical de la frégate la Vengeance, du 22 novembre 1859 au 15 septembre 1862. Transport des troupes de Lorient en Chine, et séjour dans le Nord de la Chine.* (Arch. de méd. nav. 1864, t. I, p. 163-166).

65. HUGUET. — *Relation médicale d'une campagne dans les mers de Chine, Cochinchine et Japon, à bord du transport à batterie « La Dryade », du 5 décembre 1859 au 5 juillet 1862* (Thèse de Paris, 1865, n° 121, p. 17).

66. MARTIN-DUPONT. — *Loc. cit.*, p. 12.

67. CATELAN. — *De la stomatite ulcéreuse épidémique.* (Arch. de méd. nav. 1877, t. XXVIII, p. 122, 161, 241.)

68. MOURSOU. — *Considérations hygiéniques et étiologiques sur les maladies les plus fréquentes à bord du vaisseau-École des canonniers, mai 1877-juin 1878.* (Arch. de méd. nav. 1879, t. XXXII, p. 263.)

69. MAGET. — *Étude sur l'étiologie de la stomatite ulcéreuse des soldats et des marins.* (Thèse de Paris, 1879, n° 271.)

70. MALAPERT. — *Loc. cit.*, p. 291-292.

71. LÉONARD. — *Loc. cit.*, p. 296.

72. LAVERAN. — *Loc. cit.*, p. 567.

73. FEUVRIER. — *Loc. cit.*, p. 453.

74. LAGARDE. — *Loc. cit.*, p. 161.

75. HUGUET. — *Loc. cit.*

76. BERGERON. — *Ibid.*, p. 67-68.

77. MALAPERT. — *Loc. cit.*, p. 292-293.

78. BERGERON. — *Ibid.*, p. 77-78.

79. CATELAN. — *Loc. cit.*, p. 241-243.

80. PÉCHAUD. — *Loc. cit.*, p. 5.

81. CATELAN. — *Loc. cit.*, p. 168.

82. MAGET. — *Loc. cit.*, p. 29.

83. CAFFORT. — *Loc. cit.*, p. 72.

84. SAGOT-DUVAUROUX. — *Loc. cit.*

85. BERGERON. — *Ibid.*, p. 93.

86. GUÉPRATTE. — *Stomatite* (Journ. desconnaiss. méd. chirurg. 1844, Année XI, p. 115).

87. BERGERON. — *Ibid.*, p. 91.

88. MOURSOU. — *Considérations hygiéniques et étiologiques sur les maladies les plus fréquentes à bord du vaisseau-École des canonniers, mai 1877-juin 1878.* (Archives de méd. navale. 1879, t. XXXII, p. 263.)

89. MAGET. — *Loc. cit.*

90. PÉCHAUD. — *Loc. cit.*, p. 7.

91. MARTIN-DUPONT. — *Loc. cit.*, p. 25-29.

92. MAGET. — *Loc. cit.*, p. 13.

93. BERGERON — Art. *Stomatite.* (Dict. encyclopéd. des sc. méd., p. 210.)

94. FRÜHWALD. — *Loc. cit.*

95. BERNHEIM. — *Ueber einen bakteriolog. Befund bei stomat. ulc.* (Centralbl. f. Bakteriol. Parasitenk. u. Infectionskrankh., 11 février 1898, p. 178).

96. VINCENT. — *Sur l'étiologie et sur les lésions anatomo-pathologiques de la pourriture d'hôpital* (Ann. Inst. PASTEUR; t. X, 1896, p. 448).
VINCENT. — *Recherches bactériol. sur l'ang. à bac. fusif.* (Ann. Inst. PASTEUR, 1899. Août, n° 8, p. 609).

97. VINCENT. — *Sur une forme particulière d'ang. diphtéroïde. L'angine à bacille fusi-*

forme (Bull. et Mém. de la société méd. des hôpit. d. Paris. Séance du 17 mai 1898).

98. BERNHEIM. — *Loc. cit.*

99. RAOULT et THIRY. — *Des amygdalites ulc. membr. chancriformes, avec spirilles et bacilles fusiformes de* VINCENT. (Soc. franç. de laryngologie, mai 1898). — *Amygdal. ulc. membr. chancriformes.* (Réunion biolog. de Nancy, 20 avril 1889 et Soc. franç. de laryng., mai 1899.)

100. NICOLLE. — *L'ang. ulc. membr. à bacilles fusif. et spirilles (ang. de* VINCENT) (Arch. provinc. de méd., avril 1899, p. 214).

101. LACOARRET. — *Contribut. à l'étude de l'amygd. ulc. membr.* (Revue de laryng., 15 mars 1899, p. 273).

102. NICLOT et MAROTTE. — *L'ang. et la stomat. à bac. fusif. et à spir. de* VINCENT (Revue de médec., 1901, t. XXI, p. 317).

103. SIMONIN. — *Les complications de l'angine de* VINCENT, *leur pathogénie* (Bull. et mém. de la soc. méd. des hôpit. de Paris, 6 décembre 1901, p. 13).

104. PANOFF. — *Contribut. à l'étude de l'amygdal. ulc. membr.* (Thèse de Nancy, 1899).

105. FREYCHE. — *Étude clinique et bacter. sur l'ang. diphtéroïde et ulc. à bacilles fusif. et spir. de* VINCENT (Thèse de Toulouse, 1899).

106. LESCUER. — *Rech. sur la stomat. ulc. membr.* (Thèse de Paris, 1900).

107. ABEL. — *Zur Bacteriol. der Stomat. u. Ang. ulcer.* (Centrbl. für Bakteriol., 15 juillet 1898).

108. BERNHEIM et POPTSCHILL. — *Étude. clin. et bact. de la stom. ulc.* (Jahrb. f. Kinderheilkde. 1898, Bd. 46).

109. SALOMON. — *Bakteriolog. Befund. bei Stomat. u. Tonsill. ulc.* (Deut. med. Wochenschr., n° 19, 1890, p. 277).

110. STOEKLIN. — *Contribut. à l'étude des ang. ulc. membr.* (Centrbl. f. Bakter., nov. 1898, Bd. XXIV, n° 18).

111. CATELAN. — *Loc. cit.*, p. 272.
FEUVRIER. — *Loc. cit.*, p. 159.

112. LETULLE. — *Soc. méd. des hôpit.*, 15 décembre 1900.

113. BERNHEIM. — *Loc. cit.*, p. 182.

114. PAYEN et GOURDON. — *Loc. cit.*, p. 117.

115. LÉONARD. — *Loc. cit.*, p. 297-298.

116. BERGERON. — Art. *Stomatite ulcéreuse.* (Dictionnaire encyclopédique, p. 204).

117. BRETONNEAU. — *Loc. cit.*, p. 126.

118. TAUPIN. — *Loc. cit.*, p. 138.

119. BERGERON. — *Ibid.*, p. 206.

120. LÉONARD. — *Loc. cit.*, p. 299.

121. MALAPERT. — *Loc. cit.*, p. 298.

122. BERGERON. — Rev. de Mém. de Méd., de chir., etc., p. 79.

123. CAFFORT. — *Loc. cit.*, p. 141.

124. TAUPIN. — *Loc. cit.*, p. 38.

125. GUERSANT et BLACHE. — *Loc. cit.*, p. 143.

126. BARRIER. — *Loc. cit.*, p. 656.

127. RILLIET et BARTHEZ. — *Loc. cit.*, p. 265.

128. J. PERIER. — *Observations sur les maladies des armées par* PRINGLE. *Étude complémentaire et critique.* Paris, 1863, p. LXXII.

129. COLIN. — *Études cliniques de médecine militaire*, 1864, p. 159.

130. FODÉRÉ. — *Leçons sur les épidémies et l'hygiène publique faites à la Faculté de Médecine de Strasbourg* (t. II, p. 128).

131. VINCENT. — *Sur l'étiologie et sur les lésions anatomo-pathologiques de la pourriture d'hôpital* (Ann. Inst. PASTEUR, 1896, t. X, p. 502-508).

132. TAUPIN. — *Loc. cit.*, p. 138.

133. BERGERON. — *Ibid.*, p. 87.

134. BRETONNEAU. — *Loc. cit.*, p. 15.

135. BLAUD. — *Revue méd.* 1832. Juillet 19. HIRSCH, *Loc. cit.*, p. 183.

136. DUHAUTIER. — *Épid. de stomat. ulc. au 7e de ligne* (Document inédit du comité technique de santé de la guerre).

137. DELON. — *Stomatite ulcéreuse au camp d'Aror* (Rapp. au conseil de santé daté du 13 mars 1872. Document inédit du comité techn. de santé de la guerre).

138. LA RÉDACTION. — *Note sur l'inflammation ulcéreuse de la bouche et des gencives parmi les troupes* (Rec. de Mém. de Méd., de Chirur. et de Pharm. militaires, t. XXVIII, 1830, p. 137).

139. PAYEN et GOURDON. — *Loc. cit.*, p. 137.

140. MOURSOU. — *Loc. cit.*, p. 263.

141. DELON. — *Loc. cit.*

142. BERGERON. — *Ibid.*, p. 57.

143. BERGERON. — *Ibid.*, p. 167-168.

144. PAYEN et GOURDON. — *Loc. cit.*, p. 143.

145. Payen et GOURDON. — *Ibid.*, p. 152.

146. CAFFORT. — *Loc. cit.*, p. 69.

147. BERGERON. — *De la stomat. ulc. des soldats, etc.* (Rec. de Mém. de Méd., de Chirurg., etc., p. 64).

148. PAYEN et GOURDON. — *Loc. cit.*, p. 149.

149. BERGERON. — *Loc. cit.*, p. 58-59.

150. FEUVRIER. — *Loc. cit.*, p. 449-450.

151. BERGERON. — *Loc. cit.*, p. 60.

152. BERGERON. — Art. *Stomatite.* (Dictionnaire encyclopédique des sciences méd., p. 171).

153. FEUVRIER. — *Loc. cit.*, p. 450.

154. HALBRON. — *Note sur une épid. de stom. ulcér. au 6e régiment de cuirassiers au Mans* (Rapp. adressé au conseil de santé le 1er juillet 1868. Document inédit du comité technique de santé de la guerre).

155. MOUSSU. — *Loc. cit.*

156. X... (*signature illisible*). *Stomatite ulc. épidém. à La Rochelle en avril 1878* (Rapp. au conseil de santé par X... médecin en chef de l'hôpital, à la date du 5 mai 1878. Document inédit du comité technique de santé de la guerre).

157. DELON. — *Loc. cit.*

158. CATELAN. — *Loc. cit.*

159. DELON. — *Loc. cit.*

160. MOUSSU. — *Loc. cit.*

161. CHAUFFARD. — *De la stomat. ulc. des soldats* (Anal. critique du Mém. de BERGERON. Gaz. hebdom. de Méd. et de Chirur. 1859, p. 397).

162. VINCENT. — *Sur l'étiologie et les lésions anatomo-patholog. de la pourriture d'hôpital* (Ann. Inst. PASTEUR, 1896, t. 10, p. 496).

163. SIMONIN. — *Les complications de l'angine de VINCENT. leur pathogénie* (Bull. et Mém. de la Soc. méd. des hôpitaux. Séance 6 septembre 1901, p. 13).

164. DESGENETTES. — *Note sur l'inflammation ulcéreuse de la bouche et des gencives parmi les troupes* (Rec. de Mém. de Méd. et de Chir. mil. 1830, t. 28, p. 138-139. Note de la Rédaction).

165. SIMONIN. — *Les rapports de la symbiose fuso-spirillaire avec les angines banales, la scarlatine, la diphtérie et le scorbut* (Bull. et Mém. de la Soc. méd. des hôpit. Séance du 14 mars 1902).

TABLE DES MATIÈRES

CHAPITRE VII
MICROBIOLOGIE DES FIÈVRES ÉRUPTIVES   281

CHAPITRE VIII
DIPHTÉRIE   294

ÉVREUX, IMPRIMERIE DE CHARLES HÉRISSEY

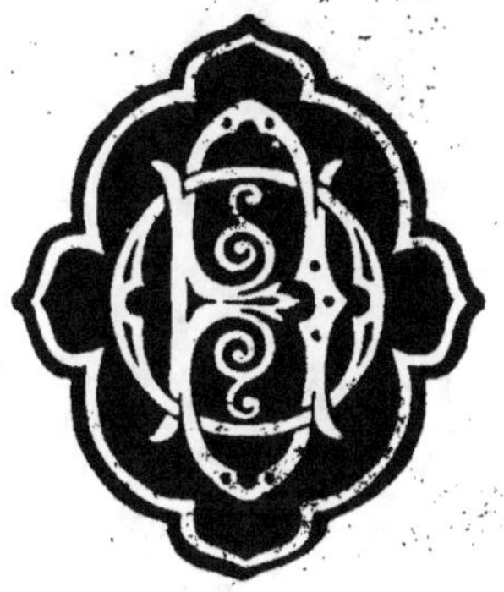